PROF. DR. MED. BERND KLEINE-GUNK

15 JAHRE LÄNGER LEBEN

Die 7-Säulen-Anti-Aging-
Strategie nach
dem Hormesis-Prinzip

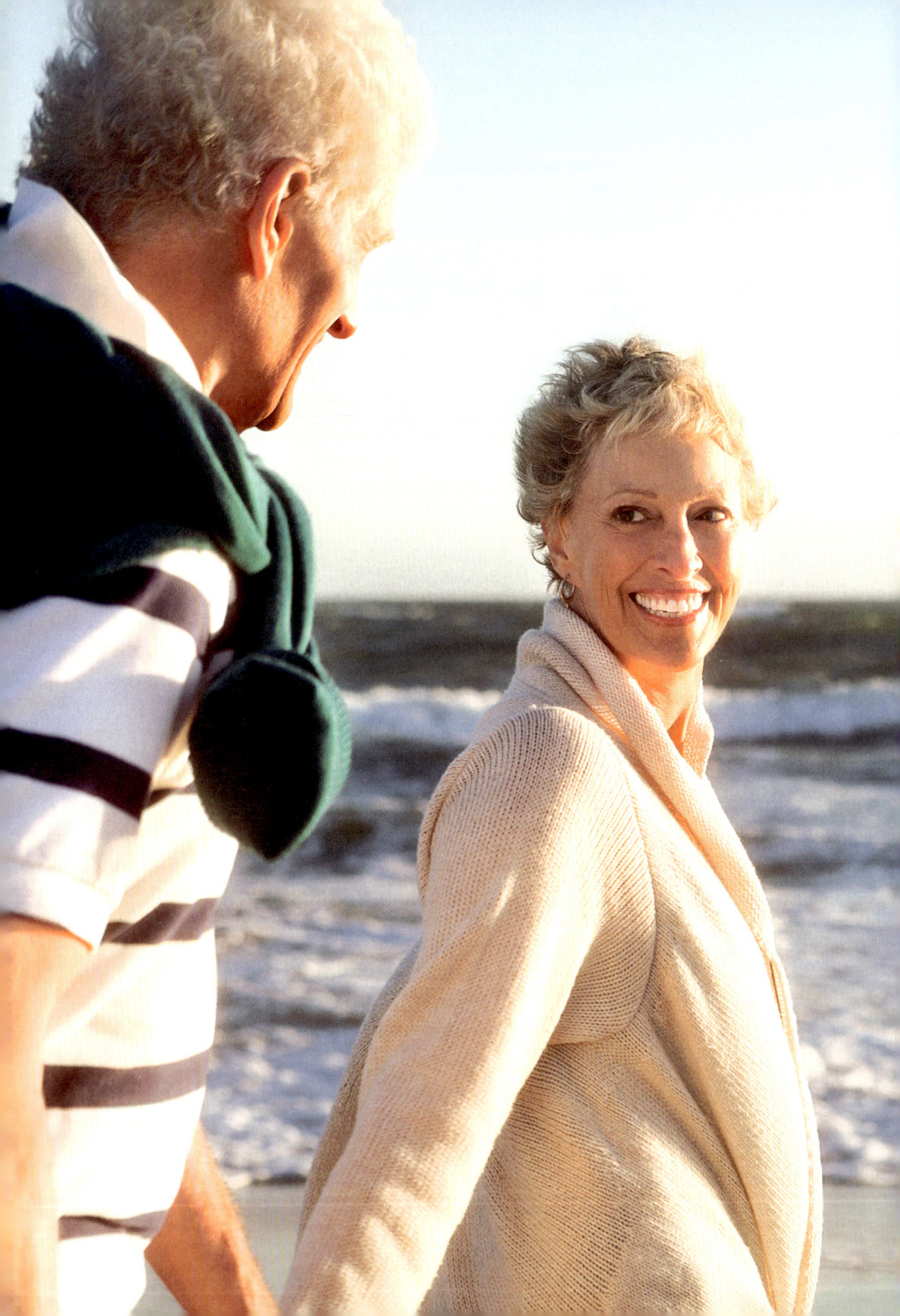

INHALT

GESUND ÄLTER WERDEN

Für immer jung«: So oder ähnlich lauteten in den 1990er-Jahren eine ganze Reihe von Buchtiteln, welche die Entstehung eines neuen ärztlichen Fachbereichs begleiteten. Die Anti-Aging-Medizin erlebte ihre Geburtsstunde. In den folgenden Jahren machte sie schnell Karriere und erfreute sich insbesondere in den Medien einer großen Beliebtheit. Ob allerdings das Versprechen von der ewigen Jugend haltbar sei, daran gab es schon damals berechtigte Zweifel.

Die weitere Entwicklung war absehbar. Bei den etablierten Ärzteverbänden geriet die Anti-Aging-Medizin schnell in den Ruf einer halbseidenen Modemedizin. Auch die Medien verloren rasch wieder das Interesse daran. Bereits um die Jahrtausendwende galt das Thema Anti-Aging als weitgehend erledigt.

Inzwischen ist eine Renaissance der Anti-Aging-Medizin unübersehbar. Renommierte Wissenschaftler und Ärzte erkennen zunehmend, dass eine Präventivmedizin, die diesen Namen auch verdient, sich vor allem auf eines konzentrieren muss: den Risikofaktor biologisches Altern zu behandeln. Dazu nutzen wir inzwischen eine Vorgehensweise, die in den letzten Jahren enorme Bedeutung erlangt hat: das Hormesis-Prinzip.

Was dabei zunächst paradox klingt, erweist sich immer mehr als ein grundlegender Faktor für Gesundheit: Was uns schadet, kann uns helfen, länger zu leben – es kommt immer auf die Dosierung an. Wir werden Ihnen dieses revolutionäre Konzept in allen Details vorstellen.

Trotz aller Fortschritte ist die neue Anti-Aging-Medizin bescheidener geworden in ihren Ansprüchen. Dafür ist sie leistungsfähiger in ihren Methoden. Die ewige Jugend haben wir als Behandlungsziel fürs Erste vertagt. Wir konzentrieren uns zunächst einmal auf das gesunde Altern. 15 bis 20 zusätzliche Jahre bei guter Gesundheit sind dabei eine durchaus realistische Perspektive.

Um der neuen Bescheidenheit Rechnung zu tragen, haben wir uns bei dem Titel des Buches für die 15 Jahre entschieden. Berücksichtigt man, dass die durchschnittliche Lebenserwartung bereits jetzt bei über 80 Jahren liegt (zumindest für Frauen), so ergibt sich daraus eine klare Zielvorgabe, und die lautet: Mit hundert gesund in die Kiste.

Prof. Dr. med. Bernd Kleine-Gunk
Präsident der Deutschen Gesellschaft für
Prävention und Anti-Aging-Medizin (GSAAM)

IST ALTERN EINE KRANKHEIT?

D as Alter mag manche Zumutung für uns bereithalten. Aber ist Altern deshalb eine Krankheit? So weit würden die meisten dann wohl doch nicht gehen. Älter werden wir alle. Die einzig realistische Möglichkeit, nicht alt zu werden, besteht darin, jung zu sterben. Was ja auch keine wirklich gute Alternative ist. Wieso sollte man also einen ganz normalen und unausweichlichen Vorgang zur Krankheit erklären? Diskriminiert man damit nicht auch Millionen Menschen, die bereits alt geworden sind? Ist der Begriff Anti-Aging – wie manche Kritiker behaupten – eine Form der Ablehnung von alten Menschen und des Alters an sich?

Lassen Sie uns die Sache einmal von einer anderen Seite betrachten. Schauen wir uns dazu jene Erkrankungen an, die allgemein anerkannt sind und unser Schicksal im 21. Jahrhundert bestimmen. Da stehen an allererster Stelle Herz-Kreislauf-Erkrankungen. Jeder zweite Bewohner der westlichen Welt stirbt an ihnen. Die Risiken für diese Erkrankungen sind dabei bereits seit Langem bekannt:

- Bluthochdruck
- hohe Cholesterinspiegel
- Rauchen
- Übergewicht
- Bewegungsmangel
- Dauerstress ohne angemessenen Ausgleich beziehungsweise ausreichende Erholung

Ein Risikofaktor wirkt sich allerdings mehr als alle anderen aus: ein zunehmendes Lebensalter. Je älter wir werden, desto höher steigt das Risiko für eine Arteriosklerose und damit für Herzinfarkte und Hirninfarkte.

An zweiter Stelle der Todesursachen steht bereits der Krebs. Auch hier konnten für viele Formen der Erkrankung eindeutige Risikofaktoren identifiziert werden. Man denke nur an den Zusammenhang zwischen Rauchen und Lungenkrebs. Einen Faktor gibt es allerdings, der fast alle Krebsarten begünstigt: die Zunahme des Lebensalters. Natürlich gibt es Krebs gelegentlich auch schon bei Kindern. Dies ist allerdings eine wirkliche Seltenheit. Im Wesentlichen ist Krebs eine Alterserkrankung. Warum dies so ist, das werden wir in diesem Buch ausführlich darstellen (siehe ab Seite 122).

Neben den klassischen »Killer-Krankheiten« gibt es noch eine ganze Reihe weiterer Erkrankungen, die uns nicht unbedingt das Leben, aber dafür sehr viel Lebensqualität kosten. Dazu gehören etwa die zu Knochenbrüchen führende Osteoporose oder die mit schmerzhaften Gelenkversteifungen einhergehende Osteoarthritis, wie in der angloamerikanischen Fachliteratur die Arthrose genannt wird. Zweifellos spielen dabei mangelnde oder falsche Belastung beziehungsweise eine Vitamin-D-Unterversorgung eine entscheidende Rolle. Dramatisch wirkt sich aber auch hier vor allem ein Umstand aus: das Älterwerden.

ALTERN IST JA IM GROSSEN UND GANZEN EINE ZUMUTUNG.

VICCO VON BÜLOW ALIAS LORIOT (1923–2011)

HINWEIS

Neben zahlreichen Ratschlägen dazu, was Sie selbst fürs Jungbleiben beziehungsweise für das gesunde Altern tun können, gibt Ihnen dieses Buch einen Überblick über den neuesten Stand der Forschung, über Diagnosestellung, Normwerte, medikamentöse Therapien und mehr. Wenden Sie sich für eine umfassende Vorsorge unbedingt an einen erfahrenen Mediziner. Nehmen Sie nicht auf eigene Faust Medikamente oder Hormone ein, ebenso wenig sollten Sie im Buch genannte Symptome und Risiken als harmlos abtun. Handeln Sie! Ihr Arzt und dieses Buch unterstützen Sie dabei.

RISIKOFAKTOR ALTERN

Herzinfarkt, Krebs, Osteoporose, Demenz – vier völlig unterschiedliche Erkrankungen. Sie alle haben einen gemeinsamen, alles dominierenden Risikofaktor: die Zunahme des biologischen Lebensalters. Auch wenn viele immer noch davor zurückschrecken, Altern als Krankheit zu bezeichnen, ist unbestritten: Altern erhöht die Wahrscheinlichkeit, krank zu werden und zu sterben, und dies in einem Maße, wie es sonst kein anderer Risikofaktor tut. Eine Präventivmedizin, die nicht nur an einzelnen Symptomen herumdoktern will, muss sich daher darauf konzentrieren, den universalen Risikofaktor Alter gezielt zu behandeln. Genau das tut die Anti-Aging-Medizin.

Die erlebte in den 1990er-Jahren ihre erste Blüte – und war dann auch schon rasch wieder verwelkt. Schnell wurde klar, dass mit ein paar Hormonpräparaten und einigen Vitamintabletten ein solch komplexes Geschehen wie das Altern nicht ausreichend zu behandeln ist. Die Versprechungen waren groß, die Datenlage war dürftig, die Behandlungserfolge waren gering. Anti-Aging wurde zunehmend ein Feld für Paramediziner und Geschäftemacher. Doch Totgesagte leben länger. Unübersehbar ist seit einigen Jahren ein neuer Aufschwung der Anti-Aging-Medizin. Er wird von mehreren Entwicklungen getragen.

Zum einen hat die wissenschaftliche Grundlagenforschung in den letzten Jahren enorme Fortschritte gemacht. Die wichtigsten Faktoren, die für das biologische Altern verantwortlich sind, lassen sich inzwischen auf einer molekularen Grundlage erklären. Wir werden Ihnen diese Alterungsmechanismen im ersten Teil des Buches als »Die sieben Säulen des Alterns« vorstellen.

Zum anderen gilt: Die entscheidenden Faktoren der Alterung sind inzwischen nicht nur bekannt, sie lassen sich auch gezielt beeinflussen. Dies eröffnet völlig neue Dimensionen einer präventiven Medizin. Altern galt lange Zeit als Schicksal. Jetzt wird es ein gestaltbarer Prozess.

Ein letztes Beispiel soll diese vorläufige Liste abschließen. Der Morbus Alzheimer, die sogenannte Alzheimerdemenz, droht zur »Epidemie des 21. Jahrhunderts« zu werden. Neben Krebs ist die Demenz inzwischen diejenige Erkrankung, vor der sich die Menschen am meisten fürchten. Zu Recht. Denn das allmähliche Verlöschen unseres Gedächtnisses ist nicht irgendeine körperliche Beeinträchtigung. Es führt vielmehr zum Verlust unserer gesamten Persönlichkeit. Das ist ein furchtbares Schicksal für die betroffenen Patienten. Es ist auch ein Drama für deren Angehörige. Noch vor rund 100 Jahren war der Morbus Alzheimer so gut wie unbekannt. Warum ist er inzwischen derart auf dem Vormarsch? Sehr einfach: weil die allgemeine Lebenserwartung kontinuierlich steigt. Und mehr noch als alle anderen Leiden ist die Demenz eine altersabhängige Erkrankung.

EIN NEUER STERN AM WISSENSCHAFTSHIMMEL

Ein weiterer wichtiger Aspekt kommt hinzu. Im Kampf gegen das Altern treten völlig neue Akteure auf den Plan. So hat Google, der größte und innovativste Konzern der Welt, inzwischen ein neues »Moonshot-Project«. So bezeichnet Google seine ganz großen, weltverändernden Vorhaben. Für dieses neue Moonshot-Project hat Google ein eigenes Tochterunternehmen namens Calico (California Life Company) gegründet. Das Ziel von Calico ist nicht mehr und nicht weniger als dieses: die Abschaffung des Alterns. Das Unternehmen holt dafür die führenden Biogerontologen in den Konzern und finanziert deren Forschung mit Millionenbeträgen.

Aus der lange Zeit belächelten Außenseitermedizin ist inzwischen einer der aufregendsten und innovativsten Wissenschaftszweige geworden. Das vorliegende Buch soll Ihnen den gegenwärtigen Stand dieser neuen alterspräventiven Medizin vorstellen. Gleichzeitig finden Sie darin sehr konkrete Möglichkeiten, wie Sie bereits heute den Alterungsprozess verlangsamen und den wichtigsten Alterskrankheiten vorbeugen können.

Und schließlich eröffnen wir Ihnen einen Ausblick darauf, was angesichts der geradezu atemberaubenden medizinischen Fortschritte bereits in naher Zukunft im Bereich des Anti-Agings möglich sein wird. Dies Buch ist daher mehr als nur ein klassischer Patientenratgeber. Es ist auch ein Wissenschaftsbericht über eine der spannendsten medizinischen Entwicklungen unserer Zeit. Ärzte und Wissenschaftler der unterschiedlichsten Disziplinen nehmen gemeinsam ein neues Ziel ins Visier: die Therapie des Alterns. Auch wenn wir noch in den Anfängen dieser Entwicklung stehen, so zeichnet sich das Ergebnis jetzt schon ab: Altern wird eine behandelbare »Erkrankung«. 15 Jahre länger leben ist ein Versprechen, das wir bereits heute einhalten können.

NEGATIVE UND POSITIVE SYNERGIEN

Freie Radikale schädigen Zellen, geschädigte Zellen verursachen chronische Entzündungen, chronische Entzündungen führen zu einer Verkürzung der Telomere an unseren Chromosomen – mehr über all dies lesen Sie im Folgenden. Altern ist in vielen Fällen eine Anhäufung negativer Synergieeffekte. Der Spieß lässt sich aber auch umdrehen. Wer einen gesundheitsbewussten Lebensstil pflegt und die in diesem Ratgeber empfohlenen Anti-Aging-Maßnahmen befolgt, der wird schnell merken, wie sich positive Synergien einstellen. Eine ausgewogene Ernährung mit einer intermittierenden Kalorienreduzierung vermeidet Übergewicht. Wer Übergewicht vermeidet, ist fitter und leistungsfähiger. Wer leistungsfähiger ist, betreibt mit mehr Freude und Erfolg Sport. Wer Sport treibt, nimmt besser ab, schläft besser und reduziert Stress. Das macht ihn wiederum noch leistungsfähiger. Und so weiter. Das Prinzip dürfte klar sein. Es gibt nicht nur Teufelskreise. Es gibt auch das Gegenteil davon. Selbst wenn die deutsche Sprache dafür kein entsprechendes Wort hat. Nennen wir es einfach ein Programm zur Förderung positiver Synergien. Raus aus der Abwärtsspirale – rein in die Aufwärtsspirale. Alt werden können Sie später. Fangen Sie heute erst einmal damit an, jünger zu werden.

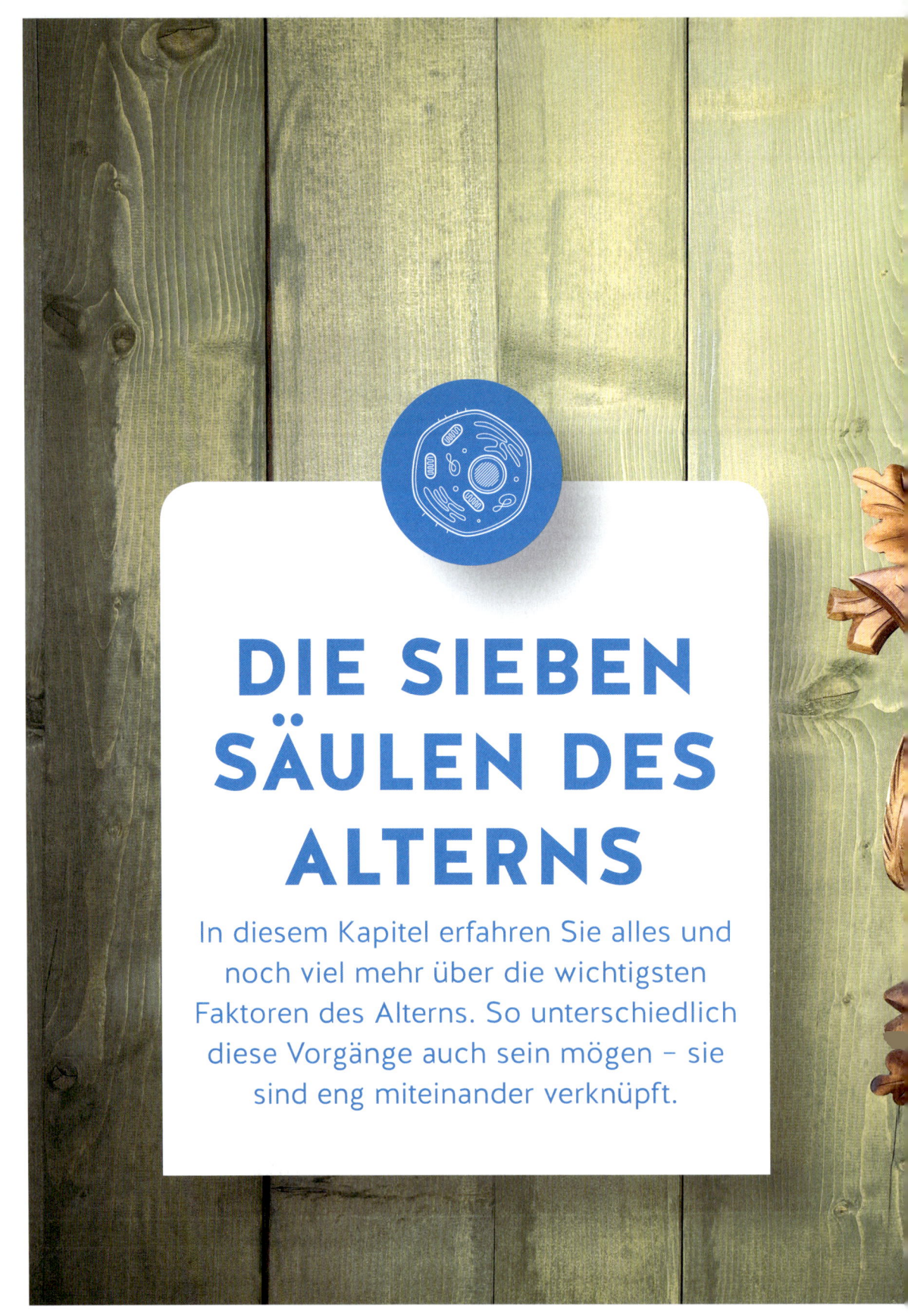

DIE SIEBEN SÄULEN DES ALTERNS

In diesem Kapitel erfahren Sie alles und noch viel mehr über die wichtigsten Faktoren des Alterns. So unterschiedlich diese Vorgänge auch sein mögen – sie sind eng miteinander verknüpft.

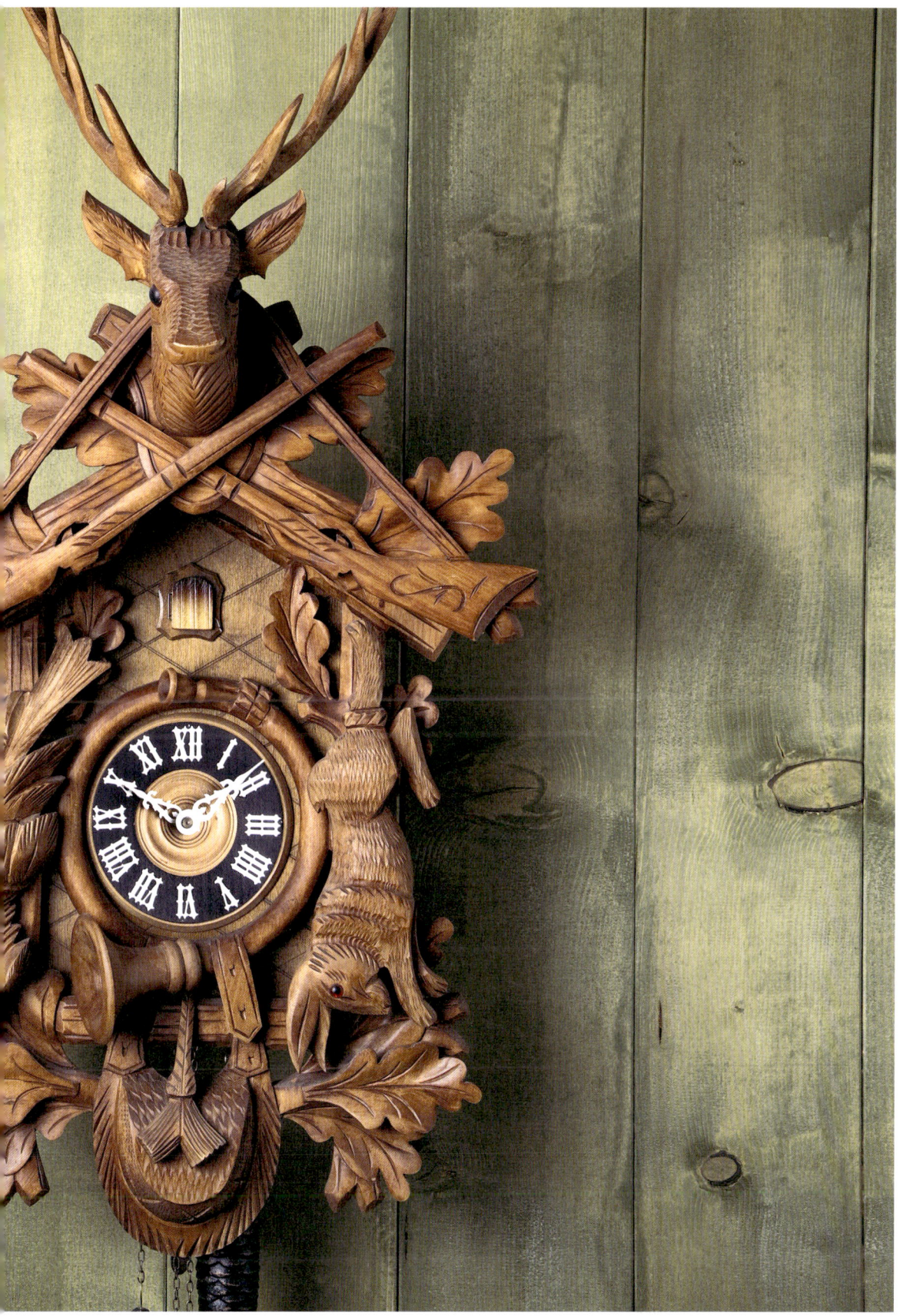

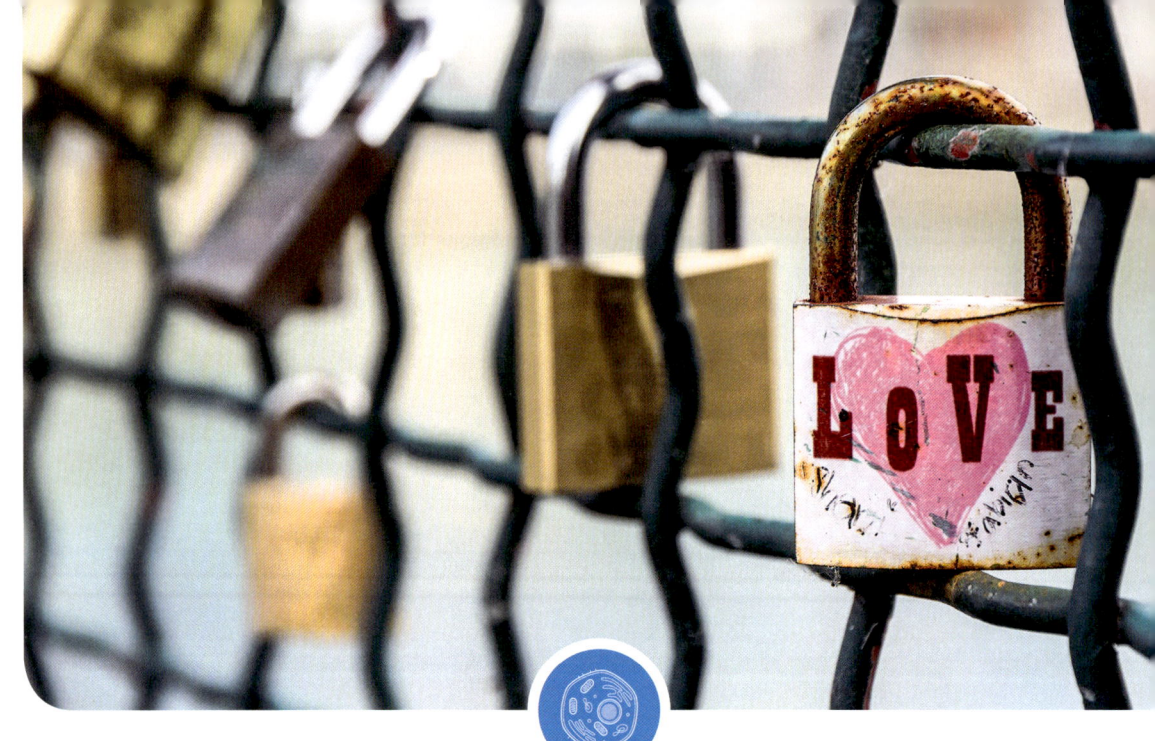

OXIDATION: BIOLOGISCHE EXTREMISTEN

Eine der ersten großen wissenschaftlichen Erkenntnisse der Altersforschung lautet: Exakt der gleiche Prozess, der Metalle rosten und Fette ranzig werden lässt, ist auch für das Altern des menschlichen Organismus verantwortlich.

Altern ist ein universelles Phänomen. Tatsächlich ist es so verbreitet, dass es sogar außerhalb der belebten Natur stattfindet: Ihr Auto rostet, die Butter wird ranzig. Der chemische Prozess hinter diesen Vorgängen heißt Oxidation: eine chemische Reaktion, bei der ein Molekül Elektronen an ein anderes abgibt. Klassisch geschieht dies unter dem Einfluss von Sauerstoff (Oxygenium). Eisen bildet dabei unter-schiedliche Eisenoxyde, die wir als Rost bezeich-nen. Butter zerfällt bei der Oxidation in verschie-dene Fettsäuren, von denen manche unangenehm riechen. In den 1950er-Jahren postulierte der amerikanische Biogerontologe Denham Harman erstmals seine »Theorie der freien Radikale«. Aus heutiger Sicht stellte sie den ersten Versuch dar, das komplexe Phänomen des Alterns durch ein einheitliches Theoriemodell zu erklären. Freie

Radikale sind bekanntermaßen keine politischen Extremisten auf freiem Fuß.

Vielmehr handelt es sich um Moleküle, auf deren Elektronenhülle ein Elektron einzeln vorhanden ist. Elektronen sind negativ geladene Teilchen, welche die Atomkerne auf einer sogenannten Elektronenhülle umkreisen. Normalerweise tun sie dies paarweise und sind damit einigermaßen stabil. Ein ungepaartes Elektron dagegen macht die chemische Verbindung instabil und äußerst reaktionsfreudig. Das Molekül versucht nun mit aller Macht, das ihm fehlende Elektron aus einer anderen Verbindung an sich zu reißen. Dadurch wird diese Verbindung ihrerseits geschädigt. Weil ihr nun ein Elektron fehlt, wird sie selbst zu einem freien Radikal. Es kommt zu Kettenreaktionen, in deren Folge Zellstrukturen, Zellmembranen und ganze Gewebe geschädigt werden. Die Schädigungen häufen sich mit der Zeit, führen zu Funktionsverlusten und schließlich zum Totalversagen. Bezogen auf den menschlichen Organismus bedeutet das Altern und Tod.

DOPPELTE SCHUTZSTRATEGIE DES KÖRPERS

Wenn unser Organismus schädigenden Einflüssen ausgesetzt ist, so entwickelt er Strategien, um sich dagegen zu schützen. Im Kampf gegen freie Radikale tut er dies gleich doppelt.

Zum einen besitzt er ein komplexes System von antioxidativen Enzymen, die in der Lage sind, freie Radikale abzufangen und zu neutralisieren. Zu diesen Enzymsystemen gehören die Glutathionperoxidase, die Superoxiddismutase und die Katalasen. Solche Enzymsysteme muss der Körper selbst herstellen. Um optimal zu funktionieren, benötigen sie aber eine Reihe von Spurenelementen und Mikronährstoffen wie Selen und Zink. Werden diese Stoffe nicht oder nicht ausreichend über die Nahrung zugeführt, so ist der Körper auch nicht in der Lage, diese hochwirksamen Schutzsysteme effektiv zu nutzen.

RADIKAL BÖSE?

So ist es häufig in der Medizin. Kaum hat man eine schöne Theorie, schon kommen neue Erkenntnisse, und alles wird wieder infrage gestellt. Freie Radikale galten lange Zeit als die Bösewichte schlechthin, wenn es um den Alterungsprozess geht. Nun zeigen neuere Studien: Sie haben durchaus auch nutzbringende Funktionen. So setzen Immunzellen teils gezielt freie Radikale ein, um Eindringlinge abzuwehren. Auch Krebszellen werden auf diese Weise unschädlich gemacht.

Medizinische Therapien nutzen ebenfalls die Wirkung freier Radikale. Wird zum Beispiel ein Krebs durch eine Strahlentherapie behandelt, so sind es die dabei massenhaft erzeugten freien Radikale, welche den Tumor abtöten. Das bedeutet nicht zuletzt, dass die früher ausgesprochene Empfehlung, zur Abmilderung der Folgen einer Strahlentherapie hochdosierte Vitaminpräparate einzunehmen, völlig unsinnig ist.

Auch wahlloses Herunterregeln der oxidativen Belastung durch hochdosierte Antioxidanzien ist offenbar nicht gesundheitsfördernd, das belegen zahlreiche klinische Studien. In einigen dieser Studien stieg das Krebsrisiko sogar leicht an – aufgrund der oben beschriebenen Abwehrfunktion der Radikale nicht überraschend. Allerdings sollte man auch nicht das Kind mit dem Bade ausschütten: Wie gut Antioxidanzien wirken, ist vor allem eine Frage der Dosierung. Eine vitaminreiche Ernährung wurde noch in keiner einzigen Studie mit einem erhöhten Krebsrisiko in Verbindung gebracht. Im Gegenteil.

Die zweite Strategie im Kampf gegen freie Radikale besteht darin, antioxidative Substanzen mit der Nahrung zuzuführen. Hier sind zunächst einmal die Vitamine A, C und E zu nennen. Der Biochemiker und zweifache Nobelpreisträger Linus Pauling hat als einer der Ersten das Vitamin C als eine Art Universalheilmittel gegen Krankheit und Altern propagiert. Er gilt heute als Begründer der sogenannten orthomolekularen Medizin. Diese spezielle Ernährungsmedizin versucht, Krankheiten vor allem durch die vermehrte Zufuhr von Vitaminen, Spurenelementen und Mikronährstoffen zu behandeln beziehungsweise ihnen vorzubeugen. Pauling selbst war von Vitamin C derart überzeugt, dass er täglich etwa 18 bis 20 Gramm zu sich nahm, das entspricht etwa dem 200-Fachen der von der Deutschen Gesellschaft für Ernährung (DGE) empfohlenen Tagesdosis. Geschadet hat es Linus Pauling offenbar nicht: Er starb 1994 im Alter von 93 Jahren. Damit hatte er die durchschnittliche Lebenserwartung eines Mannes im ausgehenden 20. Jahrhundert um mehr als zwei Jahrzehnte überschritten.

Pflanzenschutzstoffe schützen auch uns

Heute setzt kaum noch jemand auf die alleinige Wirkung von Vitamin C. Sicherlich ist es ein potentes Antioxidans. Um den Körper wirksam vor freien Radikalen zu schützen, kommt es allerdings nicht so sehr auf Einzelsubstanzen an. Vielmehr ist für den Schutz ein sogenanntes antioxidatives Netzwerk wichtig, das Zusammenwirken vieler unterschiedlicher Einzelsubstanzen. Zu diesen zählen bei Weitem nicht nur die allseits bekannten antioxidativen Vitamine. Viel wirksamere Radikalenfänger finden sich häufig unter den sekundären Pflanzenstoffen.

Anders, als der Begriff vermuten lässt, sind diese Stoffe alles andere als sekundär. Für die Pflanze sind sie von größter Wichtigkeit, etwa beim Anlocken von Insekten oder als Teil des pflanzeneigenen Abwehrsystems. Bekannte Beispiele sind Carotinoide und Flavonoide. Diese Farbpigmente verleihen einer Pflanze ihre charakteristische Färbung. Bei der Tomate etwa färbt das Carotinoid Lycopin die Frucht rot und schützt sie so vor den schädigenden Auswirkungen des Sonnenlichts.

ANTI-AGING FÜR DEN OBSTSALAT

Denham Harmans Theorie der freien Radikale (siehe Seite 10) war lange Zeit umstritten. Heute ist sie wissenschaftliches Allgemeingut. Man kann sogar selbst in einem kleinen Experiment überprüfen, wie freie Radikale wirken – und was man gegen sie tun kann. Stellen Sie sich vor, Sie machen einen Obstsalat. Eine Zutat sind Bananen. Die werden zunächst geschält und dann in Stücke geschnitten. Nach kurzer Zeit nehmen die Bananenstücke einen unschönen braunen Farbton an: Bedingt durch freie Radikale in der Umgebungsluft werden die äußeren Zellen geschädigt und verfärben sich im Rahmen einer Glykosylierungsreaktion (siehe ab Seite 16) bräunlich.

Jetzt weiß aber auch jede kluge Köchin (und natürlich auch jeder kluge Koch), was zu tun ist, damit der Obstsalat nicht verunstaltet wird: Der Trick besteht darin, Zitronensaft über die Fruchtstücke zu träufeln. Der Saft enthält reichlich Vitamin C – ein potentes Antioxidans. Schon entgehen die Bananenstücke, genau wie alle anderen Früchte, der vorzeitigen Alterung. Damit haben wir auch bereits eine erste praktische Anti-Aging Therapie vorgestellt: das Vermeiden oxidativer Schädigungen durch die vermehrte Zufuhr von Radikalenfängern.

Die gute Nachricht: Auch wir Menschen profitieren von der Schutzwirkung der Pflanzenstoffe. Um den oxidativen Stress zu minimieren, besteht die beste Strategie also nicht darin, irgendein antioxidatives Vitamin in möglichst hoher Dosierung als Supplement zuzuführen. Vielmehr sollte das antioxidative Netzwerk in seiner ganzer Breite gestärkt werden. Das tut man besser durch eine obst- und gemüsereiche Ernährung als durch die Einnahme irgendwelcher Vitaminpräparate. Das hat Ihnen Ihre Großmutter auch schon gesagt? Manchmal sollte man eben doch mehr auf die Oma hören als auf zweifache Nobelpreisträger.

Wie messen?

Oxidativen Stress zu messen, ist nicht ganz einfach. Freie Radikale sind winzig und haben eine extrem kurze Halbwertszeit, das heißt, sie zerfallen sehr schnell. Messen lässt sich oxidativer Stress daher nur indirekt über die Schäden, welche freie Radikale anrichten.

Das dafür am besten geeignete Stoffwechselprodukt ist das Malondialdehyd. Es dient als Marker für den Gehalt des Blutes an freien Radikalen.

Ein weiterer Marker, besonders für die oxidative Schädigung von Fetten, ist das 8-OH-Desoxyguanin.

Wichtig ist aber auch zu dokumentieren, was der Körper den freien Radikalen entgegenzusetzen hat. Hierzu dient der Test auf antioxidative Kapazität; er erfasst alle wichtigen antioxidativen Schutzfaktoren im Blut. Konkrete Normwerte anzugeben, ist hier wenig sinnvoll, da die gemessenen Werte von Labor zu Labor schwanken. Ausschlaggebend ist die Gesamtbeurteilung durch den betreuenden Arzt.

Wie therapieren?

Sie wissen bereits, dass die beste Quelle für die Zufuhr von Antioxidanzien eine obst- und gemüsereiche Ernährung ist. Leider wird die Empfehlung »Five a day – fünfmal täglich Obst oder Gemüse« nur von etwa zehn Prozent der Bevölkerung hierzulande umgesetzt. In diesem Fall sind Nahrungsergänzungsmittel zwar nur die zweitbeste Lösung, aber dennoch eine sinnvolle. Eine neue Generation von Nahrungssupplementen geht neue Wege: Statt einige synthetische Vitamine zusammen mit ein paar Mineralstoffen in eine Tablette zu pressen, stellt man Obst- und Gemüseextrakte her, welche die ganze Bandbreite sekundärer Pflanzenstoffe enthalten.

Ein wirkungsvolles Antioxidans, dessen Einnahme auch als Einzelsubstanz sinnvoll ist, ist das Coenzym Q10. Es ist vor allem in den Mitochondrien aktiv, also dort, wo die meisten freien Radikale entstehen (siehe Seite 11). Die empfohlene Tagesdosis liegt bei 50 bis 100 mg/Tag.

Die folgende Maßnahme ist wahrscheinlich die effektivste zur Reduktion von oxidativem Stress: Statt Radikalenfänger von außen zuzuführen, die körpereigenen antioxidativen Abwehrsysteme zu stärken, allen voran das Enzym Glutathion. Leider ist dieses Enzym mit dem Alter immer weniger aktiv. Aber es lässt sich stimulieren, und zwar mit einer natürlichen Substanz namens N-Acetyl-Cystein (NaC). Im Gegensatz zu vielen anderen Supplementen gibt es zu NaC eine sehr gute wissenschaftliche Studienlage. Einigermaßen preiswert ist es auch. Die empfohlene Tagesdosis liegt bei 500 mg zweimal täglich. Neuere Retard-Produkte erlauben es, NaC auch als Einmaldosis einzunehmen.

DOSIS UND WIRKUNG

Für das Versagen von hochdosierten Vitaminsupplementen
bei oxidativem Stress, das sich in vielen Studien gezeigt hat,
gibt es noch eine andere Erklärung, die sich auf
das Prinzip Hormesis beruft.

WAS UNS NICHT TÖTET …

Das Hormesis-Prinzip, das in den Biowissenschaften erst vor wenigen Jahren entdeckt wurde, gewinnt seitdem zunehmend an Bedeutung. Durch dieses Buch wird es sich wie ein roter Faden ziehen, deshalb hier vorab eine kurze Erklärung.

Auch wenn es ähnlich klingt: Hormesis hat nichts zu tun mit Hormonen. Mit den Botenstoffen unseres Körpers hat Hormesis lediglich den altgriechischen Wortstamm gemeinsam (hormān = antreiben, erregen). Was hinter dem Begriff Hormesis steckt, lässt sich vielleicht am besten in einem Satz zusammenfassen, der zunächst paradox erscheint: Vieles, was für uns schädlich ist, ist gut für uns. Es kommt auf die Dosis an. Auf den ersten Blick erscheint das wenig einleuchtend. Es ist auch mit unserem traditionellen Denken schwer vereinbar. Das nämlich bevorzugt klare Einteilungen. Etwas ist entweder gut oder schlecht, gesund oder ungesund, nützlich oder schädlich. Wie sollte etwas für unsere Gesundheit gut sein, wenn es uns schadet?

Die Erklärung für dieses scheinbare Paradox liegt in der Komplexität unseres Organismus. Der ist dann eben doch mehr als eine Maschine, die durch längeren Gebrauch zunehmend verschleißt. Seit Denham Harman, dem US-amerikanischen Biogerontologen (1916–2014), wissen wir: Freie Radikale lassen nicht nur Metalle rosten oder die Butter ranzig werden. Sie schädigen auch biologische Organismen. Das ist weiterhin richtig. Es bedarf allerdings einer Ergänzung: Im Gegensatz zu Metallen und Butter verfügen biologische Organismen über die wichtige Fähigkeit, auf Schädigungen zu reagieren. Alle Lebewesen – das gilt von der Bäckerhefe bis zum Homo sapiens – besitzen die Fähigkeit zur Selbstreparatur. Mehr noch: Werden sie wiederholten Schädigungen ausgesetzt, so entwickeln sie spezifische Schutz- und Abwehrmechanismen. Diese Mechanismen reparieren nicht nur die entstandenen Schäden. Sie bereiten den Körper auch darauf vor, sich vor künftigen Schäden zu schützen. Von der Reparaturmedizin zur Präventivmedizin! Im ärztlichen Bereich vollziehen wir diese Wende gerade erst. Jede einzelne Körperzelle praktiziert das aber schon seit Langem.

HORMESIS UND DIE FREIEN RADIKALE

Was bedeutet das Ganze nun für unseren konkreten Fall, die Oxidation? Was hat Hormesis zu tun mit der fehlenden Wirkung von Vitamintabletten? Der Zusammenhang ist relativ einfach, hat man das Prinzip erst einmal verstanden. Freie Radikale schädigen unseren Organismus auf einer molekularen Ebene. Allerdings hat unser Organismus darauf auch eine »Schadensantwort« parat. Als Reaktion auf den oxidativen Stress fährt er seine eigenen antioxidativen Enzymsysteme hoch. Die haben wir bereits kennengelernt: Glutathionperoxidase, Superoxiddismutase, Katalasen (siehe Seite 11). Ganz offensichtlich sind diese körpereigenen antioxidativen Enzymsysteme ein sehr viel besserer Schutz gegen freie Radikale als von außen zugeführte antioxidativ wirkende Vitamine. Werden diese Vitamine dann auch noch ständig oder in überhöhten Dosen verabreicht, so unterbleibt die »hormetische Antwort« unseres Körpers. Der fehlende Stress durch freie Radikale bewirkt, dass die antioxidativen Enzymsysteme nicht mehr stimuliert werden und damit ineffizient bleiben. Langfristig erweisen wir unserem Körper damit einen Bärendienst.

Ist das nicht alles paradox?

Wenn dem tatsächlich so ist, dann stellt sich natürlich eine andere Frage. Warum sind Gemüse und Obst gesund? Die sind ja schließlich auch voller Vitamine!
Der Gedankengang ist durchaus richtig. Zum einen enthalten Früchte und Gemüsesorten diese Vitamine aber nicht in überhöhten Dosen und nicht als Einzelsubstanzen. Zum anderen sind es nach neuesten Erkenntnissen auch gar nicht in erster Linie die Vitamine, die Obst und Gemüse gesund machen. Es sind die sogenannten sekundären Pflanzenstoffe. Womit wir schon bei der nächsten Frage wären: Gelten diese Pflanzenstoffe nicht auch als Antioxidanzien? Werden sie nicht sogar als Radikalenfänger beworben, die noch weit effektiver sind als die bekannten antioxidativen Vitamine? Auch hier gilt es, altbekannte »Wahrheiten« über Bord zu werfen. Viele der wirksamsten und für uns wichtigsten sekundären Pflanzenstoffe sind eigentlich keine Schutzstoffe, sondern Gifte. Es sind chemische Kampfstoffe der Pflanze. Gesund daran ist nicht der Stoff selbst. Gesund daran ist die Reaktion unseres Organismus auf diese Substanz. Wir werden darauf noch ausführlicher eingehen. Für den Augenblick sollte es

genügen, das Prinzip Hormesis in seinen Grundzügen verstanden zu haben: Vieles von dem, was uns in hohen Dosen schadet, ist in niedrigen Dosierungen nützlich. Das ist damit zu erklären, dass es in unserem Organismus eine »gesunde Antwort« hervorruft.
Letztlich knüpft diese neue Erkenntnis an jahrhundertealtes Wissen an. »Die Dosis macht das Gift« lautet der berühmteste Satz des Arztes Paracelsus, der im 16. Jahrhundert die Grundlagen der modernen Pharmakologie schuf. Dinge, die prinzipiell für uns nützlich sind, werden irgendwann einmal schädlich, wenn man ihre Dosierung nur immer weiter erhöht. Das kennen wir von jedem Medikament. In hohen Konzentrationen wird irgendwann jedes Heilmittel zum Gift. Das Prinzip Hormesis lehrt uns im 21. Jahrhundert, dass auch der Umkehrschluss richtig ist: In niedrigen Dosierungen können auch Gifte zu Heilmitteln werden, indem sie heilsame Prozesse vorantreiben.

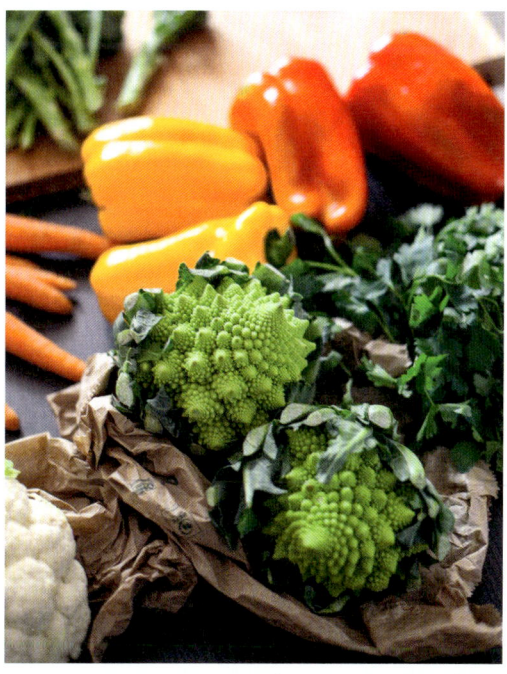

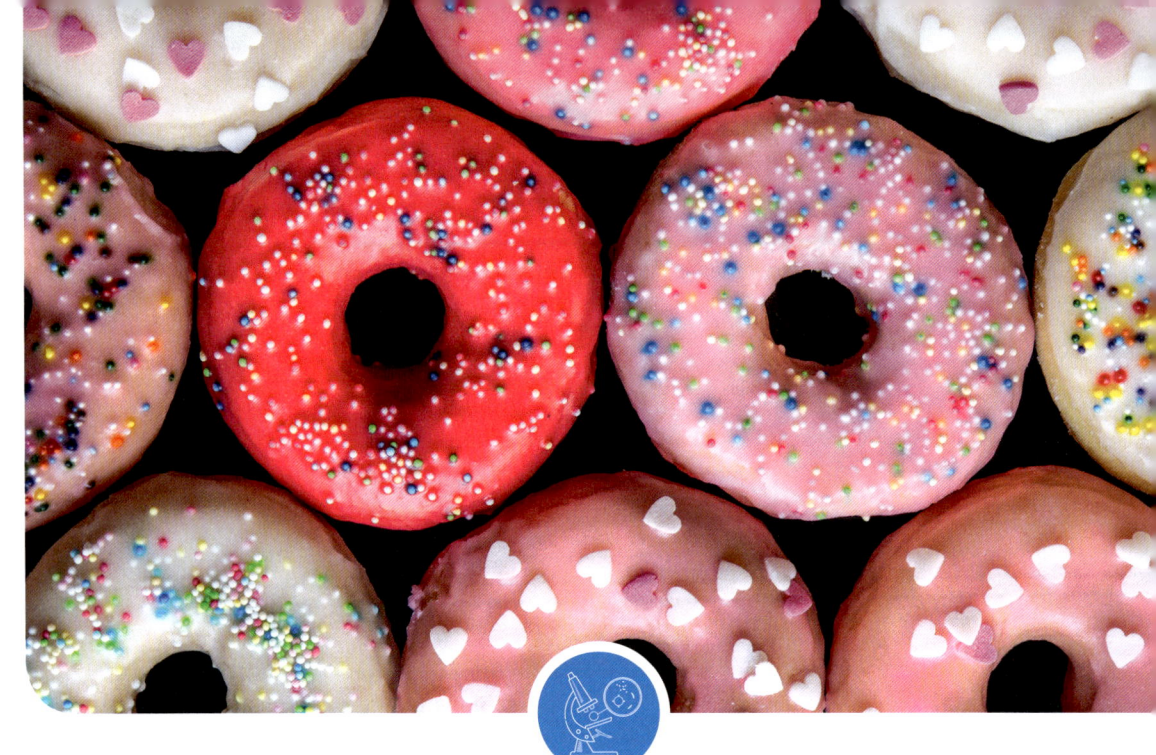

GLYKOSYLIERUNG: SÜSSER KLEBSTOFF

Zu viel Zucker macht uns krank und alt –
er geht nämlich mit Proteinen eine
verhängnisvolle Bindung ein.

Haben Sie schon einmal auf dem Jahrmarkt Zuckerwatte gegessen? Dann wissen Sie, wie es sich anfühlt, wenn man sich das Zeug – wie es bei Zuckerwatte ja geradezu unvermeidlich ist – ins Gesicht, an die Finger oder im schlimmsten Fall ans lange Haar schmiert. Es ist sehr, sehr klebrig. Das gilt auch für alle anderen übermäßig gesüßten Produkte, seien es zuckrige Bonbons oder Limonaden. Die Chemie bestätigt, was Jahrmarktbesucher erleben: Zucker ist nicht nur ein Brennstoff, er ist auch ein Klebstoff. Das gilt ebenso auf der molekularen Ebene. Zucker hat die Fähigkeit, Proteine miteinander zu verkleben. Und zwar so, dass diese Verbindungen nicht mehr gelöst werden können, was die Funktion dieser Proteine nachhaltig beeinträchtigt. Nichts anderes steckt hinter dem Begriff der Glykosylierung.

In dieser Weise »verzuckerte« Proteine nennt man mit einem englischen Begriff Advanced Glycation Endproducts – Endprodukte fortgeschrittener Glykosylierung, abgekürzt AGE.

SCHÄDLICHE FOLGEN DES »SÜSSEN LEBENS«

Dass Zucker uns alt und krank macht, können wir jeden Tag an Millionen von Menschen beobachten. Allein in Deutschland gibt es mehr als acht Millionen Zuckerkranke – Menschen, die an einem Diabetes Typ 2 leiden. Wird bei diesen Diabetikern ihre Stoffwechselkrankheit nicht gut eingestellt (in Bezug auf Medikation, Ernährung und Bewegung), so haben sie nicht nur eine deutlich verkürzte Lebenserwartung. Sie entwickeln auch eine ganze Reihe von Komplikationen, die Folge der oben beschriebenen Glykosylierungsprozesse sind. So verhärten sich etwa die Proteine in den Gefäßwänden (Kollagen und Elastin), was zu Hochdruck und Durchblutungsstörungen führt. Schlecht durchblutete Gewebe heilen auch nur sehr schlecht. Das ist der Grund, warum das »offene Bein« mit einem chronisch infizierten Geschwür zu den gefürchtetsten Folgen eines fortgeschrittenen Diabetes zählt. Auch am Auge führen die Glykosylierungsprozesse zu Komplikationen. Hier werden vor allem in der Augenlinse die Proteine durch den Zucker verklebt. Das wiederum macht diese Eiweiße für oxidative Schädigungen empfindlich. Die Folge ist ein grauer Star (Katarakt), der bei Diabetikern ebenfalls eine typische Komplikation darstellt.

Nun muss man allerdings kein Diabetiker sein, um unter Glykosylierungsprozessen zu leiden. Die finden nämlich durchaus auch bei Stoffwechselgesunden statt. Mit der Folge, dass der gesamte Organismus altert. Unsere neuzeitliche Ernährung trägt zu dieser Art von Altern erheblich bei. Denn sie enthält, verglichen zu früheren Zeiten, eine Unmenge an dem Alt- und Krankmacher Zucker. Man muss gar nicht, wie es zurzeit Mode ist, bis in die Steinzeit zurückgehen, um festzustellen, dass unsere Altvorderen diesbezüglich weniger Probleme hatten. Noch im Mittelalter war Honig nahezu die einzige Substanz, mit der man intensiv süßen konnte, und Honig war ein seltenes Gut. Erst mit der industriellen Gewinnung von Zucker aus Zuckerrüben in Europa und aus Zuckerrohr in Südamerika wurde Zucker ein billiges, weitverbreitetes Alltagsprodukt. Seither bestimmt er immer mehr unseren Speiseplan. Was uns kurzfristig das Leben versüßt, stellt sich langfristig als einer der schwerwiegendsten Alterungsfaktoren heraus. Das gilt auch für die rasch zu Glukose abgebauten Kohlenhydrate in Weißmehlprodukten.

VON DER KÜCHE INS LABOR

Dass sich Glukose und Proteine miteinander zu starren Strukturen verbinden, ist in der Medizin eine relativ junge Erkenntnis. In der Kochkunst nutzt man dieses Phänomen dagegen seit Langem: Wenn beim Brotbacken oder beim Zubereiten eines Bratens im Ofen eine köstlich knusprige Oberfläche entsteht, verbinden sich ebenfalls Zucker mit Eiweiß, was ganz neue Texturen schafft. Dies ist Küchenprofis als »Maillard-Reaktion« bekannt.

Machen Sie doch gleich mal ein kleines wissenschaftliches Experiment: Kauen Sie eine alte Brotkruste intensiv für etwas mehr als eine halbe Minute. Sie werden sehen, dass der Geschmack allmählich immer süßer wird. Der Grund: Durch das mechanische Zerkleinern beim Kauen und durch bestimmte Enzyme im Speichel wird der Zucker wieder aus seiner Eiweißverbindung gelöst. Die Forschung arbeitet intensiv an Substanzen, die Gleiches auf schonende Weise auch in unserem Körper vollbringen und damit Alterungsprozessen entgegenwirken. Der Arbeitstitel für diesen Anti-Aging-Ansatz lautet »AGE Breaker«.

METFORMIN, DAS NEUE ANTI-AGING-WUNDERMITTEL?

Diabetiker müssen nicht nur bestimmte Ernährungsregeln einhalten, in vielen Fällen müssen sie auch zusätzlich Medikamente nehmen. Ein seit Jahrzehnten bekanntes und bewährtes Medikament ist Metformin. Es gehört zur Substanzgruppe der Biguanide, die vor allem die Glukoseneubildung in der Leber hemmen. Seit einigen Jahren erlebt es eine zweite Karriere als Hoffnungsträger der Anti-Aging-Medizin. In einer Reihe von Tierversuchen konnte Metformin seine lebensverlängernde Wirkung unter Beweis stellen. Aufsehen erregten aber vor allem Studien an Menschen. In deren Rahmen zeigte sich, dass Diabetiker, welche auf Metformin eingestellt waren, nicht nur länger lebten als andere Diabetiker. Sie lebten auch länger als Menschen, die gar keinen Diabetes hatten.
Die Daten waren derart überzeugend, dass die amerikanische Zulassungsbehörde FDA im Jahr 2015 erstmals eine Studie genehmigte, die für die Anti-Aging-Medizin eine neue Epoche einläutete. TAME – Targeting Aging with Metformin – soll untersuchen, ob Metformin tatsächlich Alterungsprozesse hemmt und das Leben verlängert. Das Sensationelle an dieser Studie ist, dass erstmals ein Medikament rein auf seine Anti-Aging-Wirkung hin untersucht wird. Bisher hatten sowohl amerikanische als auch europäische Zulassungsbehörden solche Studien strikt abgelehnt.
Was Metformin über die gegenwärtige Studienlage hinaus als Anti-Aging-Medikament prädestiniert, ist auch die Tatsache, dass es bereits seit Jahrzehnten bekannt und erprobt ist. Die Nebenwirkungen bestehen zumeist lediglich in einem leichten Unwohlsein im Magen-Darm-Bereich, sie treten jedoch fast ausschließlich bei hohen Dosierungen auf, die bei Diabetes erforderlich sind (Tagesdosis im Durchschnitt 2000 mg, für Anti-Aging-Zwecke reichen zweimal 500 mg täglich zu den Mahlzeiten). Das Medikament ist verschreibungspflichtig.

Schlüsselhormon Insulin

Bei der Glykosylierung von Eiweißen hört die negative Wirkung des Zuckers nicht auf. Bekanntermaßen nimmt Zucker auch Einfluss auf das Körpergewicht und auf die hormonelle Situation. Vor allem fördert Zucker die Insulinsekretion. Jeder Anstieg von Zucker im Blut ruft in der Bauchspeicheldrüse eine Insulinantwort hervor. Das Insulin sorgt als eine Art Schlüssel dafür, dass der Zucker dahin kommt, wo er gebraucht wird, allem voran die Muskelzellen mit ihrem hohen Energiebedarf. Permanent erhöhte Blutzuckerspiegel führen dazu, dass die Bauchspeicheldrüse auf Hochtouren Insulin produziert. Dies wiederum hat zur Folge, dass die Insulinrezeptoren an den Zellen allmählich abstumpfen. Es kommt zur Ausbildung einer Insulinresistenz. Die Bauchspeicheldrüse weiß darauf nun keine andere Antwort, als noch mehr Insulin auszuschütten. Ein Teufelskreis entsteht: Zu viel Insulin führt zu einer Insulinresistenz. Die Insulinresistenz bewirkt die Ausschüttung von noch mehr Insulin.
Statt in die Muskelzellen wird die Glukose nun hauptsächlich in die Fettzellen eingeschleust, die

leider keine Resistenzen gegen das Insulin entwickeln. Dort wird die Glukose in Fettsäuren umgewandelt und gespeichert, und dies häufig für lange Zeit. Denn Insulin schleust nicht nur Zucker in die Fettzellen ein. Es sorgt auch dafür, dass die Energie dort möglichst dauerhaft gespeichert wird. Insulin hemmt wie kein anderes Hormon die Lipolyse, also den Fettabbau.

Die Folge dieser Prozesse kennen wir alle: Übergewicht, Fettstoffwechselstörungen, Diabetes, Bluthochdruck. Seit den 1990er-Jahren hat sich für dieses sogenannte tödliche Quartett der Begriff des metabolischen Syndroms eingebürgert (Metabolismus = Stoffwechsel). Die gemeinsame Ursache aller Komponenten des metabolischen Syndroms sind dabei die Insulinresistenz und die Hyperinsulinämie – hierbei werden aufgrund der Insulinresistenz der Zellen immer größere Mengen von Insulin von der Bauchspeicheldrüse ausgeschüttet. Letztlich hervorgerufen werden sie durch eine permanente Blutzuckererhöhung. Das süße Leben hat bittere Folgen.

Wie messen?

Glykosylierungsprozesse im Organismus lassen sich durch Laboruntersuchungen recht einfach erfassen.
Am Anfang steht dabei die Messung des Blutzuckers (Glukose) im nüchternen Zustand.
• Normalwert Nüchternglukose: 70 bis 100 mg/dl

Ein differenzierteres Bild erlaubt der orale Glukose-Belastungstest (oGT). Hierbei wird nach Messung des Nüchternblutzuckers eine standardisierte Zuckerlösung getrunken. Nach einer und noch einmal nach zwei Stunden wird wieder der Blutzucker gemessen. Die nach diesem Schema gemessenen Werte sind ein gutes Maß für die Fähigkeit des Körpers, auf unterschiedliche Glukosebelastungen zu reagieren.
• Normalwert Nüchternblutzucker: <100 mg/dl
• Normalwert nach einer Stunde: < 140 mg/dl
• Normalwert nach zwei Stunden: < 120 mg/dl

Ein weiterer wichtiger Wert ist der HbA1c. Er misst die Verzuckerung des Hämoglobinmoleküls und erfasst somit im Nachhinein die durchschnittlichen Zuckerspiegel während der letzten zwei bis drei Monate. Der Test wird hauptsächlich bei Diabetikern eingesetzt, um zu überprüfen, ob die Zuckererkrankung richtig eingestellt ist. Er erlaubt aber auch ganz allgemein eine Aussage über Glykosylierungsprozesse im Körper. Letztlich ist HbA1c selbst ein AGE-Protein (siehe Seite 16), nämlich die glykosilierte Form des roten Blutfarbstoffes Hämoglobin, der seinerseits ein Eiweiß ist.
• Normwert: 5 bis 7 Prozent

Um festzustellen, ob aus permanent erhöhten Blutzuckerspiegeln bereits eine Insulinresistenz folgt, misst man das Proinsulin.
• Normwert: < 11 pmol/l

FREUNDE KOMMEN UND GEHEN, FEINDE SAMMELN SICH AN.

THOMAS JONES
(1756–1807)

Wie therapieren?

Nach allem, was wir in diesem Kapitel erfahren haben, ist die Therapie von Glykosylierungsprozessen im Körper recht einfach. Die Lösung lautet: Zucker reduzieren. Das gilt nicht nur für das Süßen von Tee oder Kaffee oder für Gummibärchen und Limonaden. Das gilt generell für Nahrungsmittel mit einem hohen Kohlenhydratanteil, also zum Beispiel auch für Brot, Gebäck oder Nudeln. Besonders gefährlich sind dabei Produkte mit einfachen Kohlenhydraten, welche schnell ins Blut gehen und eine sofortige Insulinantwort hervorrufen. Unproblematischer sind dagegen die komplexen Kohlenhydrate, die vor allem in Gemüse und Vollkornprodukten vorkommen. Diese Kohlenhydrate muss der Körper zunächst in einzelne Glukosemoleküle aufspalten. Der Blutzuckeranstieg erfolgt daher nur langsam, die gefährlichen Blutzuckerspitzen werden vermieden.

Um die guten (komplexen) von den schlechten (einfachen) Kohlenhydraten zu unterscheiden, hat sich der glykämische Index (GI) bewährt. Er ist ein Maß für den durch ein Nahrungsmittel hervorgerufenen Blutzuckeranstieg und die durch den Zuckeranstieg hervorgerufene Insulinantwort. Bevorzugt werden sollten grundsätzlich Nahrungsmittel mit einem niedrigen glykämischen Index wie Gemüse, Vollkornprodukte, Nüsse, Samen, Fleisch und Käse. Es gibt inzwischen auch eine ganze Reihe von Diäten, die auf dem Prinzip der Auswahl von Lebensmitteln mit einem möglichst niedrigen glykämischen Index beruhen. Mit solchen Diäten lässt sich nicht nur effektiv Gewicht reduzieren. Sie sind – im Hinblick auf das Phänomen der Glykosylierung – auch unter Anti-Aging-Aspekten nachhaltig zu empfehlen. Die im deutschsprachigen Raum bekannteste derartige Low-Carb-Diät ist sicherlich die GLYX-Diät von Marion Grillparzer (siehe Seite 188).

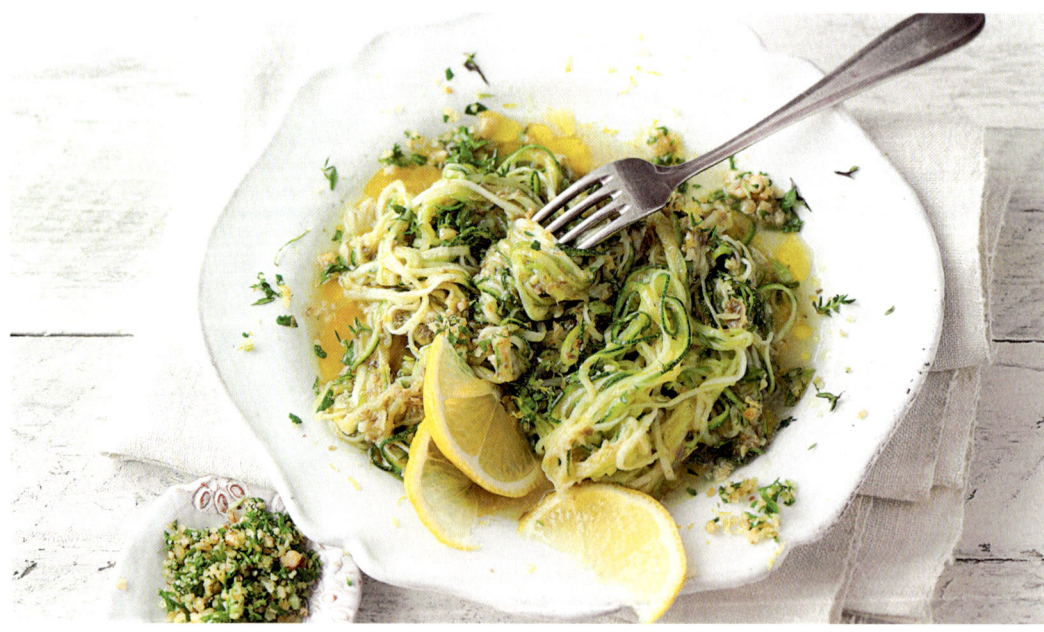

WENIGER ESSEN, LÄNGER LEBEN

Zucker zu reduzieren ist definitiv ein Weg zur Lebensverlängerung. Noch effektiver ist allerdings eine andere Maßnahme: die Kalorien insgesamt zu reduzieren.

Kalorienrestriktion (englisch Calorie Restriction, CR) gehört zu den am besten untersuchten und gesicherten Maßnahmen in der Anti-Aging-Medizin.

Bereits in den 1930er-Jahren machte der amerikanische Forscher Clive McCay in diesem Forschungszusammenhang systematische Fütterungsversuche an Laborratten. Er kam dabei zu erstaunlichen Ergebnissen: Nahmen die Nager etwa 30 Prozent weniger Kalorien zu sich, so verlängerte sich ihre Lebenserwartung um bis zu 50 Prozent. Derartige Versuche wurden seitdem mit den unterschiedlichsten Spezies durchgeführt – von Einzellern bis zum Rhesusaffen. Das Ergebnis war immer das gleiche: Weniger essen heißt länger leben. Die einfache Methode der Kalorienrestriktion gilt aber nicht nur seit vielen Jahren als die am besten untersuchte und wirksamste Maßnahme zur Lebensverlängerung, sie steigert auch in ganz erheblichem Maße unser Wohlbefinden und unsere Lebensqualität.

Aber diesbezüglich stellt sich natürlich die Frage: Warum sollte Nahrungsentzug eigentlich gesund sein? Nichts zu essen zu bekommen ist für unseren Körper zunächst einmal eine der schlimmstmöglichen Situationen überhaupt. Dauert der Zustand zu lange, droht der Hungertod. Mehr Stress geht nicht.

Aber wir haben ja bereits das Prinzip Hormesis kennengelernt: Schädigendes kann Gutes bewirken, wenn man es nicht übertreibt. Auch die Kalorienrestriktion ruft im Organismus eine hormetische Antwort hervor. Die Zelle aktiviert sogenannte Sirtuine. Die reparieren Schäden in der Zelle und in der DNA. Und das lässt uns länger leben. Diese Sirtuine lassen sich aber auch noch anders aktivieren. Davon später mehr (siehe ab Seite 54).

ALT WERDEN IST IMMER
NOCH DIE EINZIGE MÖGLICHKEIT,
LANGE ZU LEBEN.

HUGO VON HOFMANNSTHAL
(1874–1929)

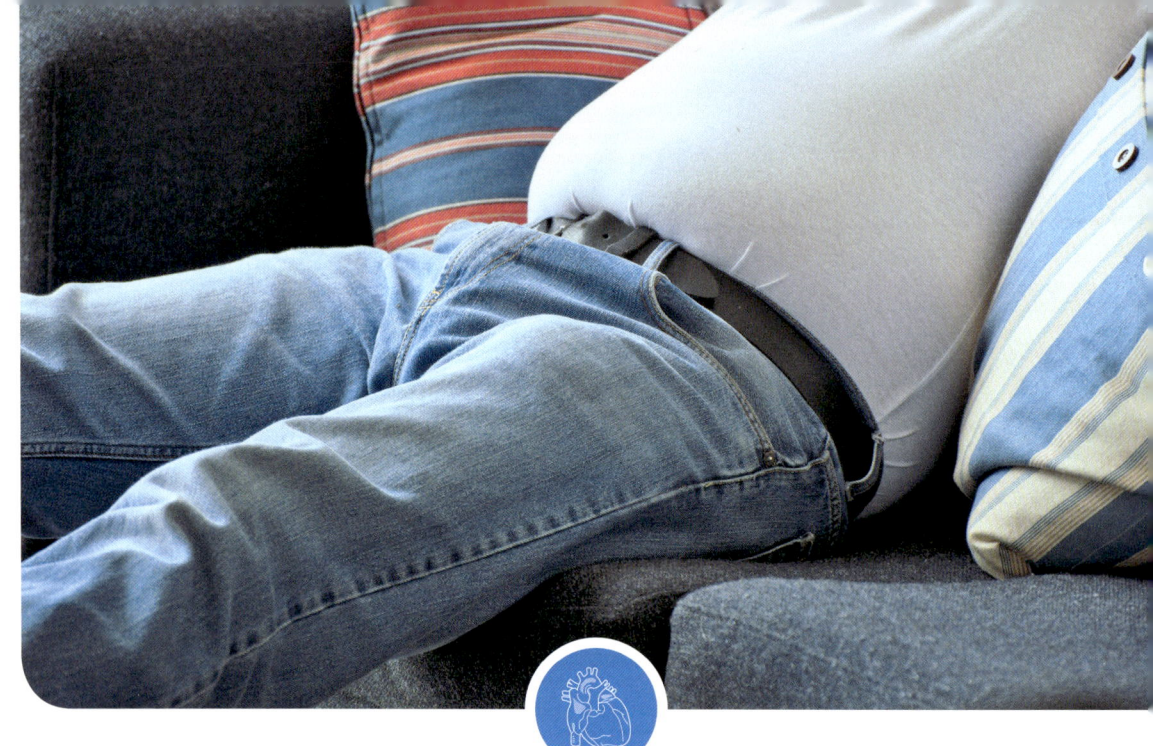

CHRONISCH NIEDER-SCHWELLIGE ENTZÜNDUNGEN: GEFÄHRLICHER SCHWELBRAND

Die Fähigkeit, Krankheitserreger durch entzündliche Reaktionen unschädlich zu machen, hat das Überleben des Menschen über Jahrzehntausende hinweg gesichert. Entzündungen können aber auch das Leben verkürzen.

Ü berleben ist ein ewiger Kampf ums Dasein. Unsere Vorfahren lebten ständig mit der Gefahr, ihr Leben durch Hunger, Kriege und Kämpfe, durch wilde Tiere oder Naturkatastrophen zu verlieren. Die größte Gefahr aber ging von den kleinsten Lebewesen aus: von Bakterien, Viren und Parasiten, die unterschiedliche

Erkrankungen hervorrufen – häufig auch solche mit tödlichem Ausgang. Im Zeitalter vor der Einführung von Impfungen, Antibiotika und verbesserter Hygiene – also noch vor wenig mehr als 100 Jahren – waren Infektionskrankheiten mit Abstand die häufigste Todesursache überhaupt. Allein durch die Grippeepidemie des Jahres 1918 starben in Europa mehr Menschen als zuvor in vier Jahren Weltkrieg.

Doch unser Organismus verfügt auch über Schutzmechanismen. Gegen die unterschiedlichen Mikroben hat er ein ausgeklügeltes System der Immunabwehr entwickelt.

Das Eindringen fremder Keime löst umgehend eine Entzündungsreaktion aus. Weiße Blutkörperchen und eine Vielzahl unterschiedlicher Abwehrmoleküle stürzen sich auf die Krankheitserreger. Glücklicherweise geht unser Abwehrsystem in den meisten Fällen auch als Sieger hervor.

SCHATTENSEITE EINES ÜBERLEBENSPRINZIPS

Seit einigen Jahren stellt sich zunehmend heraus, dass die Fähigkeit unseres Körpers zur Entzündung auch eine Schattenseite hat. Entzündungsreaktionen haben eine Tendenz, sich zu verselbstständigen und auf einem niederschwelligen Niveau zu persistieren. Vergleichen kann man das mit einem Feuer, das nicht völlig erlischt, sondern lange Zeit weiter vor sich hin schwelt. Inzwischen besteht kein Zweifel mehr: Derartig chronische niederschwellige Entzündungsprozesse stellen für unseren Körper eine große Belastung dar. Genauer gesagt: Sie lassen ihn altern.

Arterienverkalkung: auch ein entzündlicher Prozess

Zuerst hat man dies in den 1990er-Jahren für Herz-Kreislauf-Erkrankungen nachgewiesen. Bis dahin hatte man gedacht, das Verkalken einer Arterie sei ein passiv ablaufender Prozess, ähnlich wie bei einer Wasserleitung. Heute wissen wir, dass die Arteriosklerose sehr viel komplexer verläuft und eine Vielzahl entzündlicher Reaktionen beinhaltet. Die genauen Mechanismen sind im Kapitel »Arteriosklerose – der lautlose Killer« ab Seite 68 beschrieben.

Im Wesentlichen betrachtet man heute die Arteriosklerose als eine chronische Entzündung der Gefäßwand. Inzwischen weiß man außerdem, dass derartige Entzündungsprozesse nicht nur für die Arterienverkalkung verantwortlich sind. Vielmehr bilden sie die Grundlage fast aller altersabhängigen Erkrankungen wie Diabetes, Krebs oder Demenz. Altern ist nicht zuletzt eine Entzündung.

Woher kommen Entzündungen?

Das führt uns bereits zur nächsten Frage. Woher kommen diese Entzündungen? Zum einen können sie tatsächlich Folge einer akuten Entzündung sein, die nur unvollständig abgeheilt ist. Nicht selten sind dies Herde im Mund- oder Rachenraum wie etwa chronische Zahnwurzelentzündungen oder Zahnfleischentzündungen (siehe Seite 26). Eine entscheidende Rolle bei chronisch niederschwelligen Entzündungsprozessen spielt aber auch das Fett – und zwar sowohl das Fett, das wir über die Nahrung aufnehmen, als auch das Fett, das wir als Energiespeicher mit uns herumtragen.

Fangen wir mit den Nahrungsfetten an. Zunächst einmal ist es wichtig zu verstehen, über welche Substanzen die chronischen Entzündungsprozesse in unserem Körper überhaupt ausgelöst werden. Hauptursache sind sogenannte Zytokine. Dabei handelt es sich um Gewebshormone, die noch vor wenigen Jahren kaum nachzuweisen waren. Bei diesen aus Fettsäuren aufgebauten, die Zellen beeinflussenden Stoffen unterscheidet man zwischen proinflammatorischen (entzündungsfördernden) und antiinflammatorischen (entzündungshemmenden) Zytokinen. Nach allem, was wir bereits besprochen haben, ist auch klar, wer in diesem Spiel die »good guys« und die »bad guys« sind:

- Proinflammatorische Zytokine fördern chronisch niederschwellige Entzündungsprozesse. Sie lassen uns alt und krank werden.
- Antiinflammatorische Zytokine hemmen diese Entzündungsprozesse. Sie sind die Schutzfaktoren im Kampf gegen das biologische Altern.

Gute Fettsäuren und nicht so gute ...

Gebildet werden die Zytokine aus Fettsäuren. Gesättigte und einfach ungesättigte Omega-6-Fettsäuren produzieren hauptsächlich proinflammatorische Zytokine. Aus den mehrfach ungesättigten und Omega-3-Fettsäuren entstehen die schützenden antiinflammatorischen Zytokine. Womit auch bereits schlüssig erklärt ist, warum es »gute« und »schlechte« Fette gibt. Über die Art von Fetten, die wir mit der Nahrung zuführen, haben wir es also in der Hand, das »inflammatorische Milieu« in unserem Körper selbst zu steuern. Führen wir überwiegend Omega-6-Fettsäuren zu, die vor allem in Margarinen und tierischen Fetten enthalten sind, so fördern wir Entzündungen. Überwiegen in der Nahrung die Omega-3-Fettsäuren, die hauptsächlich in Fischöl sowie in einigen kalt gepressten Pflanzenölen enthalten sind, so dominieren die antiinflammatorischen Effekte. Wichtig ist daher das Omega-6-zu-Omega-3-Verhältnis. Es sollte höchstens 4:1 betragen. In vielen westlichen Ländern liegen die Werte aber bei 15:1 oder sogar darüber. In Japan dagegen, wo traditionell sehr viel Fisch gegessen wird, verschiebt sich das Verhältnis zugunsten der Omega-3-Fettsäuren. Viele Forscher sehen darin einen entscheidenden Grund, dass Japan die höchste Lebenserwartung der Welt aufweist.

Körperfett als »Brandstifter«

Eine weitere wichtige Rolle für die Entstehung chronisch entzündlicher Prozesse spielt das Körperfett. Früher einmal galt Fettgewebe als reines Speicherdepot für übermäßig zugeführte Kalorien. Wir wissen inzwischen, dass Fettgewebe ein hochaktives endokrines, also hormonproduzierendes Organ ist. Vor allem produziert es reichlich proinflammatorische Zytokine wie Interleukin-6 (IL-6) oder Tumornekrosefaktor Alpha (TNF-alpha). Wer übergewichtig ist, trägt also einen permanenten Entzündungsherd in sich. Das begünstigt Krankheiten und verkürzt die Lebenserwartung –

was sich schnell belegen lässt, wenn man sich die Gesundheit und Lebenserwartung stark übergewichtiger Personen anschaut.

Eine besondere Quelle proinflammatorischer Zytokine stellt das Bauchfett dar, die charakteristische Fettansammlung beim (meist männlichen) Apfel-Typ. Wobei das innerhalb des Bauchraumes gelegene (intraperitoneale) Fett noch sehr viel gefährlicher ist als das reine Unterhautfettgewebe. Deutlich weniger problematisch ist dagegen das Fett im Bereich von Po, Hüften und Oberschenkeln, wie es häufiger bei Frauen anzutreffen ist (Birnen-Typ). Hier handelt es sich tatsächlich um reines Speicherfett, das der Körper vorsorglich vor allem für Schwangerschaft und Stillzeit anlegt. Es ist eher ein ästhetisches Ärgernis, die gesundheitlichen Auswirkungen sind bei diesem »Fortpflanzungsfett« dagegen gering.

Wie messen?

Es gibt einen herausragenden und auch einfach zu bestimmenden Laborwert für entzündliche Prozesse, das C-reaktive Protein (CRP). Für den Nachweis niederschwelliger Entzündungsprozesse sollte es in seiner hochsensitiven Form (hs-CRP) bestimmt werden.
- Normalwerte hs-CRP: <0,5 mg/dl

Spezialisierte Labore können inzwischen auch die wichtigsten proinflammatorischen Zytokine direkt nachweisen. Dies sind:
- Interleukin-6
- Tumornekrosefaktor alpha
- Interleukin-9

Sehr hilfreich, um die Ernährungssituation zu beurteilen:
- Omega-6 zu Omega-3. Idealwert: 4:1

Wie therapieren?

Als Erstes gilt es, chronische Entzündungsherde im Körper zu identifizieren und zu sanieren. Hierzu empfiehlt sich ein Besuch beim Zahnarzt mit einer professionellen Zahnreinigung und gegebenenfalls einer entsprechenden Parodontitisbehandlung. Chronische Entzündungsherde im Bereich der Stirnhöhlen, der Nasennebenhöhlen oder des Mittelohrs machen einen Termin beim HNO-Arzt nötig. Auch die Prostata neigt gelegentlich zu chronischen Entzündungen. Hier werden Männer nicht darum herumkommen, zur Abklärung einen Urologen aufzusuchen.

Antientzündlich essen

Sehr viele der sekundären Pflanzeninhaltsstoffe (siehe Seite 12) haben neben ihrer antioxidativen auch eine antiinflammatorische Wirkung. »Five a day« – fünfmal täglich eine Portion Gemüse oder Obst hilft also nicht nur, die oxidative Belastung zu minimieren. Es unterdrückt auch inflammatorische Prozesse. Die stärkste antiinflammatorische Wirkung geht aber zweifellos von den Omega-3-Fettsäuren aus, die in optimal für uns verwertbarer Form und nennenswerter Menge nur in Meeresfischen enthalten sind. »Mehr Fisch auf den Tisch« ist definitiv eine Anti-Aging-Maßnahme. Wobei es vor allem die fettreichen Kaltwasserfische wie Hering, Makrele, Lachs oder Thunfisch sind, die reichlich Omega-3-Fettsäuren enthalten.
Letztlich zeigt aber die Erfahrung, dass nur wenige Menschen tatsächlich zwei- bis dreimal pro Woche fetten Seefisch essen. In diesem Fall sind Omega-3-Supplemente eine gute Alternative. Die empfohlene Tagesdosis liegt bei 1000 bis 2000 mg.

Medikamente gegen chronisch niederschwellige Entzündungen

Die effektivste Maßnahme besteht hier in der Einnahme von niedrig dosierter Acetylsalicylsäure (ASS), bekannt zum Beispiel als Aspirin®. ASS ist eines der ältesten und erfolgreichsten Medikamente der Welt. Seit mehr als 100 Jahren wird es gegen Fieber und Schmerzen eingesetzt. Erstaunlich ist dabei vor allem die Tatsache, dass ständig neue Indikationen für den Einsatz von ASS hinzukommen. So nehmen zum Beispiel Millionen von Menschen, die bereits einen Herzinfarkt erlitten haben, Aspirin zur Blutverdünnung und damit zur Vorbeugung weiterer Herzinfarkte. Mehrere Studien zeigen darüber hinaus, dass ASS offenbar auch vor Darmkrebs schützt.
Was macht ASS nun zu einer solchen »medizinischen Allzweckwaffe«? Es ist seine Fähigkeit, Entzündungen zu hemmen. Da chronisch entzündliche Prozesse für eine derartige Vielfalt an Erkrankungen verantwortlich sind, ist es mehr als einleuchtend, dass ein antientzündliches Medikament eine so umfassende präventive Wirkung entfaltet. Inzwischen ist ASS das wohl gebräuchlichste Anti-Aging-Präparat im pharmakologischen Bereich.
Aber wie sieht es mit den Nebenwirkungen aus? Löst ASS nicht Magen-Darm-Blutungen aus? Das kann es in der Tat. Allerdings ist diese Nebenwirkung dosisabhängig. Bei der üblichen Schmerzbehandlung wird ASS in einer Dosierung von 500 mg bis zu viermal täglich gegeben. Dies kann für den Magen durchaus problematisch werden. Im Bereich der Prävention und der Anti-Aging-Medizin liegt die empfohlene Tagesdosis bei 70 bis 100 mg. Ein derartiges »Baby-Aspirin« wird fast immer problemlos vertragen.

ENTZÜNDUNGEN IM MUNDBEREICH

Gesundheit beginnt im Mund. Krankheit kann ebenfalls dort ihren Anfang nehmen – ein weitverbreitetes, oft verdrängtes Problem.

MUNDGESUNDHEIT: DIE BASIS WIRKUNGSVOLLER VORBEUGUNG

Chronisch niederschwellige Entzündungen können vielfältige Ursachen haben. Eine der häufigsten ist im Mundbereich zu suchen. Während die Zahl der Kariesfälle seit Jahrzehnten erfreulicherweise rückläufig ist, sehen wir bei den entzündlichen Erkrankungen des Zahnfleisches und des Zahnhalteapparates leider eine gegenteilige Entwicklung. Laut der 5. Deutschen Mundgesundheitsstudie (DMS V) ist die Zahl der entsprechenden Erkrankungen seit 1997 um rund 252 Prozent gestiegen. Bei fast der Hälfte aller Erwachsenen lassen sich Zeichen einer Zahnfleischentzündung nachweisen. Jeder Fünfte leidet bereits an einer schweren Parodontitis. Das bleibt nicht ohne Folgen. Bis zum Erreichen des Rentenalters hat ein Deutscher im Durchschnitt zwölf Zähne verloren.

Doch damit nicht genug. Die Tatsache, dass uns das Thema Parodontitis in diesem Zusammenhang so intensiv beschäftigt, hat sehr viel weiter reichende Gründe. Die chronischen Entzündungen im Mundbereich weiten sich nämlich auf den gesamten Organismus aus. Einige Beispiele:

- Bereits eine mittelschwere Parodontitis erhöht das Herzinfarktrisiko um das 2- bis 3-Fache.
- Das Schlaganfallrisiko steigt sogar um das 7-Fache.
- Ebenfalls deutlich erhöht ist das Risiko für eine rheumatische Arthritis ...
- ... und ebenso für eine chronisch obstruktive Lungenerkrankung (COPD).
- Sogar die Fruchtbarkeit von Frauen wird durch die Parodontitis reduziert.
- Nicht zuletzt sind auch Diabetiker in ganz besonderer Weise betroffen. Zum einen neigen sie dazu, eine Parodontitis zu entwickeln. Zum anderen erschwert die dadurch ausgelöste chronische Entzündung die Einstellung des Blutzuckers und begünstigt dadurch diabetische Folgeerkrankungen.

Mundpflege ernst nehmen

Es gibt also Gründe genug, sich dem Thema Mundgesundheit eingehend zu widmen. Dazu gehört eine intensive Mundpflege, die nicht nur die Zähne, sondern auch das Zahnfleisch und die Zahnzwischenräume einbezieht. Hier kommen auch gute Zahnbürsten häufig nur schwer hin. Zu einer guten Mundpflege gehört daher die Verwendung von Zahnseide beziehungsweise von Interdentalbürstchen, die Sie bei Ihrem Zahnarzt bekommen. Fast alle Zahnarztpraxen bieten darüber hinaus inzwischen auch professionelle Zahnreinigungen durch geschulte Fachkräfte an. Dies ist eine Investition in die Mund- und Gesamtgesundheit, die sich auf jeden Fall lohnt. Bei einem solchen Zahnarztbesuch kann auch das Ausmaß einer Parodontitis erfasst werden, etwa durch das Sondieren bestehender Gewebetaschen.

Früherkennung auf MMPs

Eine echte Früherkennung ist die Routineuntersuchung beim Zahnarzt jedoch nicht. Die bietet ein neuer Test, der einfach und zuverlässig mithilfe einer Speichelprobe durchgeführt wird. Der Periosafe-Test weist die Anwesenheit eines kollagenabbauenden Enzyms nach. Dabei handelt es sich um die sogenannte aktive Matrixmetalloproteinase 8, kurz aMMP-8. Wir werden den MMPs noch häufiger begegnen (zum Beispiel in diesem Buch auf Seite 151). Sie sind ganz wesentlich verantwortlich für einen vorzeitigen Bindegewebsabbau und für die Faltenbildung in der Haut. Im Mundbereich zerschneidet aMMP-8 vor allem das dichte Netz aus Kollagen im Bereich des Zahnhalteapparates. Wie eine »Machete im Kollagenurwald« ebnet es damit Entzündungszellen den Weg zum Zahn. Die Folge sind parodontale Entzündungen und ein allmählicher Abbau des Zahnhalteapparates. Langfristig droht dann der Zahnverlust und es besteht ein erhöhtes Risiko für die oben beschriebenen Erkrankungen. Der Periosafe-Test erlaubt also eine wirkliche Früherkennung – nicht nur für die Parodontose, sondern auch für die vielfältigen Folgeerkrankungen chronisch niedrigschwelliger Entzündungsprozesse. Ähnlich wie bei einem Schwangerschaftstest wird die Probe auf eine kleine Testkassette aufgebracht. Das Ergebnis ist bereits nach fünf bis zehn Minuten ablesbar.

Viele Zahnarztpraxen bieten die Untersuchung inzwischen als »Chairside Test« an, der während einer routinemäßigen Zahnuntersuchung durchgeführt wird. Man kann sich den Test aber auch nach Hause bestellen.

Die Deutsche Gesellschaft für Parodontologie und die Deutsche Gesellschaft für Zahn-, Mund- und Kieferheilkunde empfehlen inzwischen die Durchführung des Periosafe-Tests. Angesichts der überragenden Bedeutung der Mundgesundheit für die Gesamtgesundheit kann man sich einer solchen Empfehlung natürlich nur anschließen.

Mundpflege und -gesundheit sind übrigens auch Beziehungssache, denn Parodontitis-Erreger können beim Küssen übertragen werden!

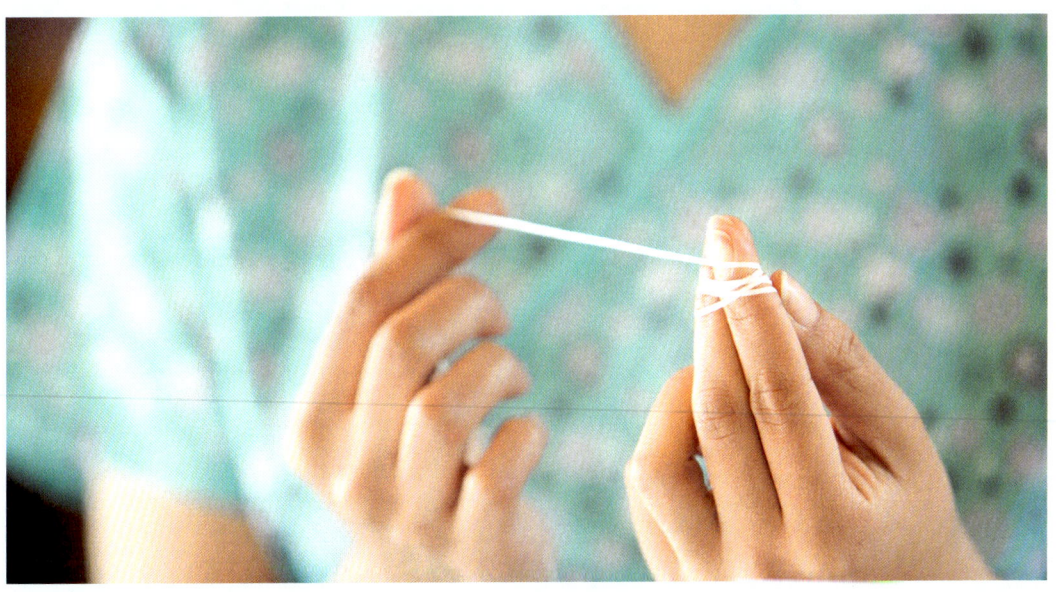

27

ANTAGONISTISCHE PLEIOTROPIE

Wir denken gerne in Kategorien von Gut und Böse. Das gilt auch für den Bereich der Gesundheit. Da gibt es gute und schlechte Fette, gute und schlechte Kohlenhydrate und sogar gute und schlechte Gene. In diesem Kapitel haben wir gelernt, dass es auch gute und schlechte Entzündungsreaktionen gibt. Ein kritischer Zeitgenosse fragt sich da natürlich: Warum gibt es eigentlich in unserem Organismus und außerhalb so viel Schlechtes? Warum hat die Natur sich nicht längst von den üblen Fetten, Kohlenhydraten, Genen und Zytokinen verabschiedet?

Die Antwort lautet: Die Natur kennt die Kategorien »gut« und »schlecht« nicht, hier hat alles seine Funktion. Auch das, was wir häufig mit dem Prädikat »schlecht« bezeichnen.

Was dem Hänschen nützt, kann dem Hans schaden

Damit wären wir auch schon bei dem Phänomen der antagonistischen Pleiotropie. Hinter diesem einschüchternden wissenschaftlichen Begriff verbirgt sich folgender Sachverhalt: Vieles, das uns in der Jugend nützt, kann sich im Alter negativ auswirken. Noch weiter gefasst: Was in einer frühen Phase der Evolution für unsere Jäger-und-Sammler-Vorfahren sinnvoll war, wird für uns sesshafte Zivilisationsmenschen zum Gesundheitsrisiko. Die Entzündung ist dafür ein klassisches Beispiel: Viele proinflammatorische Zytokine halfen früher demjenigen, der sich mit vielen unterschiedlichen Mikroben auseinandersetzen musste, und das mussten unsere nomadisch umherziehenden Vorfahren täglich. Wer über potente Entzündungsmechanismen verfügte, der hatte beste Chancen, unerwünschte Keime schnell zu eliminieren. Im 21. Jahrhundert führen die gleichen Prozesse dazu, dass unsere Arterien im Alter verkalken.

Ein weiteres Beispiel: Als Jäger und Sammler zog man sich früher ständig kleinere und größere Verletzungen zu. Da hatten diejenigen die besten Überlebenschancen, die ein hochaktives Gerinnungssystem besaßen. Das führte dazu, dass sich Wunden schnell schlossen und der Blutverlust gering blieb. Heute sind Menschen mit einem solchen Gerinnungssystem eher gefährdet, eine Thrombose oder eine Embolie zu bekommen. Denn die wenigsten rennen noch stundenlang durch den Wald, um Beeren zu pflücken und Wild zu jagen. Sehr viele sitzen dagegen stundenlang nahezu bewegungslos auf dem Bürostuhl oder in der »Holzklasse« eines Charterfliegers, um in den Urlaub zu kommen. Und erhöhen dadurch ihr Thromboserisiko erheblich.

Veränderte Bedingungen

Unsere Gene sind somit nicht nur darauf angelegt, uns in der Jugend fit zu halten. Sie datieren auch zurück auf eine Zeit, in der wir einen völlig anderen Lebensstil pflegten, völlig anderen Gesundheitsgefahren ausgesetzt waren – und bei Weitem nicht so lange lebten. Ein Grund mehr, sich im Alter nicht nur auf »Mutter Natur« zu verlassen. Eine durchschnittliche Lebenserwartung von 80 Jahren und mehr ist für die Natur ein völlig neues Phänomen, für das sie bisher noch keine Strategie entwickelt hat. Da ist es sinnvoll, wenn man ein wenig Unterstützung von der Medizin bekommt. Und die Ratschläge in diesem Buch befolgt.

DA FLEHEN DIE MENSCHEN DIE GÖTTER AN UM GESUNDHEIT UND WISSEN NICHT, DASS SIE DIE MACHT DARÜBER SELBST BESITZEN.

DEMOKRIT (CA. 480–370 V. CHR.)

DER NUTZEN VON SCHÄDEN

Ambitionierte Sportler nutzen das Prinzip
der Überkompensation: Belastungsschäden setzen Reize
für Reparatur, Heilung und Kräftigung.

SPORT IST MORD? DAS IST NUR FAST RICHTIG!

Das Bauchfett reduzieren, den »mittleren Ring« abbauen – das ist die wichtigste Maßnahme gegen das metabolische Syndrom. Dafür gibt es zwei wichtige Stellschrauben oder vielmehr Hebel: weniger essen und mehr Sport. Am besten kombiniert man beides. Sport hilft ja nicht nur gegen Übergewicht, er ist auch eine der besten präventiven Maßnahmen gegen Osteoporose, Demenz, Krebs und viele andere Erkrankungen.

Was uns nicht umbringt ...
Sport ist gesund. Keine Frage. Aber warum eigentlich? So unmittelbar einleuchtend ist das nämlich gar nicht. Zunächst einmal steigert unser Organismus bei Sport seine Stoffwechselaktivität. Das heißt aber auch: Es werden vermehrt freie Radikale freigesetzt, ein Alterungsfaktor. Auch im Muskel entstehen durch hohe Belastung zunächst einmal Schäden. Es kommt zu vielen kleinen Einrissen der Muskelfasern, die man dann auch deutlich als Muskelkater spürt. Erhöhte oxidative Belastung, Auslösen von Mikrotraumen: Das klingt nicht unbedingt nach Gesundbrunnen.
In der Tat: Sport ist zunächst einmal eine enorme Belastung für unseren Körper. Hormetisch geschult, können wir nun aber auch dieses scheinbare Paradox auflösen. Nicht der Sport selbst ist gesund. Gesund ist die Reaktion unseres Organismus auf die sportliche Belastung. Gegen die hierdurch vermehrt auftretenden freien Radikale werden die körpereigenen antioxidativen Enzyme hochgefahren, die typische hormetische Überkompensation. Die Folge: Der oxidative Stress wird auf Dauer weniger.

Die vielen kleinen Schäden an den Muskelfasern werden ebenfalls repariert. Auch hier herrscht das Prinzip der Überkompensation. Nach der Reparatur ist der Muskel sogar ein wenig größer als vor der Schädigung. Genau das machen sich die Bodybuilder zunutze, die im Fitnessstudio zunächst einmal ihre Muskeln stressen, sich dann aber über den deutlichen Zuwachs an Muskelmasse freuen. Wichtig ist dabei allerdings, dem Körper ausreichend Zeit für die hormetische Antwort, also für den Reparaturprozess, zu geben. Deshalb betreiben auch diejenigen den effektivsten Muskelaufbau, die nach einem intensiven Training einen Tag Pause einlegen. Sie können auf der Couch liegend das schöne Gefühl genießen, dass ihre Muskeln gerade kräftiger werden.

Weniger Fettdepots, weniger Entzündungen
Nicht zuletzt hilft Sport natürlich auch dabei, im Zuge einer durch den erhöhten Verbrauch erreichten negativen Kalorienbilanz (siehe Seite 76) Fett abzubauen. Das hat einen vielfachen Nutzen für unsere Gesundheit. Neben all den anderen positiven Wirkungen von Sport und Gewichtsabnahme bedeutet weniger Körperfett auch weniger Inflammation. Und das ist definitiv lebensverlängernd.

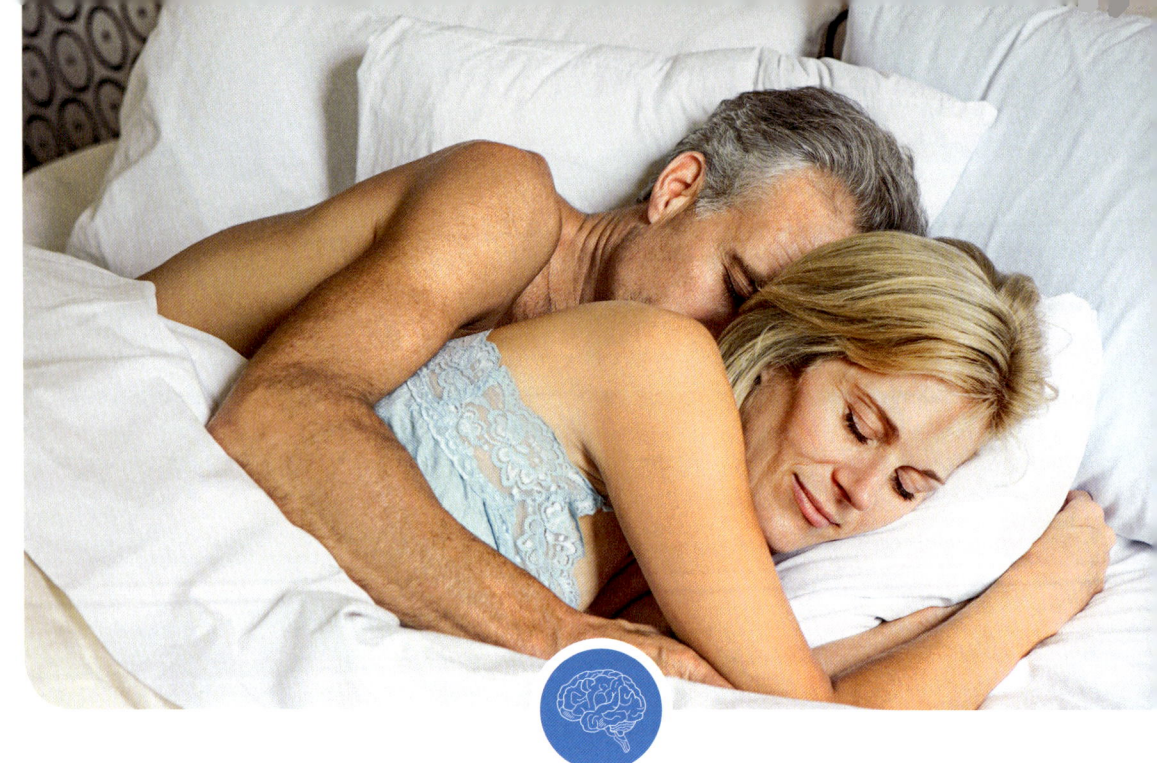

HORMONMANGEL:
FEHLENDER ANTRIEB

Lässt sich Altern durch die Gabe von Hormonen behandeln?
Diese Frage gehört sicherlich zu den spannendsten, aber auch zu
den umstrittensten im Bereich der Anti-Aging-Medizin.

Für die einen sind Hormontherapien eine Art endokriner Jungbrunnen. Nicht wenige betrachten diesen Behandlungsansatz aber auch mit Sorge: »Hormone lösen Thrombosen aus. Hormone verursachen Krebs«, so lauten zwei der am häufigsten geäußerten Befürchtungen. Oder – für viele der schlimmste aller Albträume: »Hormone machen dick.« Der Hoffnung auf die verjüngende, gesund erhaltende Kraft der Hormone stehen ebenso viele Ängste gegenüber. Zweifellos richtig ist sicherlich Folgen-

des: Hormontherapien sind ein hochwirksames Werkzeug. Falsch eingesetzt oder falsch dosiert können sie zu gravierenden Nebenwirkungen führen. Hormontherapien gehören daher unbedingt in die Hand eines Spezialisten. Sie müssen von diesem individuell auf die Person zugeschnitten werden, die solch eine Therapie nutzt. Sind diese Voraussetzungen allerdings erfüllt, gehören Hormone in der Lebensphase der nachlassenden körpereigenen Hormonproduktion zu den wirksamsten Substanzen überhaupt.

LEBENSWICHTIGE INFORMATIONEN

Bevor wir konkret in die Materie einsteigen, wollen wir uns zunächst die Frage stellen: Was sind eigentlich Hormone? Der Begriff leitet sich ab von dem altgriechischen Wort hormān, was so viel bedeutet wie »antreiben« oder »anstoßen«. Das erklärt es eigentlich schon ganz gut. Denn die Aufgabe vieler Hormone besteht darin, anderen Organen im Körper zu sagen, was sie tun sollen. In einem weiteren Sinne sind Hormone also Teil unseres körpereigenen Informationssystems.

»Multimedialer« Organismus

Wie entscheidend Informationen sind, braucht man im 21. Jahrhundert – dem Zeitalter von E-Mail und iPhone – niemandem mehr zu erklären. Um Informationen optimal zu verbreiten und zu nutzen, bedient sich der intelligente, gut vernetzte Zeitgenosse zumeist gleich mehrerer Medien. Genau das tut unser Körper auch. Sein Informationssystem beruht im Wesentlichen auf zwei Systemen. Da ist zum einen das Geflecht der Nerven, die – mit Telefondrähten und Breitbandkabeln vergleichbar – unseren Körper umfassend vernetzen und zur Informationsvermittlung elektrische Impulse nutzen. Andererseits verfügt unser Körper aber auch über ein Wireless-System, dem Handyverkehr vergleichbar. In diesem Fall setzt er zur Informationsübertragung Hormone ein – Botenstoffe, die Informationen durch unseren ganzen Körper transportieren. In den meisten Fällen nutzen sie dazu die Blutbahn. Es gibt aber auch Gewebshormone, die sozusagen gleich vor Ort auf die umgebenden Zellen einwirken.

Evolution der Hormone

Von Anfang an verfügten schon einzelle Lebewesen über Hormone. Als dann im Laufe der Evolution die Organismen immer komplexer wurden, nahm auch die Zahl an Hormonen zu. Vor allem das Aufkommen der Säugetiere erforderte eine nochmalige Weiterentwicklung des Hormonsystems. Im Gegensatz zu Vögeln, Fischen oder Reptilien wächst bei Säugetieren die Nachkommenschaft im Körper der Mutter selber zu einem lebensfähigen Wesen heran und wird dann über die Brustdrüsen der Mutter mit Nahrung versorgt. Diese Vorgänge erfordern einen deutlich höheren Aufwand als das simple Ablegen von Eiern. Um die körperlichen Abläufe von der Befruchtung über die Schwangerschaft bis zur Geburt und zur Stillzeit richtig aufeinander abzustimmen und zu steuern, wurde eine Gruppe von Hormonen immer wichtiger: die Geschlechtshormone. Sie sind es, denen auch im Anti-Aging-Zusammenhang eine tragende Rolle zukommt. Geschlechtshormone stehen ganz im Dienste der Fortpflanzung und somit der Arterhaltung. Auf die ist in der Natur alles ausgerichtet.

ÖSTROGENE UND PROGESTERON

Fortpflanzung gelingt am besten, wenn die Individuen, welche sich fortpflanzen, über eine optimale Fitness verfügen: Sie sollten möglichst gesund und möglichst wenig gealtert sein. Genau das ist der Grund, warum Geschlechtshormone neben ihrer primären Funktion für die Fortpflanzung so viele zusätzliche Wirkungen auf die allgemeine Gesundheit haben und uns vor dem vorzeitigen Altern schützen. Drei Beispiele sollen das erläutern.

JEDER MÖCHTE LÄNGER LEBEN. ABER KEINER WILL ALT SEIN.

JONATHAN SWIFT (1667–1745)

Altern des Gefäßsystems

Ausgangspunkt einer jeden kardiovaskulären Erkrankung ist die Arteriosklerose, also die zunehmende Versteifung und Verhärtung der Blutgefäße. Im gesunden Zustand sind Blutgefäße hochelastisch, denn sie müssen die unterschiedlichen Drucke ausgleichen können, die entstehen, wenn das Herz Blut in die Blutbahnen pumpt. Dazu bedienen sich die Blutgefäße einer Substanz namens Stickmonoxid (NO), die im Endothel, also der Innenauskleidung der Blutgefäße, gebildet wird. Stickmonoxid sorgt dafür, dass sich die Gefäßwände entspannen und die Durchblutung insgesamt verbessert wird. Letztlich ist NO selbst ein Hormon, also ein Botenstoff, der Geweben und Organen Anweisungen übermittelt. Östrogen unterstützt die Funktion von Stickmonoxid, schützt das Endothel und verhindert somit eine Arteriosklerose. Sinken die Östrogenspiegel in den Wechseljahren ab, so sinkt auch die Konzentration von NO im Blut. Die Blutgefäße verlieren zunehmend ihre Elastizität. Eine Hypertonie (Bluthochdruck) entsteht. Damit steigt das Risiko für einen Herzinfarkt. Weibliche Geschlechtshormone sind also Gefäßschutzhormone.

Altern des Skelettsystems

Für die typische Verformung der Wirbelsäule bei einer Osteoporose gibt es im Volksmund den unschönen Ausdruck »Witwenbuckel«. Damit ist auch bereits klar, welche Bevölkerungsgruppe am meisten von Osteoporose betroffen ist: Es sind die älteren Frauen nach den Wechseljahren, die sich in einem Östrogenmangel befinden.

In der Tat schützen Östrogene, das zeigen übereinstimmend alle entsprechenden Studien, vor Osteoporose. Der Grund ist wieder einmal in der Fortpflanzungsbereitschaft zu suchen. Während der Schwangerschaft muss die Mutter das in ihr heranwachsende Kind mit einer großen Menge von Kalzium versorgen, damit dieses sein eigenes Skelettsystem aufbauen kann. Die Mutter benötigt dazu mehr Kalzium, als sie mit der Nahrung aufnehmen kann. Deshalb muss sie auf ihre körpereigenen Kalziumreserven zurückgreifen. Die befinden sich hauptsächlich im Knochen: Rund 99 Prozent des körpereigenen Kalziums sind dort deponiert. Östrogene sorgen dafür, dass der »Kalziumspeicher Knochen« immer gut gefüllt ist. Sinken sie ab, beginnt die Entkalkung der Knochen – eine Osteoporose entsteht.

Neuere Studien zeigen, dass der Knochen aber auch noch sehr viel weiter gehende Aufgaben hat, als lediglich das Stützskelett unseres Körpers zu bilden. Knochen besteht im Wesentlichen aus zwei Anteilen – einem äußeren, der kortikalen Hülle, und einem inneren, dem trabekulären (balkenförmigen) Knochenmark. In diesem inneren Anteil reifen die Knochenmarkstammzellen, die vor allem für die permanente Regeneration des Blutes verantwortlich sind. Bedingt durch den Östrogenmangel vermindert sich der trabekuläre Knochenanteil. Dadurch steigt nicht nur die Gefahr eines Knochenbruches, es schwindet auch der »Wohnraum für die Stammzellen«. Stammzellenverlust ist ebenfalls ein wichtiger Alterungsfaktor (siehe Seite 63). Östrogene sind also auch in Bezug auf die Knochen Anti-Aging-Hormone, und das in doppelter Hinsicht.

Altern des zentralen Nervensystems

Auch wenn man es nicht glauben mag: Für die Fortpflanzung ist auch das Gehirn wichtig. Daher spielen Geschlechtshormone für unser Oberstübchen ebenfalls eine Schlüsselrolle. Östrogene tun dies schon allein aufgrund ihrer gefäßerweiternden Wirkung. Ein so energieintensives Organ wie unser Gehirn benötigt natürlich auch eine effektive Versorgung mit Blut und Nährstoffen. Dazu sind funktionierende Blutgefäße erforderlich, und diese brauchen für den Erhalt der Elastizität ihrer Gefäßwand wiederum die Östrogene.

Vor allem wenn es um unser Gehirn geht, spielt aber auch das zweite weibliche Geschlechtshormon eine Schlüsselrolle: Das auch als Gelbkörperhormon bekannte Progesteron ist das dominierende Hormon der zweiten Zyklushälfte und das Leithormon der Schwangerschaft. Welche Wirkungen Progesteron auf das Gehirn hat, lässt sich schon im Alltag beobachten. Ist eine Frau schwanger, so ändert sich häufig ihr Riechverhalten. Sie nimmt plötzlich Gerüche wahr (gelegentlich bis zur Übelkeit), die ihr Partner nicht wahrnimmt und die sie selbst vorher auch kaum wahrgenommen hat. Wie neuere Untersuchungen zeigen, sind dafür die Schwangerschaftshormone Progesteron und Prolaktin (das »Milchbildungshormon«) mitverantwortlich. Sie führen zu einem Aussprossen der Hirnstammzellen im Riechhirn, was eine Verbesserung und Verfeinerung der dortigen Sinneswahrnehmung zur Folge hat.

Progesteron ist also ein sogenanntes neurotropes Hormon: Es erhält und nährt das Nervengewebe. Vonseiten der Evolution ergibt dies auch einen Sinn: Vor Jahrtausenden gab es keine Babynahrung in Schachteln und Gläschen. Allein die mütterliche Aufmerksamkeit konnte sicherstellen, dass das Kind nicht mit schlechten und verdorbenen Nahrungsmitteln gefüttert wurde. Für diesen Zweck wurde der Geruchssinn der Mutter durch Progesteron und Prolaktin verstärkt.

Progesteron hat also einen die Stammzellen stimulierenden Effekt. Es regt die auch im Gehirn befindlichen Progenitorzellen (das sind Stammzellen mit festgelegtem Funktionsbereich) dazu an, sich weiter zu teilen, was dem Alterungsprozess des Gehirns entgegenwirkt.

JUNGBRUNNEN HORMONE?

Nach allem, was wir nun an Positivem über die weiblichen Geschlechtshormone gehört haben, stellt sich natürlich die folgende Frage: Wenn Geschlechtshormone so viel Gutes bewirken, warum hat ihre Verabreichung dann ein so schlechtes Image? Und gibt es nicht auch Studien, die nachgewiesen haben, wie gefährlich eine Hor-

monersatztherapie (HRE) ist? Diese Studien gibt es in der Tat. Vor allem die amerikanische Womens-Health-Initiative (WHI-Studie) war ein Schock für alle, die glaubten, der Ersatz der Hormone nach den Wechseljahren beuge Alterserkrankungen vor und sei eine ideale Anti-Aging-Therapie. Ein Teil dieser Studie wurde im Jahr 2002 vorzeitig abgebrochen. Der Grund: Entgegen allen Erwartungen hatten Frauen, die im Rahmen der WHI-Studie Hormonersatzpräparate eingenommen hatten, im Durchschnitt nicht weniger, sondern sogar mehr Herzinfarkte als diejenigen, die lediglich ein Scheinmedikament (Placebo) geschluckt hatten. Gleichzeitig bestätigten sich Risiken von Hormonersatztherapien, wie zum Beispiel eine erhöhte Rate an Thrombosen oder ein vermehrtes Auftreten von Brustkrebs.

Fragwürdige Ergebnisse

Die WHI-Studie bedeutete damals für viele das »Ende der Östrogen-Ära«. Inzwischen liegt sie gut 15 Jahre zurück. Seitdem ist viel diskutiert, analysiert und weitergeforscht worden. Mit dem Wissen von heute lässt sich das Debakel dieser Studie gut erklären, und im Jahr 2016 haben die Autoren der WHI-Studie im »New England Journal of Medicine« auch selbst die Aussagefähigkeit ihrer Studie zurechtgerückt und die zugrundeliegenden Fehler bedauert. Zum einen wurden die falschen, nämlich synthetische Hormone gegeben. Dadurch steigt das Brustkrebsrisiko. Die Hormone wurden zudem ausschließlich oral, also in Form von Tabletten, verabreicht. Oral gegebene Östrogene werden zunächst einmal in die Leber transportiert und aktivieren dort gerinnungsaktive Substanzen. Das erhöht das Thromboserisiko. Und schließlich wurde auch noch das falsche Patientenkollektiv behandelt, nämlich hauptsächlich ältere Frauen mit bereits massiv geschädigten Blutgefäßen. Aus welchem Grund für diese Patientinnen das Östrogen zu einem Risiko wurde, lesen Sie auf der nächsten Seite.

ZEITLICHE FENSTER

Östrogene schützen die Blutgefäße,
das ist vielfach belegt. Es gilt jedoch nur unter
bestimmten Voraussetzungen.

ZÜNGLEIN AN DER WAAGE: DAS LEBENSALTER

Vor den Wechseljahren, also mit normal hohen Östrogenspiegeln, bekommen Frauen so gut wie niemals einen Herzinfarkt. Danach steigt das Infarktrisiko steil an. Östrogene senken die Cholesterinspiegel, weiten die Blutgefäße und wirken antioxidativ – alles Mechanismen, die vor Arteriosklerose und Herzinfarkt schützen. Warum haben dann die Patientinnen in der WHI-Studie (siehe Seite 33) nicht weniger, sondern mehr Herzinfarkte bekommen? Die Antwort fand man erst in den letzten Jahren: Ganz allgemein schützen Östrogene die Blutgefäße. Sind die Blutgefäße jedoch schon massiv verändert und weisen ausgeprägte arteriosklerotische Plaques (Ablagerungen an den Innenseiten der Gefäßwände) auf, so kommt ein neuer Aspekt hinzu. Werden nun Östrogene gegeben, dann neigen diese Plaques zur Instabilität. Sie brechen nun leichter auf und werden dann als Thrombus zum Herz oder in die Lunge verschleppt, wo sie einen Infarkt auslösen. Frauen mit bereits deutlich geschädigten Blutgefäßen profitieren hinsichtlich des Herzinfarktschutzes also nicht mehr von einer Hormonersatztherapie. Im Gegenteil: Ihr Risiko erhöht sich, vor allem wenn zusätzliche Risikofaktoren vorliegen. Solche Risikofaktoren sind in erster Linie Rauchen, Übergewicht, hoher Blutdruck und – natürlich – ein höheres Lebensalter. Dies waren nun unglücklicherweise genau die Merkmale der Gruppe von Patientinnen, die

an der WHI-Studie teilgenommen hatten. Die Hälfte der untersuchten Frauen war stark übergewichtig und rauchte. Das Gravierendste aber war, dass ihr Durchschnittsalter bei 65 Jahren lag.

Normalerweise beginnt man eine Hormonersatztherapie mit Eintreten der Wechseljahre, also mit etwa 50 Jahren. Die Therapie wird dann über einen Zeitraum von 5, eventuell auch 10 oder 15 Jahren durchgeführt. Bei einer 65-jährigen, rauchenden, übergewichtigen Frau kann man davon ausgehen, dass ihre Blutgefäße bereits massiv geschädigt sind. So erklärt sich die erhöhte Rate von Herzinfarkten und Lungenembolien in dieser Gruppe.

Gefäße im Blick

Aus dieser Beobachtung entstand die Theorie der zeitlichen Fenster (windows of opportunity). Östrogene sind nicht allgemein gut oder schlecht für die Gefäße. Sie sind gut, wenn die Gefäße weitgehend gesund sind. Sie sind schlecht, wenn diese bereits massiv geschädigt sind. Der Hauptrisikofaktor hierfür ist ein höheres Lebensalter.
Diese Theorie lässt sich in der Praxis belegen, und zwar anhand der Daten der WHI-Studie selbst. Diese wurde inzwischen detailliert untersucht. Betrachtet man dabei lediglich die Frauen zwischen 50 und 59, so stellt man klar fest, dass in dieser Altersgruppe das Herzinfarktrisiko nicht steigt, sondern sinkt. Das Wissen um das zeitliche Fenster sollte also unbedingt bei der Verschreibung von Hormonen berücksichtigt werden.

Wie messen?

Die Messung von Östrogen und Progesteron während der eigentlichen Wechseljahre bringt in den meisten Fällen keinen großen Erkenntnisgewinn. In dieser Zeit schwanken die Geschlechtshormone stark, sodass sich von einem Tag auf den anderen völlig andere Werte ergeben können. Prinzipiell lässt sich aber eine Tendenz feststellen. Das β-Östradiol, das wichtigste der drei Östrogene, sinkt allmählich ab. Gleichzeitig steigt das follikelstimulierende Hormon (FSH) der Hirnanhangdrüse an. Übersteigt die Konzentration von FSH die von Östradiol, so ist das »Kreuz der Menopause« erreicht. Bei einer Hormonersatztherapie versucht man die Estradiolspiegel auf niedrig-normale Werte einzustellen, anzustreben sind Serumwerte von 30 bis 60 pg/ml.

Wie therapieren?

Es gibt seit einigen Jahren eine »Renaissance der Hormonersatztherapie« unter veränderten Vorzeichen. Wichtig ist immer, die Hormoneinnahme gemeinsam mit dem Arzt in Ruhe zu planen.

1. Dosisreduktion
In früheren Jahrzehnten wurden Hormonersatzpräparate häufig überdosiert. Für Hormone gilt jedoch nicht die Devise »Viel hilft viel«. Vielmehr lautet das Motto: So viel wie nötig, so wenig wie möglich.

2. Individualisierung
Unterschiedliche Frauen müssen auch unterschiedlich behandelt werden. In den Wechseljahren allen Patientinnen das gleiche Präparat in gleicher Zusammensetzung und Dosierung zu verordnen, wird der Individualität und Komplexität des weiblichen Organismus nicht gerecht. Die moderne HRT ist keine Standardtherapie, sondern eine auf die persönlichen Bedürfnisse der Frau maßgeschneiderte Behandlung.

3. Transdermale Östrogengabe
Östrogene sollten möglichst nicht in Form von Tabletten, sondern stets über die Haut in Form von Pflastern, Gelen oder Sprays zugeführt werden. Gele und Sprays sind dabei zu bevorzugen, da sie eine noch individuellere Dosierung ermöglichen. Durch die Zufuhr über die Haut wird der Stoffwechselweg über die Leber umgangen. Damit unterbleibt die Stimulation gerinnungsfördernder Substanzen in der Leber. Das Thromboserisiko sinkt deutlich.

4. Verwendung bioidentischer Hormone
Um das zu ersetzen, was der Körper zuvor selbst hergestellt hat, sollten synthetisch veränderte Produkte keine Rolle spielen. Leider wurde dieser Grundsatz in der Vergangenheit selten berücksichtigt. Die neueren Studien zeigen eindeutig, dass vor allem die Kombination von Östrogenen mit synthetisch veränderten Gestagenen für ein gesteigertes Brustkrebsrisiko verantwortlich ist. Bei Verwendung des körperidentischen Progesterons zeigt sich dieses höhere Risiko nicht. Es kann sowohl oral als auch vaginal zugeführt werden. Die Zufuhr über die Haut führt zumeist nicht zu Serumspiegeln, die für den Schutz der Gebärmutterschleimhaut ausreichend sind.

5. Berücksichtigung zeitlicher Fenster
Siehe Seite 34 und Buchtipp »Entspannt durch die Wechseljahre«, Seite 188.

ANDROGENE

Lange Zeit hatte das »starke Geschlecht« in der hormonellen Forschung einen eher schwachen Stand. Als die Hormonersatztherapie bei der Frau schon seit vielen Jahren etabliert war, stritt man noch darüber, ob es so etwas wie Wechseljahre beim Mann überhaupt gibt. In der Tat gibt es sie nicht im gleichen Sinne wie bei der Frau, bei der die Menopause vor allem das Ende der Fortpflanzungsfähigkeit markiert. Eine Vaterschaft dagegen ist prinzipiell auch bei älteren Männern möglich. Jedoch sinkt auch bei ihnen mit zunehmendem Alter der Hormonspiegel, insbesondere der Androgene. Das Versiegen der Hormonproduktion geschieht nicht so sturzflugartig wie bei Frauen in den Wechseljahren, es gleicht eher einem allmählichen Sinkflug. Abwärts geht es trotzdem. Insofern ist es durchaus berechtigt, von den »Wechseljahren des Mannes« zu sprechen. Treffender für den hormonellen Zustand ist allerdings der Begriff PADAM – partielles Androgendefizit des alternden Mannes.

Die »männlichen Wechseljahre«

Die Beschwerden in dieser Zeit sind denen der Frau nicht unähnlich: nächtliches Schwitzen, Schlafstörungen und depressive Verstimmungen sowie eine zunehmende Gereiztheit gehören dazu. Da Androgene – übrigens bei Männern wie bei Frauen – das sexuelle Verlangen steuern, lässt in vielen Fällen auch die Libido nach. Das tut dem ehelichen Liebesleben häufig nicht gut. Dem außerehelichen natürlich auch nicht.
Ähnlich wie die Östrogene haben die Androgene aber nicht nur Wirkungen auf die Sexualität und die Fortpflanzung. Sie beeinflussen auch viele andere Organsysteme.
In der Tierwelt erzielen den größten Fortpflanzungserfolg normalerweise die sogenannten Alphatiere. Das sind in der Regel die stärksten und dominantesten Männchen der Gruppe. Somit ist es keine Überraschung, dass Androgene entschei-dend dazu beitragen, Muskeln aufzubauen und damit Stärke zu verleihen. Gleichzeitig sorgen sie auch für ein gewisses dominantes und aggressives Verhalten. Auch das lässt sich gut belegen, wenn man sich anschaut, wie sich das Verhalten pubertierender männlicher Teenager unter dem Einfluss steigender Androgenspiegel ändert. Während hier überschüssige Testosteronspiegel gelegentlich zum Problem werden können, ist es bei alternden Männern in der Regel der Testosteronmangel, der Beschwerden nach sich zieht. Wenn die frühere Energie einer zunehmenden Lustlosigkeit weicht, sich das sexuelle Interesse immer seltener einstellt und Muskeln zunehmend durch Fettgewebe ersetzt werden – spätestens dann ist es Zeit, einmal die Testosteronspiegel überprüfen zu lassen.

Wie messen?

Androgene sind eine Gruppe von Hormonen, unter denen das Testosteron das wichtigste ist. Es ist vor allem wichtig, den Spiegel an freiem Testosteron zu ermitteln. Ein großer Teil des Gesamt-Testosterons ist nämlich an Eiweiße (vor allem das Sexualhormon-bindende Globulin, SHBG) gebunden. Aktiv ist allerdings nur das nicht gebundene, also freie Testosteron. Es wird von einigen Laboren direkt gemessen. Andere errechnen es aus der Menge an Gesamt-Testosteron abzüglich der gemessenen Transportproteine.
• Normwerte: 8 bis 12 µg/nl

Da das Testosteron einer ausgeprägten zirkadianen Rhythmik unterliegt, also im Tagesverlauf stark schwankt, sollte die Bestimmung während der Morgenstunden erfolgen. Schwankungen gibt es aber auch innerhalb der Normalwerte. Im Rahmen der

Testosteronersatztherapie stellt man Männer gern auf Werte ein, die etwa denen zwischen dem 30. und 40. Lebensjahr entsprechen. Ideal wäre es, bereits in diesem Alter seine Testosteronspiegel ermitteln zu lassen, damit später tatsächlich der »individuelle Normwert« erzielt werden kann.

Wie therapieren?

Bevor Mann zu Hormonersatzpräparaten greift, gibt es Möglichkeiten, den Testosteronspiegel auf natürliche Weise zu erhöhen. An erster Stelle steht dabei eine ohnehin empfehlenswerte Maßnahme: Übergewicht reduzieren. Das Fettgewebe ist ein hormonell äußerst aktives Organ (siehe Seite 24). Es bildet nicht nur eigene Hormone – es verändert auch die zirkulierenden Geschlechtshormone, und das in einer für Männer wenig angenehmen Art und Weise: Ein im Fettgewebe vorhandenes Enzym, die Fettgewebsaromatase, hat die Fähigkeit, Testosteron in Östrogene umzuwandeln. Da die beiden Hormone sich in ihrem Aufbau sehr ähneln, bedarf es dazu nur einer kleinen chemischen Reaktion, der Aromatisierung, und schon wird aus einem männlichen ein weibliches Hormon. Je mehr Fettgewebe vorhanden ist, umso höher ist auch die Konzentration an Fettgewebsaromatase. Alternde Männer sehen sich daher häufig mit einem doppelten Problem konfrontiert: Zum einen produzieren ihre Hoden weniger Testosteron. Zum anderen neigen die meisten dazu, im Bereich des »mittleren Ringes« zuzulegen. Das wenige Testosteron, das der Körper noch produziert, wird dabei vermehrt in Östrogen umgewandelt. Vermeidung von

Übergewicht ist daher die beste Art, den Testosteronspiegel auf der Höhe zu halten. Diese Erkenntnis steckt hinter der Volksweisheit »Ein guter Hahn wird nicht fett«. Unverzichtbar ist hierbei Sport, vor allem Kraftsport. Testosteron hilft dem Muskelaufbau, aber Muskelaufbau hilft auch dem Testosteron. Wer regelmäßig Krafttraining betreibt, hat nachweislich höhere Testosteronspiegel als ein Sofahocker. Ausdauertraining hilft ebenfalls, vor allem wenn Abschnitte mit hochintensivem Intervalltraining (HIIT) eingebaut werden.

Testosteronsubstitution

Reichen Lebensstil-Maßnahmen nicht aus, die Testosteronspiegel auf die gewünschte Höhe zu bringen, ist eine Substitution erforderlich. Diese sollte selbstverständlich nur in Zusammenarbeit mit dem Arzt und auf dessen Verordnung erfolgen. Im Wesentlichen hat man die Wahl zwischen zwei Darreichungsformen:

- Depotspritzen (Nebido®), die intramuskulär verabreicht werden und etwa drei Monate halten.
- Testosterongele (Testogel®, Androgel®, Androtop®), die täglich auf die Haut aufgetragen werden.

Die Gabe über die Haut in Gelform hat Vorteile. Zum einen lässt sich deutlich individueller dosieren, zum anderen kommt es beim Auftragen morgens zu einem relativ raschen Anstieg, im Laufe des Tages fällt der Spiegel wieder ab. Befürworter der Injektionstherapie führen diesbezüglich gerne ins Feld, dass die Hormonspiegel bei einer Depotspritze deutlich gleichmäßiger sind. Allerdings sind die natürlichen Spiegel auch nicht gleichmäßig, sondern zeigen eine ausgeprägte morgendliche Spitze.

WARUM EUNUCHEN LÄNGER LEBEN

Weibliche Geschlechtshormone sind echte Anti-Aging-Wirkstoffe. Bei den Androgenen ist nicht ganz so eindeutig, ob sie Männern neben mehr Lebensqualität auch mehr Lebensjahre schenken.

GESÜNDER »OHNE«?

Jeder Veterinärmediziner wird es Ihnen bestätigen: Ein Ochse (ein kastrierter Bulle) lebt länger als ein Stier, ein Kapaun (ein kastrierter Hahn) länger als der stolze Gockel. Wenn Sie Ihren Kater oder Rüden frühzeitig kastrieren lassen, berauben Sie ihn zwar manch schöner Erfahrung, schenken ihm aber ein bis zwei Jahre zusätzliche Lebenszeit.

Das Ganze hat wieder einmal mit Fortpflanzungsstrategien zu tun. Androgene optimieren Gesundheit und Fitness im Hinblick auf die Fortpflanzung. Doch das »biologische Investment« erbringt nicht unbedingt eine hohe Dividende für das Alter. So erhöht Testosteron zum Beispiel die Aggressivität. Um Weibchen zu erobern und Rivalen zu vertreiben, ist das durchaus nützlich. Allerdings fordern ständige »Hahnenkämpfe« auch ihren Tribut. Alphamännchen zu sein ist ein Stressjob.

»Alphamänner« sterben oft früher

Auch bei der Gattung Homo sapiens sehen wir, dass aggressives und autoaggressives Verhalten bei den Hodenträgern deutlich ausgeprägter sind als bei den weiblichen Vertretern der Spezies. Das erhöht nicht unbedingt die Lebenserwartung. Todesfälle durch Gewalttaten, Sport- und Verkehrsunfälle schlagen bei Männern deutlich höher zu Buche als bei Frauen. Sogar die Selbstmordrate ist beim männlichen Geschlecht dreimal so hoch. Sollte man deshalb die Kastration als lebensverlängernde Maßnahme empfehlen? Die Studienlage lässt eine solche Empfehlung nicht unbedingt zu. Vor allen Dingen deshalb, weil es hierzu keine sogenannten Humanstudien gibt. Kastrationen von Männern zu reinen Untersuchungszwecken werden wohl kaum den Weg durch die Ethikkommission schaffen. Freiwillige melden sich für solche Selbstversuche auch nicht.

Geschlossene Gesellschaft

Trotz alledem gibt es hierzu wissenschaftliche Publikationen. Im Jahr 2012 wurde in dem Fachjournal »Current Biology« eine umfangreiche Arbeit mit dem Titel »The lifespan of Korean eunuches« veröffentlicht. Untersucht wurde dabei die Lebensspanne von 81 koreanischen Eunuchen, die im 18. Jahrhundert am dortigen Königshof beschäftigt waren. Die »geschlossene Gesellschaft« des Königshofes bot für eine vergleichende Untersuchung hervorragende Voraussetzungen, da die anderen männlichen Angestellten unter sehr ähnlichen Bedingungen lebten. Das Ergebnis war spektakulär: Die Eunuchen lebten im Schnitt zwölf Jahre länger. Das war sogar der Bild-Zeitung eine Schlagzeile wert, doch auch das führte nicht dazu, dass die Kastration zur populären Anti-Aging-Therapie wurde. Schließlich geht es beim Anti-Aging ja darum, nicht nur die Lebenserwartung, sondern auch die Lebensqualität zu erhöhen.

DHEA: MUTTER ALLER HORMONE

Neben den klassischen Geschlechtshormonen, also den Östrogenen, dem Progesteron und den Androgenen, werden auch noch einige weitere Botenstoffe als Anti-Aging-Hormone verwendet. Hier ist an erster Stelle sicherlich das Dehydroepiandrosteron (DHEA) zu nennen.

Das Hormon DHEA wird hauptsächlich in der Nebennierenrinde gebildet. Seine Hauptfunktion ist die eines Vorläuferhormons, es stellt eine Art Reservedepot sowohl für die weiblichen wie für die männlichen Sexualhormone dar. Insofern ist es nicht nur die »Mutter aller Hormone«, sondern auch der Botenstoff mit der höchsten Konzentration im menschlichen Körper.

Kontrovers diskutiert wird noch immer die Frage, ob DHEA neben seiner Funktion als Vorläuferhormon auch eigenständige Wirkungen im menschlichen Körper hat. Eine zunehmende Zahl von Studienergebnissen weist darauf hin. Auch die Tatsache, dass viele Zellen und Gewebe – nicht zuletzt im Gehirn – spezielle DHEA-Rezeptoren besitzen, spricht für diese Vermutung.

Wie bei kaum einem anderen Hormon sinkt der Spiegel von DHEA im Laufe des Lebens ab. Bereits mit 40 bis 50 Jahren hat er sich normalerweise halbiert. Ein 70- bis 80-Jähriger verfügt nur noch über zirka 10 Prozent der Werte, die ein junger Erwachsener aufweist. Wichtige Altersstudien, wie etwa die Boston Longitudinal Study of Aging, konnten zeigen, dass Menschen, die noch im fortgeschrittenen Alter über hohe DHEA-Spiegel verfügen, offensichtlich eine besonders hohe Lebenserwartung haben. DHEA ist also ein klassischer »Biomarker für Langlebigkeit«. Eine Tatsache, die nicht wenig zur Popularität von DHEA als Anti-Aging-Hormon beigetragen hat.

Bedarf sorgfältig ermitteln

Wenn wir über DHEA als Vorläuferhormon für Geschlechtshormone sprechen, so gilt es allerdings einen Umstand zu beachten. Männer und Frauen verstoffwechseln DHEA unterschiedlich. Männer machen aus DHEA hauptsächlich Östrogene, Frauen verwandeln DHEA bis zu 80 Prozent in Androgene. Daraus folgt: Es ist wenig sinnvoll, DHEA nach dem Gießkannenprinzip als allgemeines Anti-Aging-Hormon zu verordnen. Entscheidend ist, neben den gemessenen Blutwerten, vor allem der klinische Aspekt. Auch Männer können unter Östrogenmangel leiden. Die meisten Männer haben im Alter jedoch eher zu hohe Östrogenspiegel. Das ist vor allem der Tatsache geschuldet, dass sie mit zunehmenden Lebensjahren häufig an Gewicht zulegen (siehe Seite 29). Hier ist also durchaus Vorsicht geboten, die Östrogenspiegel solcher Männer durch die Gabe von DHEA noch weiter anzuheben.

Umgekehrt ist ein Androgenmangel bei Frauen keine Seltenheit. Neben Östrogen und Progesteron ist Androgen ja das dritte – und häufig vergessene – Geschlechtshormon der Frau. Zeichen eines Androgenmangels sind im Wesentlichen eine allgemeine Antriebsarmut, insbesondere aber der Libidoverlust, also das Nachlassen des sexuellen Interesses. Zur Behandlung eines moderaten Androgenmangels gibt es daher bei Frauen kaum eine bessere Methode als die Gabe von DHEA.

ICH BESCHÄFTIGE MICH NICHT MIT DEM, WAS GETAN WORDEN IST. MICH INTERESSIERT, WAS GETAN WERDEN MUSS.

MARIE CURIE (1867-1934)

Allerdings gibt es bei Frauen durchaus auch die gegenteilige hormonelle Situation, also zu hohe Androgenspiegel. Zeichen einer derartigen Hyperandrogenämie sind vor allem Haarausfall, vermehrte Körperbehaarung und eine zunehmend unreine, fettige Haut (Seborrhoe). Eine derartige Symptomatik würde durch die Gabe von DHEA noch weiter verstärkt – was verständlicherweise bei den betroffenen Frauen wenig Begeisterung auslösen würde. Auch hier gilt also die Regel: Erst die gemessenen Hormonspiegel zusammen mit einem entsprechenden klinischen Bild ergeben die Diagnose. Nur wenn beides zusammenpasst, sollte auch entsprechend therapiert werden.

Wie bereits erwähnt verfügt DHEA über seine Funktion als Vorläuferhormon hinaus offenbar auch über weitere eigenständige Wirkungen. Dazu gehören immunstimulierende und antientzündliche Effekte. Vor allem aber ist DHEA der hormonelle Gegenspieler des Kortisols, das für die chronische Stresssituation im Körper verantwortlich ist. Bei absinkendem DHEA-Spiegel kommt es somit zu einem »relativen Hypercortizismus« und damit zu überhöhten Stresshormonspiegeln.

Für den Alterungsprozess ist das alles andere als günstig. Die Gabe des Antistresshormons DHEA ist also auch Teil des Gesamtkonzeptes bei der gezielten Stressreduktion.

Wie messen?

Für die Praxis empfiehlt sich nicht die direkte Messung von DHEA, sondern die Bestimmung seiner Sulfatformen, des sogenannten DHEAS. Dies ist nicht nur in deutlich höherer Konzentration vorhanden und erlaubt damit eine exaktere Messung. Es unterliegt auch weniger tageszeitlichen Schwankungen als DHEA selbst. Die Normwerte sind stark altersabhängig,

sie sollten bei Frauen allerdings nicht unter 2000 ng/ml und bei Männern nicht unter 4000 ng/ml liegen.

Wie therapieren?

Es gibt in Deutschland keine marktgängigen, zugelassenen DHEA-Präparate. Dies hat im Wesentlichen damit zu tun, dass der Patentschutz für DHEA ausgelaufen ist und die großen Pharmafirmen damit kein Geld mehr verdienen können. Umgekehrt dürfen Hersteller von Nahrungsergänzungsmitteln DHEA nicht anbieten, da es als Hormon – zumindest in Deutschland – der Rezeptpflicht unterliegt.

In den USA, wo diese Rezeptpflicht nicht besteht, sind entsprechende Präparate für wenig Geld in jeder Drogerie erhältlich. In Deutschland müssen sie entweder vom Apotheker hergestellt werden – was zumeist relativ teuer ist – oder aber man bezieht sie über das Internet. Hier gibt es eine Vielzahl von Anbietern, die leider nicht alle seriös sind. Im Zweifelsfall kann jedoch der Apotheker entsprechende Bezugsquellen nennen. Für die – immer ärztlich kontrollierte! – DHEA-Substitution ist bei Männern zumeist eine Dosierung von 25 bis 100 mg erforderlich. Frauen benötigen selten mehr als 10 bis 25 mg täglich. Als Zielbereich sollte bei Frauen ein Serumspiegel von 1500 bis 2500 ng/ml angestrebt werden. Bei Männern sind Werte von 3000 bis 4000 ng/ml ideal. Die Einnahme erfolgt in Form von Kapseln und sollte morgens durchgeführt werden. Um die entsprechenden Blutwerte zu kontrollieren empfiehlt sich eine Blutentnahme drei bis fünf Stunden nach der Einnahme.

MELATONIN: UNSER RHYTHMUSHORMON

Auch für unsere Erholung hat die Natur ein Hormon geschaffen: Melatonin ist derjenige Botenstoff unseres Körpers, der den Wechsel von Aktivität und Ruhe optimal synchronisiert und dafür sorgt, dass wir uns in den Ruhephasen umfassend regenerieren. Das ist nicht zuletzt auch für diejenigen von Bedeutung, die auf Leistung programmiert sind. Auf Dauer nämlich arbeitet niemand effektiver als derjenige, dem es wirklich gelingt, sich auch gut zu erholen.

Gebildet wird Melatonin in der Zirbeldrüse, einem kleinen, zapfenförmigen Organ, das in unser Zwischenhirn ragt. Die Zirbeldrüse ist so etwas wie die Schaltzentrale unserer biologischen Rhythmen. Melatonin ist dabei in erster Linie für den Schlaf-wach-Rhythmus verantwortlich. Wie sehr der durcheinanderkommen kann, weiß jeder, der nach einigen Tagen Amerikaaufenthalt zurückkehrt und dann nachts um zwei hellwach im Bett sitzt, weil ihm seine innere Uhr sagt, dass es eigentlich erst später Nachmittag ist. Denn die Zirbeldrüse braucht zumeist einige Tage, bis sie ihre Melatoninausschüttung dem veränderten Tag-Nacht-Rhythmus angepasst hat. So ist es denn auch nicht erstaunlich, dass die Einnahme von Melatonin lange Zeit ein Geheimtipp für Piloten, Flugbegleiterinnen und Vielflieger war, welche damit ihren Jetlag bekämpften.

Ende der 1990er-Jahre entdeckte die Anti-Aging-Medizin das Melatonin. Genau wie DHEA gehört auch Melatonin zu jenen Hormonen, deren Konzentration im Blut mit den Jahren deutlich abnimmt. Dies erklärt die im höheren Lebensalter zunehmend auftretenden Schlafstörungen.

Aber Melatonin ist mehr als nur »nature´s sleeping pill«. Es gehört zu den stärksten körpereigenen Radikalenfängern. Die Absenkung des Energieverbrauches bei gleichzeitiger Hemmung oxidativer Vorgänge im Körper macht das Hormon der Zirbeldrüse zu einer wichtigen Substanz im Kampf gegen den Alterungsprozess. In Tierversuchen konnte gezeigt werden, dass Mäuse durch die Gabe von Melatonin tatsächlich länger leben. Ob das bei Menschen auch funktioniert, wissen wir noch nicht. Aber wenn es uns durch Melatonin gelingt, besser zu schlafen, und das ohne die Nebenwirkungen klassischer Schlafmedikamente, so ist das ja auch schon ein Fortschritt.

Wie messen?

Gar nicht. Die Melatoninausschüttung unterliegt enormen tageszeitlichen Schwankungen. Durch Lichteinfluss wird sie stark vermindert. Um aussagekräftige Werte zu erhalten, müsste die Blutentnahme um zwei Uhr morgens in einem möglichst abgedunkelten Labor erfolgen. Das mag in Universitätskliniken zu Forschungszwecken möglich sein. In den üblichen Arztpraxen, auch in solchen mit gutem Patientenservice, wird es auf logistische Schwierigkeiten stoßen. Ein Kompromiss ist der Melatoninnachweis im 24-Stunden-Sammelurin. Dabei lässt sich zumindest herausfinden, ob die Melatoninausschüttung insgesamt vermindert ist. Allerdings ist auch dieses Vorgehen mit einem hohen Aufwand verbunden und erlaubt keinerlei Aussagen über die wichtigen tageszeitlichen Schwankungen des Hormons.

Ob Schlafstörungen durch Melatoninmangel bedingt sind, findet man daher also nicht durch Laboruntersuchungen heraus. Die beste Methode besteht darin, das Melatonin versuchsweise einzunehmen. »Ex iuvantibus« nennt sich dieses Vorgehen im Medizinerlatein, »Trial and error« auf Neudeutsch. Dieses Vorgehen empfiehlt sich nicht zuletzt deshalb, weil Melatonin so gut wie keine unerwünschten Nebenwirkungen aufweist. Sollten Sie unter Schlafstörungen leiden, sprechen Sie Ihren Arzt auf das Thema Melatonin an, bevor Sie herkömmliche Schlafmedikamente nehmen.

Wie therapieren?

Melatonin wird üblicherweise in einer Dosierung von 2 bis 5 mg eingenommen. Da es schlafauslösend wirkt, geschieht dies sinnigerweise abends. Ein Problem besteht darin, dass Melatonin eine kurze Halbwertszeit besitzt, also relativ schnell abgebaut wird und man sich »beeilen« muss einzuschlafen. Eine Lösung bieten Retard-Präparate, die den Wirkstoff verzögert freisetzen und damit die normalen Serumkonzentrationen wesentlich besser nachahmen als herkömmliche Präparate. Zu solchen Retard-Präparaten gehören zum Beispiel Circadin® 2 mg und Melachron® 3 mg.

MEIN PERSÖNLICHER TIPP

Es gibt sie immer wieder: diese Nächte, in denen man erst sehr spät ins Bett kommt und dennoch am nächsten Tag früh rausmuss, um gleich wieder volle Leistung zu bringen. Hier kann die Einnahme von Melatonin in einer Dosierung von 5 mg beim Zubettgehen sowohl das sofortige Einschlafen fördern als auch den Tiefschlaf unterstützen. Aus einer kurzen Nachtruhe wird so ein echter »Power Nap«.

WACHSTUMSHORMON (HGH)

Vor allem in der US-amerikanischen Anti-Aging-Medizin gilt das Wachstumshormon (englisch: Human Growth Hormone, HGH) als das Anti-Aging-Königshormon. Wer sich einmal die Mühe macht, bei einer Internetsuchmaschine den Begriff »HGH« einzugeben, wird schnell sehen, welche Bedeutung dem Wachstumshormon jenseits des Atlantiks zugemessen wird. Ganze Kliniken haben sich dort darauf spezialisiert, alternde Menschen auf dieses Hormon einzustellen. Allerdings mehren sich die Zweifel, ob dies tatsächlich eine sinnvolle Maßnahme ist.

Gebildet wird Wachstumshormon von der Hypophyse, der hormonellen Steuerungszentrale unseres Gehirns. Wie der Name bereits sagt, ist HGH hauptsächlich für Wachstumsprozesse zuständig. Daher ist seine Konzentration im Kindes- und Jugendalter auch am höchsten. Sehr selten gibt es bei Kindern eine Erkrankung, die dazu führt, dass sie das Wachstumshormon nicht oder nicht ausreichend bilden. Diese Kinder werden unbehandelt niemals eine normale Körpergröße erreichen. Heute kann man diese Erkrankung jedoch frühzeitig erkennen und sie durch die Gabe von HGH vermeiden. Die Behandlung dieses »hypophysären Zwergwuchses« ist auch das klassische Einsatzgebiet von Wachstumshormon.

Der HGH-Hype

Seit gut 20 Jahren wird in den USA allerdings nicht nur wachstumsgestörten kleinen Kindern, sondern auch vom Alter gezeichneten erwachsenen Männern Wachstumshormon gespritzt. Ende der 1990er-Jahre erschien in einer renommierten medizinischen Fachzeitschrift eine erste Studie von David Rudman, der das Wachstumshormon auf seine Anti-Aging-Effekte untersuchte. Die Gruppe der untersuchten Männer war zwar relativ klein. Dafür waren sie von den Folgen der Behandlung umso begeisterter. Ihr Bauchfett wurde weniger, die Muskelmasse nahm zu. Auch

Libido und Leistungsbereitschaft stiegen. Was kann man sich als alternder Mann Schöneres vorstellen? Rudmans Studie brachte einen Stein ins Rollen, der schnell eine Lawine auslöste. »Grow young with HGH« – »Jung werden durch Wachstumshormon« war einer der frühen Bestseller der amerikanischen Anti-Aging-Bewegung. Auch die entsprechenden Hersteller freuten sich: Wurden zuvor jährlich nur ein paar Hundert Kinder mit Wachstumshormon behandelt, so verlangten plötzlich Zehntausende Anti-Aging-Patienten nach dem Wunderhormon gegen das Altern.

Risiken von HGH

Der Hype war durchaus nachvollziehbar. Denn mit Wachstumshormon werden ja nicht nur irgendwelche Risikofaktoren beeinflusst, die man allenfalls laborchemisch nachweisen kann. Vielmehr bemerkten Männer, die sich Wachstumshormon spritzten, auch spürbare und sichtbare Veränderungen. Die Zunahme der Muskelmasse bei gleichzeitiger Abnahme des Fettgewebes gehört zu den gut gesicherten Wirkungen von HGH. Gleichzeitig nimmt auch die Knochendichte zu. Das ist sicherlich ein schöner Effekt. Er zeigt aber vor allem, dass HGH ein potentes Anabolikum (eine gewebeaufbauende Substanz) ist. Zu einer wertvollen, bedeutenden Anti-Aging-Substanz wird es dadurch noch nicht.

Schauen wir uns die Wirkungen von HGH auf der molekularen Ebene an, so kommt man sogar eher zum gegenteiligen Eindruck. Wachstumshormon wirkt sich ungünstig auf den Glukose- und Insulinstoffwechsel aus. Das Risiko, an Diabetes zu erkranken, steigt. Wie jedes Anabolikum stimuliert auch HGH ganz allgemein das Wachstum von Zellen. Bei jungen Menschen ist dies zumeist unproblematisch. Je höher allerdings das Lebensalter wird, umso höher ist auch die Gefahr, dass dieser proliferative Effekt nicht nur gutartige, sondern auch bösartige Zellen wachsen lässt. Das Risiko für die Krebsentstehung nimmt also durch die Gabe von HGH ebenfalls zu. Dieser Verdacht wird nicht zuletzt dadurch erhärtet, dass Wachstumshormon seine Wirkung nicht direkt entfaltet, sondern vor allem durch ein Stoffwechselprodukt namens Insulin-Like Growth-Factor (IGF-1), das in der Leber entsteht. Erhöhte IGF-1-Spiegel gelten schon lange als Risikofaktor für unterschiedliche Krebserkrankungen.

Auch eine letzte unerwünschte Nebenwirkung der Wachstumshormontherapie sei an dieser Stelle nicht verschwiegen: Langfristig kann sich Armut einstellen. Die Behandlungskosten liegen nämlich bei 300 bis 500 Euro pro Monat. Die Krankenkassen übernehmen diese hohen Kosten selbstverständlich nicht. Nach allem, was wir inzwischen wissen, tun sie auch gut daran.

Echter Mangel ist selten

Bevor wir das Wachstumshormon nun allerdings völlig aus unserem Blickfeld verbannen, müssen wir uns noch einmal eine goldene Regel der Endokrinologie ins Gedächtnis rufen. Diese lautet: Es gibt keine guten oder schlechten Hormone. Jeder Botenstoff hat eine naturgegebene spezifische und wichtige Aufgabe in unserem Körper. Negativ kann er sich erst dann auswirken, wenn seine Konzentration entweder zu hoch oder zu niedrig ist. Aus diesen Gründen ist es sicherlich nicht sinnvoll, Wachstumshormon zu Anti-Aging-Zwecken über den altersentsprechenden Normbereich hinaus zu verabreichen. Dies bedeutet jedoch nicht, dass es nicht auch einen Wachstumshormonmangel bei Erwachsenen geben kann. Selbstverständlich muss dieser dann ausgeglichen werden. Zu seinen klinischen Zeichen gehören Muskelabbau, Zunahme des Bauchfetts, Knochenschwund und Leistungsminderung. In den meisten Fällen sind diese Symptome allerdings eher Ausdruck eines ungesunden Lebensstils mit falscher Ernährung und zu wenig Bewegung als Anzeichen eines HGH-Mangels. Im Zweifel bringt eine laborchemische Untersuchung Klarheit.

Wie messen?

Die Ausschüttung von HGH unterliegt einer ausgeprägten zirkadianen Rhythmik, also starken tageszeitlichen Schwankungen. Die höchste Menge wird vor allem in der ersten Tiefschlafphase kurz nach Mitternacht ausgeschüttet. Die direkte Messung ist daher im klinischen Alltag wenig praktikabel. Die besten Informationen über die Konzentration von HGH bekommt man, wenn man seinen Hauptmetaboliten, das IGF-1, misst (siehe Seite 43). Die Normwerte für einen 50-jährigen Mann liegen bei ca. 200 ng/ml.

Wie therapieren?

Liegt ein tatsächlicher Wachstumshormonmangel beim Erwachsenen vor, ist die Substitution von HGH erforderlich. Sie muss in Form von täglichen subkutanen Injektionen erfolgen – ähnlich wie bei einem insulinpflichtigen Diabetiker.
Die Formen zur oralen Einnahme sind sämtlich unwirksam. Wie Insulin ist das Wachstumshormon ein langkettiges Eiweißhormon, das bei oraler Gabe sofort im Magen zerlegt wird wie ein Schnitzel. Es gibt jedoch Lebensstilmaßnahmen, mit denen sich die HGH-Spiegel steigern lassen. Hierbei geht der Anstieg des HGH nie über den altersgemäßen Bereich hinaus und führt somit zu keinen Gefährdungen. Wie wir es schon bei Testosteron gesehen haben, lässt sich auch HGH durch Sport, insbesondere durch Muskeltraining und hoch intensives Intervalltraining, stimulieren. Besonders effektiv ist zudem das Dinner-Cancelling (siehe rechte Seite).

DAS LARON-SYNDROM

Um Nutzen und Risiken einer Substanz zu beurteilen, braucht es normalerweise umfangreiche und teure klinische Studien. Manchmal führt die Natur solche Untersuchungen aber auch unfreiwillig selbst durch. So lebt etwa in Ecuador in einem entlegenen Landesteil eine Gruppe von Menschen mit einem ganz besonderen genetischen Merkmal: Ihre Organe sind resistent gegen Wachstumshormon beziehungsweise gegen dessen Hauptmetaboliten IGF-1.

Die klinische Konsequenz liegt auf der Hand: Diese Menschen sind extrem kleinwüchsig. Kaum einer von ihnen erreicht eine Körpergröße von mehr als 150 cm. Bemerkenswert ist aber: In dieser Bevölkerungsgruppe gibt es so gut wie keinen Diabetes und auch keine Krebserkrankungen.

Die nach ihrem Erstbeschreiber, dem israelischen Kinderendokrinologen Zvi Laron, als Laron-Syndrom benannte genetische Besonderheit erregt inzwischen das Interesse von Anti-Aging-Medizinern. Schließlich gehören Krebs und Diabetes zu den wesentlichen Alterserkrankungen, die mit einer hohen Sterblichkeit einhergehen. Die New York Times titelte dementsprechend sogar: »Findet sich das Geheimnis der Langlebigkeit in einem ecuadorianischen Dorf?« Ganz so einfach ist es dann auch wieder nicht. Menschen mit Laron-Syndrom sterben zwar nicht an Krebs, leben aber im Durchschnitt nicht länger als ihre Landsleute. Dennoch bleibt die Erkenntnis, dass eine Resistenz gegen Wachstumshormon vor Krebs und Diabetes schützt.

DINNER-CANCELLING

Ab und zu das (späte) Abendessen wegzulassen,
setzt so viele positive Reize, dass man auf diesen Verzicht
keinesfalls verzichten sollte.

EIN FÜLLHORN AN GESUNDHEITS-GOODIES

Einer der weltweit führenden Endokrinologen und Anti-Aging-Mediziner hat seinen Sitz in Wien. Professor Dr. Dr. Johannes Huber (siehe Interview Seite 120) ist promovierter Theologe und habilitierter Mediziner. Im deutschsprachigen Raum widmete er sich als einer der Ersten intensiv dem Thema Anti-Aging. Anfangs tat er dies noch gegen den teilweise erbitterten Widerstand des akademischen Establishments.

Seit vielen Jahren hat der »Anti-Aging-Papst« aus Österreich dabei ein absolutes Lieblingsthema, auf das er immer wieder gerne zurückkommt: das Dinner-Cancelling. Ab 17 Uhr auf Essen zu verzichten ist laut Prof. Huber die ultimative Strategie zur Lebensverlängerung.

Den Körper durch Verzicht zur Selbstheilung anregen

Lange Zeit habe ich – selbst eher auf der Seite der Genussmenschen wandelnd – den mehr asketisch gestimmten Johannes Huber mit dem Satz geärgert: »Ob man durch Dinner-Cancelling tatsächlich länger lebt, ist ja noch nicht erwiesen. Auf jeden Fall kommt es einem aber länger vor.« Heute bin ich schlauer und der Wiener Ordinarius hat – wieder einmal – recht behalten.

Dinner-Cancelling ist ja zunächst ein weiterer Stressreiz für den Organismus und insofern passt es perfekt zum Hormesis-Prinzip (siehe auch Seite 14). Es ist auch eine spezielle Form der Kalorienrestriktion – die Maßnahme, deren lebensverlängernde Wirkung am besten untersucht ist. Nicht zuletzt ist diese Form des intermittierenden Fastens aber auch eine Möglichkeit, die körpereigene Hormonproduktion zu beeinflussen. Wer nach 17 Uhr auf Essen verzichtet, der bringt sich während der Nacht in eine leichte Unterzuckerung. Das hilft nicht nur beim Abnehmen. Das ist vor allem auch ein Reiz für die Hirnanhangsdrüse, der sie dazu stimuliert, in den frühen Morgenstunden vermehrt Wachstumshormon auszuschütten.

Eine allzu große Einbuße an Lebensqualität muss man inzwischen auch nicht mehr befürchten. Denn inzwischen hat sich herausgestellt, dass ein »Dinner-Skipping«, also der Verzicht auf die Abendmahlzeit an zwei Tagen während der Woche, ähnlich gute Erfolge bringt wie ein konsequentes Dinner-Cancelling an jedem Abend.

Mit dem Dinner-Cancelling beziehungsweise Dinner-Skipping werden also gleich mehrere positive Maßnahmen miteinander verbunden: das Hormesis-Prinzip, das intermittierende Fasten und eine Hormonmodulation. Insbesondere für das Wachstumshormon gilt: Es ist ohne Zweifel sinnvoller, die körpereigene Sekretion des Hormons zu stimulieren, als es von außen in Form von Spritzen zuzuführen. Deutlich preiswerter ist es auch.

Für Frühstücksmuffel kann das ausgefallene Abendessen einen weiteren Vorteil haben: Sie verspüren am folgenden Morgen endlich einmal Appetit - und ein gutes Frühstück beugt ungesunden Naschattacken vor.

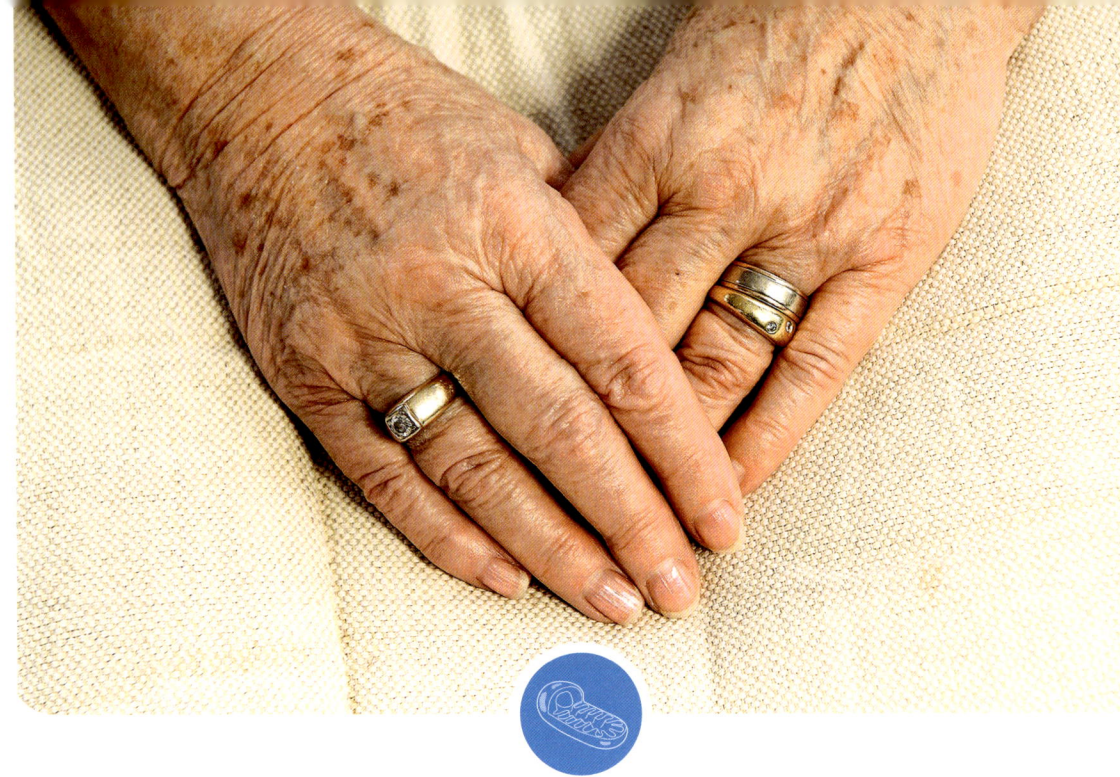

MITOCHONDRIALE DYSFUNKTION: KRISE IM KRAFTWERK

Die Mitochondrien sind für die Energiebereitstellung in der Zelle verantwortlich. Verlieren sie an Leistungsfähigkeit, schwindet unsere Energie und die schädlichen freien Radikale werden mehr. Auch hier lässt sich gegensteuern.

W as freie Radikale sind und was sie im menschlichen Organismus bewirken, haben wir bereits im Abschnitt über die Oxidation besprochen (siehe Seite 11). Jetzt wollen wir auf die Frage eingehen: Woher kommen diese freien Radikale eigentlich? Die üblichen Antworten lauten: Sie sind Folge von übermäßiger Sonneneinstrahlung, Rauchen, Umweltgiften, Dauerstress und so weiter. Alles richtig. Dennoch sind derartige exogene (äußerli-

che) Faktoren für nur etwa 20 Prozent der freien Radikale in unserem Körper verantwortlich. Rund 80 Prozent entstehen endogen, also als Folge körpereigener Prozesse.

Hauptsächlich sind die aggressiven Moleküle Abfallprodukte der körpereigenen Energieproduktion. Damit rücken auch schon jene Zellorganellen in den Fokus unseres Interesses, die für die Energieproduktion verantwortlich sind: die Mitochondrien.

DIE MINIKRAFTWERKE IN UNSEREN ZELLEN

Mitochondrien haben ein interessantes Vorleben. Ursprünglich waren sie einmal selbstständige Kleinstlebewesen, die bereits zu einem sehr frühen Zeitpunkt der Evolution in anderen Zellen Unterschlupf fanden. Als sogenannte Endosymbionten (frei übersetzt: Mitbewohner) genossen sie den Schutz, den ihnen das Innere der Zelle bot. Als Gegenleistung lieferten sie etwas, das die Zelle dringend benötigte, nämlich Energie. Mitochondrien hatten eine höchst effektive Methode entwickelt, durch eine Elektronenflusskaskade unter Verwendung von Sauerstoff Energie zu produzieren. Dieser in den Mitochondrien stattfindende Elektronenfluss wird auch als Atmungskette bezeichnet. An seinem Ende steht ein Molekül, das als eine Art Universalwährung für Energie in unserem Körper bezeichnet werden kann: das Adenosintriphosphat, kurz ATP. Sportlern ist der Begriff bestens bekannt, da die Energiebereitstellung über die Mitochondrien entscheidend ist für körperliche Leistung.

Energiegewinnung hat ihren Preis

Weil sie hauptsächlich für die Energiegewinnung zuständig sind, werden Mitochondrien häufig als Kraftwerke der Zelle bezeichnet. Das Bild ist durchaus zutreffend, und zwar im doppelten Sinne: Die Kraftwerke, die wir in unsere Landschaft gebaut haben, versorgen uns einerseits mit Energie. Andererseits ist dies nicht ganz unproblematisch, denn im Rahmen der Energiegewinnung fallen auch unerwünschte Abfallprodukte und Schadstoffe an. Wo gehobelt wird, da fallen eben Späne. Nicht anders ist es mit den Mitochondrien: Auch hier ist die Energiegewinnung eine höchst delikate Angelegenheit. Ganz ohne Belastung der Umgebung geht es nicht. Die Schadstoffe, die im Rahmen der mitochondrialen Energieproduktion entstehen, sind eben jene freien Radikale, die wir ja inzwischen bereits zur Genüge kennen.

Die Menge an freigesetzten Radikalen schwankt von Mitochondrium zu Mitochondrium. Diejenigen, die besonders viele freie Radikale produzieren, sind, wir ahnten es schon, die älteren. Und wieder passt der Vergleich: Bei unseren industriellen Energieerzeugern gibt es neuere Anlagen, die auf dem neuesten technischen Stand sind, hocheffizient arbeiten, viel Energie produzieren und die Umwelt nur wenig belasten. Es gibt aber auch »Dreckschleudern«, die nur relativ wenig Energie erwirtschaften, dafür aber reichlich Schadstoffe in die Umwelt pusten. Üblicherweise sind dies die Kraftwerke älteren Baujahres. Auch unsere Mitochondrien unterliegen einem Alterungsprozess. Der hat vor allem zwei Konsequenzen. Zum einen produzieren gealterte Mitochondrien deutlich weniger ATP, also weniger Energie. Zum anderen setzen sie immer mehr freie Radikale, also Schadstoffe, frei. Weniger ATP heißt weniger Energie für den Gesamt-

---

BLICK IN DIE ZELLEVOLUTION

Für die Tatsache, dass Mitochondrien einst selbstständige Kleinstlebewesen waren, sprechen vor allem zwei charakteristische Merkmale dieser Zellorganellen. Zum einen verfügen sie noch über die für Einzeller typische Doppelmembran (siehe Abbildung Seite 49). Zum anderen besitzen sie eine eigene DNA. Diese ist nicht wie die DNA des Zellkerns in Form einer Doppelhelix aufgebaut, sondern liegt in einer sehr viel einfacheren Ringstruktur vor und enthält nur Informationen für wenige Gene, die essenziell für den Stoffwechsel der Mitochondrien sind.

---

organismus. Mehr freie Radikale bedeutet eine Anhäufung molekularer Schäden. Man kann diese beiden Prozesse auch in einem Begriff zusammenfassen: Altern. Der zunehmende Funktionsverlust der Mitochondrien bedeutet eine Einschränkung aller energieabhängigen Zellfunktionen. Ist der Brennstoff knapp, läuft das Leben auf Sparflamme. Altern ist auch eine Energiekrise der Zelle.

Teufelskreis der Selbstzerstörung

Die von den alternden Mitochondrien vermehrt freigesetzten freien Radikale schädigen dabei nicht nur die Umgebung. Sie schädigen auch die Mitochondrien selbst. So reagieren sie etwa mit der Doppelmembran der Mitochondrien, was deren Integrität stört. Und dann greifen sie auch die mitochondriale DNA an. Diese ist aufgrund ihrer Ringstruktur und fehlender Reparaturenzyme sehr viel schadensanfälliger als die deutlich besser geschützte DNA im Zellkern. Und wieder einmal entsteht ein klassischer Teufelskreis. Alternde Mitochondrien produzieren mehr freie Radikale. Mehr freie Radikale lassen die Mitochondrien schneller altern. Wir werden solchen Teufelskreisen noch häufiger begegnen. Altern ist im Großen und Ganzen ein Aufeinandertreffen negativer Synergien.

Zellmüll: keine »harmlose Alterserscheinung«

Bleiben wir noch einen Moment bei der Zelle als einem komplexen Gefüge, in dem verschiedene Zellorganellen unterschiedliche Funktionen übernehmen. Dabei spielt die Energiegewinnung eine entscheidende Rolle. Wie wir gesehen haben, fallen dabei reichlich Abfallprodukte an. Das gilt aber nicht nur für die Produktion von ATP in den Mitochondrien. Das gilt auch für andere Funktionen der Zelle, etwa für die Eiweißsynthese.

Wie in jedem Haushalt, so wird auch in einer Zelle reichlich Müll produziert. Und wie in jedem Haushalt – studentische Wohngemeinschaften lassen wir hier einmal unberücksichtigt – ist auch die Müllentsorgung organisiert. In der Zelle übernehmen das die Lysosomen. Diese bläschenförmigen Zellorganellen packen den Abfall sozusagen molekular ein und bereiten ihn so für seine Entsorgung beziehungsweise für das Recycling vor. Genauso wie im Laufe der Zeit die Mitochondrien allmählich weniger effektiv arbeiten, tun dies auch die Lysosomen. Das hat ziemlich üble Folgen. Die Zelle müllt nach und nach zu. Sichtbar ist dies zum Beispiel an den sogenannten Altersflecken auf der Haut, gelegentlich auch wenig schmeichelhaft als »Friedhofsflecken« bezeichnet. Molekularbiologisch handelt es sich dabei um Lipofuszin, ein oxidiertes Fett, das sich in der Haut sichtbar als dunkler Fleck ablagert. In jedem medizinischen Lehrbuch lässt sich nachlesen, dass solche Flecken harmlos sind und keinerlei Therapie bedürfen. Das mag für die Haut richtig sein. Lipofuszinablagerungen gibt es aber auch an anderer Stelle, etwa in den Herzmuskelzellen. Dort beeinträchtigen die Abfallstoffe durchaus die Funktion des Organs, denn ein mit Lipofuszin »zugemülltes« Herz schlägt weniger effektiv. Der medizinische Fachbegriff hierfür lautet Herzmuskelinsuffizienz.

EY, MEIN BODY –
DU UND ICH, NEE, WIR
LASSEN UNS NICHT IM STICH.

UDO LINDENBERG (*1946)

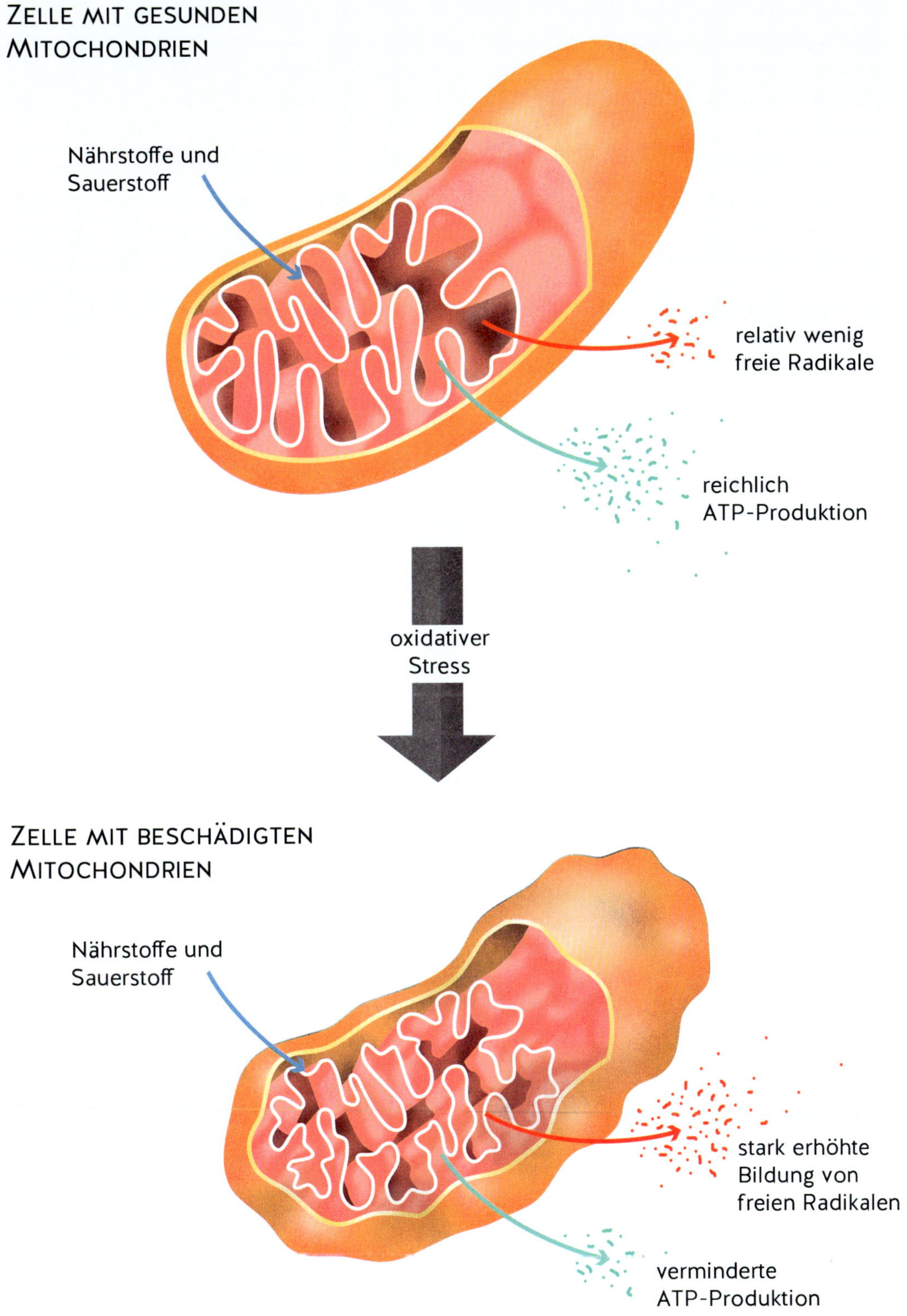

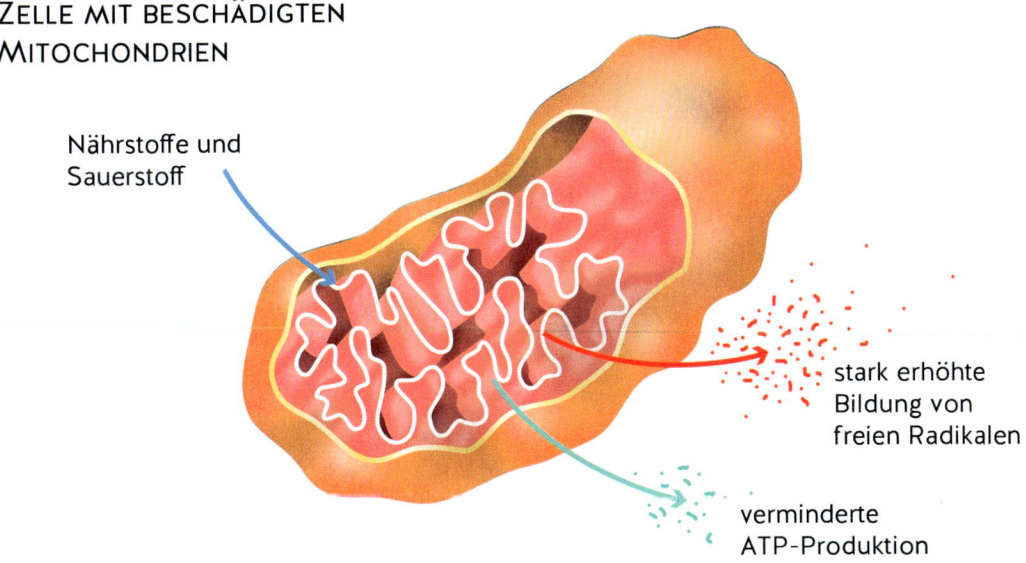

ZELLE MIT GESUNDEN
MITOCHONDRIEN

Nährstoffe und
Sauerstoff

relativ wenig
freie Radikale

reichlich
ATP-Produktion

oxidativer
Stress

ZELLE MIT BESCHÄDIGTEN
MITOCHONDRIEN

Nährstoffe und
Sauerstoff

stark erhöhte
Bildung von
freien Radikalen

verminderte
ATP-Produktion

Auch in der Netzhaut des Auges lagern sich Lipofuszinmoleküle ab und führen dort zur senilen Makuladegeneration, inzwischen die häufigste Form erworbener Blindheit in der westlichen Welt. Altersflecke in der Haut sind also ein Indiz dafür, dass sich an anderen Stellen des Körpers sehr wohl krankheitsrelevante Prozesse abspielen. Sie als harmlose Alterserscheinung abzutun ist vielmehr Ausdruck eines antiquierten medizinischen Denkens. Altern ist nicht harmlos.

Wie messen?

Direkt lässt sich die Funktion der Mitochondrien nicht messen. Indirekt lassen sich allerdings doch Aussagen über den Zustand unserer Zellkraftwerke machen. Ein recht aufwendiger, aber auch recht spezifischer Test ist die Messung von Adenosintriphosphat (ATP) im Blut, also jener Substanz, über die unsere Mitochondrien uns mit Energie versorgen. Mitochondrien werden vor allem durch nitrosativen Stress geschädigt, also durch eine Überproduktion von Stickstoffmonoxid (NO). Das lässt sich messen durch die Bestimmung von Nitrotyrosin im Blut oder von Citrullin im Urin. Und schließlich lassen sich auch relativ einfach Enzyme und Mikronährstoffe bestimmen, die für die Funktion der Mitochondrien wichtig sind, allen voran Coenzym Q10 und L-Carnitin.

Wie therapieren?

Kann man seinen gealterten Mitochondrien ebenfalls etwas Gutes tun? Drei Nahrungssupplemente bieten sich dafür an.

Da ist zum einen das auf Seite 13 bereits erwähnte Coenzym Q10. Dieses ist ein spezielles, im Bereich der Mitochondrien wirkendes Antioxidans, welches freie Radikale genau dort abfängt, wo sie entstehen, nämlich im Rahmen der mitochondrialen Atmungskette.
* Empfohlene Tagesdosis für Coenzym Q10: dreimal täglich 100 mg.

Die zweite empfehlenswerte Substanz ist das L-Carnitin. Carnitin gehört zu den lebenswichtigen Aminosäuren. In den Mitochondrien spielt es eine entscheidende Rolle beim Transport der Fettsäuren, darüber hinaus ist es auch ein wichtiger Energiekatalysator. Eine zusätzliche Zufuhr von L-Carnitin verbessert nicht nur die Energiebilanz, sondern schützt auch die empfindliche mitochondriale Doppelmembran.
* Empfohlene Tagesdosis L-Carnitin: dreimal täglich 1000 mg.

Ein weiterer wichtiger Schutzfaktor für die Mitochondrien ist die Alpha-Liponsäure. Ähnlich wie das L-Carnitin spielt sie eine Rolle als Co-Faktor für die Energiegewinnung. Gleichzeitig ist Alpha-Liponsäure ein hochpotentes Antioxidans. Alpha-Liponsäure kann in Tablettenform eingenommen werden. Sehr wirksam ist sie auch als intravenöse Infusion – sprechen Sie Ihren Arzt ruhig einmal darauf an.
* Empfohlene Tagesdosis für die Tablettenform: 600 bis 2000 mg täglich.

Außerdem gibt es noch eine ganz besondere und höchst effektive Methode, seinen Mitochondrien etwas Gutes zu tun. Sie hat – wieder einmal – mit Hormesis zu tun … siehe rechte Seite.

MITOHORMESIS

Wie bringen wir unsere Mitochondrien dazu, fit und jung zu bleiben und sich fleißig zu vermehren? Das Zauberwort ist dasselbe wie bei den Muskeln: Sport!

TRAINING FÜR DIE ZELLKRAFT-WERKE

Mitochondrien gibt es natürlich nicht in Tablettenform. Aber es gibt eine höchst elegante Methode, den Körper dazu zu bringen, neue Mitochondrien zu produzieren. Die Methode heißt Sport. Und das Prinzip, das dahintersteckt, ist Hormesis.

Mitochondrien sind Energielieferanten. Wer Sport betreibt, ist darauf in besonderer Weise angewiesen, denn Bewegung verbraucht bekanntlich Energie. Vor allem in den Muskelzellen laufen die Mitochondrien bei körperlicher Betätigung auf Hochtouren. Bei intensiver Belastung kommen sie dann irgendwann auch an ihre Grenzen. Die Folge kennt jeder, der sich schon einmal körperlich verausgabt hat. Der Muskel wird sauer und schmerzt, der ganze Organismus wird müde, dem Körper geht der Treibstoff aus.

Willkommene Anpassungsreaktion

Warum ist so etwas gut? Weil der Körper auf die Belastung eine adaptive hormetische Antwort findet. Denn um derartige Energiekrisen künftig zu vermeiden, produziert er fleißig neue Mitochondrien. Das macht uns leistungsfähiger. Auch im Kopf. Denn neben den Muskelzellen verbrauchen unsere Gehirnzellen am meisten Energie. Sie profitieren von den zusätzlichen Mitochondrien in ganz besonderer Weise. Wer Sport macht, trainiert sein Gehirn gleich mit.

Den antioxidativen Schutz steigern

Aber damit noch nicht genug. Beim Sport wird nicht nur Energie verbraucht. Es werden auch massenhaft freie Radikale freigesetzt. Gegen diese Aggressoren müssen die Mitochondrien sich ebenfalls schützen. Das tun sie auch, und das mitochondriale Fitnessprogramm gegen oxidative Belastung heißt: den antioxidativen Schutz hochfahren und noch effektiver und sauberer Energie produzieren. Davon profitiert jede einzelne unserer Zellen. Und davon profitiert unser ganzer Organismus.

Sport führt also nicht nur dazu, dass mehr neue Mitochondrien gebildet werden. Er verbessert auch die Funktion der bereits bestehenden Mikrokraftwerke in unseren Zellen. Für diesen Effekt gibt es inzwischen einen eigenen Begriff: Mitohormesis. Hormesis für die Mitochondrien.

LUFT UND BEWEGUNG SIND DIE EIGENTLICHEN GEHEIMEN SANITÄTSRÄTE.

THEODOR FONTANE (1819–1898)

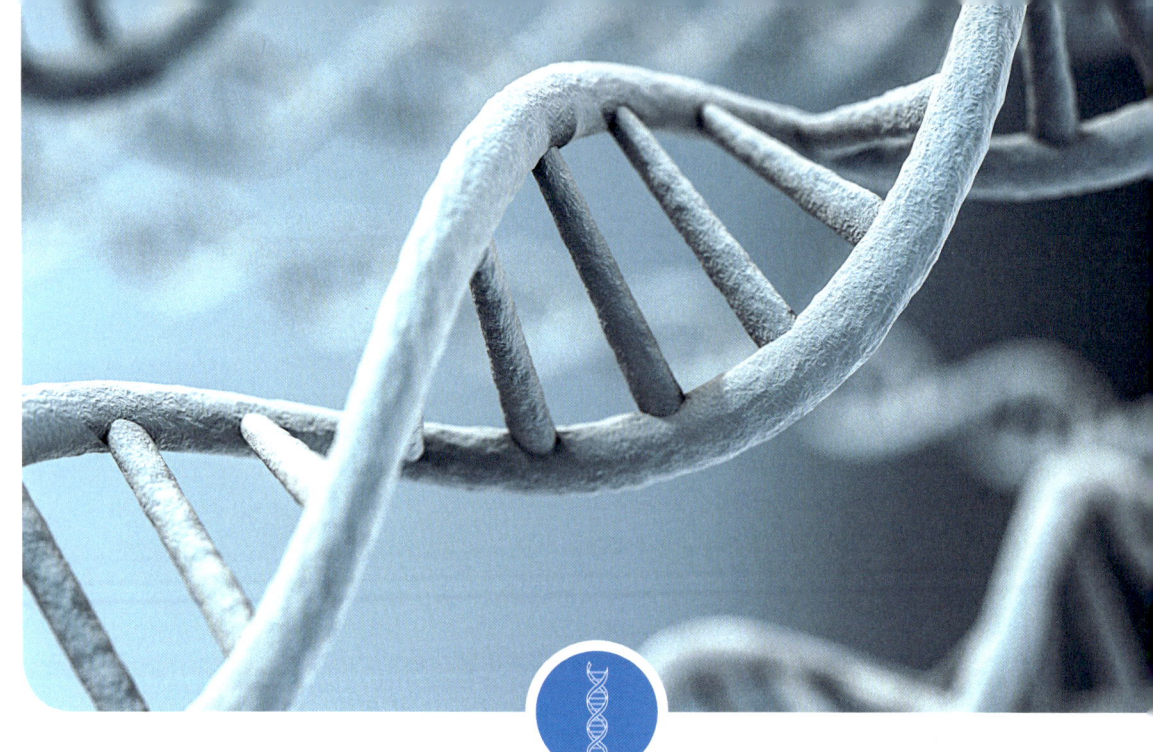

(EPI)GENETISCHE SCHÄDIGUN-GEN: FEHLERHAFTE BAUPLÄNE

Ist Altern etwas, das in unseren Erbanlagen festgeschrieben ist? Gibt es ein genetisches Programm, das festlegt, wie und wie schnell wir altern? Vieles deutet darauf hin.

Die Altersforschung arbeitet gerne mit sogenannten biologischen Modellorganismen. Dies sind zumeist sehr einfache Lebewesen, die sich unter Laborbedingungen problemlos halten und gut untersuchen lassen. Darüber hinaus haben sie einen weiteren Vorteil: Sie leben nur kurz. Daher lassen sich Alterungsprozesse an ihnen gut untersuchen. Genau wie Maßnahmen zur Lebensverlängerung. Eines der Lieblingstiere der Altersforschung ist ein nur millimetergroßer Fadenwurm namens *Caenorhabditis elegans*. Er besteht aus ziemlich genau 959 Zellen, besitzt aber 19 000 Gene – nicht viel weniger als wir. Eines dieser Gene mit Namen »darf2« wirkt dabei tatsächlich als ein Altersgen. Anfang der 1990er-Jahre gelang es einer Forschergruppe um die amerikanische Molekularbiologin Cynthia Keynes, dieses Gen gezielt auszuschalten. Der Erfolg war verblüffend: Fadenwürmer ohne das Darf2-Gen lebten fast doppelt so lange.

Dieser Erfolg nährte schnell Hoffnungen, dass auch beim Menschen durch entsprechende Eingriffe eine dramatische Verlängerung der Lebenszeit möglich sei. Inzwischen ist die Euphorie weitgehend verflogen. Menschen sind dann häufig doch ein wenig komplizierter als Fadenwürmer. Altersgene, die man einfach ausschalten kann, gibt es bei der Gattung Homo sapiens offensichtlich nicht. Der Zusammenhang ist hier ein anderer. Menschen altern nicht, weil ihre Gene ihnen das so vorgeben. Sie altern vielmehr, weil sie ab einem bestimmten Zeitpunkt im Leben von ihren Genen im Stich gelassen werden.

AUCH DIE GENE ALTERN

Evolution, das hat uns der Naturforscher Charles Darwin gelehrt, bedeutet *survival of the fittest*, also das Überleben desjenigen, der am kräftigsten, am gesündesten und am besten an seine Umwelt angepasst ist. Wer bereits frühzeitig in seinem Leben an Krankheiten oder Beeinträchtigungen leidet, hat weniger Chancen, sich fortzupflanzen und diese Krankheitsanlagen weiterzugeben. Seine Gene werden auf diese Weise wahrscheinlich schon bald aus dem Genpool eliminiert.

Fortpflanzung ist in der Biologie ein Schlüsselwort. Alles in der Natur ist darauf ausgerichtet. Daher wachen unsere Gene auch darüber, dass wir möglichst gesund, aktiv und fit sind. Denn unser biologischer Grundauftrag lautet: Bring deine Gene in die nächste Generation. Dieser Auftrag sollte allerdings bis zum Ende des dritten Lebensjahrzehntes abgeschlossen sein. In der Praxis ist es dann ziemlich egal, ob wir tatsächlich Nachkommen gezeugt haben oder nicht. Spätestens ab dem 40. Lebensjahr sind wir für Mutter Natur nicht mehr interessant. Erkrankungen, die danach auftreten, unterliegen nicht mehr einem genetischen Ausleseverfahren. Sie bleiben im Genpool, weil sie das Schicksal der nächsten Generation nicht mehr negativ beeinflussen. Lediglich der älter werdende Einzelne hat nun unter dieser genetischen Vernachlässigung zu leiden. Verkalkende Arterien, verschleißende Gelenke und ein nachlassendes Gedächtnis stehen jetzt für ihn auf der Tagesordnung. Mutter Natur wird aus seiner Sicht zur Rabenmutter. Wer jetzt noch lange bei guter Gesundheit weiterleben will, muss selbst die Initiative ergreifen. Aber dafür haben wir ja auch dieses Buch geschrieben.

Bedrohung Nr. 1: oxidativer Stress

Auch wenn in unserem Erbgut kein gezieltes Alterungsprogramm abläuft, so unterliegen unsere Gene doch selbst einem Alterungsprozess. Die in den vorhergehenden Abschnitten beschriebenen Alterungsfaktoren machen auch vor der DNA nicht halt. Vor allem der oxidative Stress, also die Schädigung durch freie Radikale, ist eine Bedrohung für die DNA. Es wird geschätzt, dass täglich etwa 100 000 Schädigungen durch freie Radikale auf die DNA jeder einzelnen Zelle einwirken. Welche Probleme das mit sich bringt, ist leicht nachvollziehbar. Wir kennen das vom Hausbau: Stimmen die Baupläne nicht, wird auf der Baustelle Murks fabriziert. Medizinisch trägt dieser Murks den Namen Krebs – aggressives Zellwachstum, das keiner Kontrolle mehr unterliegt.

DAS MENSCHENLEBEN IST SELTSAM EINGERICHTET. NACH DEN JAHREN DER LAST HAT MAN DIE LAST DER JAHRE.

JOHANN WOLFGANG VON GOETHE (1749–1832)

Zwischen Apoptose und Krebs

Ausgangspunkt für die Entstehung von Krebs ist fast immer eine Schädigung der DNA. Die Erbinformation intakt zu halten, gehört daher zu den wichtigsten Aufgaben der Zelle überhaupt. Dazu hat sie ein umfassendes und hochkomplexes System von Reparaturmechanismen entwickelt, die Tag und Nacht die DNA überprüfen, Fehler aufspüren und diese umgehend korrigieren. Sind die Fehler bereits so gravierend, dass eine Reparatur nicht mehr möglich ist, so greift der Überwachungsapparat zu drastischeren Maßnahmen: Er erteilt der Zelle den Befehl zum Selbstmord. Biologisch nennt man das den programmierten Zelltod, der Fachbegriff lautet Apoptose.

Für den Organismus ist das häufig eine heikle Entscheidung. Werden zu viele Zellen in die Apoptose geschickt, führt dies zu Funktionseinbußen des Gewebes. Wird zu nachlässig vorgegangen, droht Krebs. Wenn die Kontrollmechanismen insgesamt nachlassen – und das ist leider im Laufe der Lebensjahre der Fall –, kann sogar beides auftreten. Der Organismus altert und die Krebsrate steigt.

Schäden begrenzen, Ressourcen stärken

Lässt sich dagegen etwas tun? Zum einen sollte man natürlich versuchen, die Schäden zu minimieren. Wie das geht, dazu haben wir bereits einiges besprochen: Oxidation, Inflammation und Glykosylierung bekämpfen. Zum anderen können wir aber auch versuchen, die körpereigenen Reparaturmechanismen zu verstärken. Hierzu bietet sich eine Substanzgruppe namens Sirtuine an. Sirtuine sind Enzyme, die es bereits bei Einzellern gibt und die bei allen Lebewesen bis hin zum Menschen nachweisbar sind. Dass die Natur die Sirtuine derart »evolutionär konserviert« hat, macht bereits deutlich, wie wichtig diese Enzyme sind. Ihre Hauptaufgabe ist die DNA-Reparatur. Sie halten den »Bauplan des Lebens« intakt. Eine wichtige Erkenntnis der Anti-Aging-Medizin der letzten Jahre lautet: Die Sirtuine lassen sich gezielt aktivieren. Eine bestimmte Maßnahme spielt dabei eine Schlüsselrolle. Sie ist bis heute die am intensivsten untersuchte und am besten gesicherte Methode zur Lebensverlängerung. Die Rede ist von der Kalorienrestriktion (siehe Seite 21).

Bereits in den 1930er-Jahren führte der amerikanische Biogerontologe Clive McCay Untersuchungen an Laborratten durch, bei denen er den Nagern systematisch ihre Nahrungsration kürzte. Die Hungerkur wirkte wahre Wunder. Die Ratten lebten deutlich länger. Eine Kalorienrestriktion um 30 Prozent erhöhte die Lebenserwartung der Tiere um fast die Hälfte.

Weniger essen – länger leben

Diese Formel ging nicht nur bei Clive McCays Laborratten auf (siehe oben). Experimente zur Kalorienrestriktion sind seitdem mit den unterschiedlichsten Organismen durchgeführt worden, von der Bäckerhefe bis zum Rhesusaffen. Der lebensverlängernde Effekt der Kalorienrestriktion ist zwar bei sehr einfachen Organismen ausgeprägter als bei komplexen Lebewesen – nachweisbar ist er aber immer.

Dass die Reduzierung der Kalorien wirkt, wissen wir seit Jahrzehnten. Auf welche Weise sie das tut, ist aber erst seit dem Jahr 2004 bekannt. Da nämlich beschrieb David Sinclair, Professor für Genetik an der Harvard-Universität, in dem renommierten Wissenschaftsmagazin *Nature* erstmals, dass Kalorienrestriktion zu einer Aktivierung von Sirtuinen führt. Genau jene Gene, die wir bereits als Hauptakteure der DNA-Reparatur kennengelernt haben, werden demnach tätig, wenn unser Magen nichts mehr zu tun hat!

DNA-Reparatur bedeutet: Die Zelle ist leistungsfähig, energieeffizient und gut geschützt vor Krebs. Wie lässt sich das in der Praxis vorantreiben? Im Wesentlichen durch zwei Maßnahmen. Die erste besteht darin, ganz allgemein die tägliche Kalorienzufuhr zu reduzieren, am besten um etwa

ANTI-AGING VON DER OSTERINSEL

Neben dem unter anderem in Weintrauben und Himbeeren enthaltenen Resveratrol (siehe Seite 59) hat in den letzten Jahren eine weitere Substanz Schlagzeilen als SIRT-Aktivator gemacht: das Rapamycin. Der Name leitet sich ab von Rapa Nui, so heißt die Osterinsel in der Sprache ihrer Bewohner. Im Erdreich der Insel wurde Rapamycin erstmals entdeckt. Produziert wird es von Streptomycines hygroscopicus, einer Bakterienart, die sich damit hauptsächlich gegen Pilze schützt. Rapamycin ist bereits seit Jahren auch als Medikament erhältlich. Aufgrund seiner ausgeprägten immunsuppressiven Eigenschaften wird es vor allem bei Transplantationspatienten verwendet, um zu verhindern, dass das eingepflanzte Gewebe vom eigenen Immunsystem angegriffen wird.

Aufsehen erregten vor einigen Jahren Studien, wonach Rapamycin die Lebenszeit von Mäusen verlängert. Bemerkenswert war dabei vor allem, dass nicht nur die durchschnittliche Lebenserwartung, sondern auch die maximale Lebenszeit verlängert wurde: Die Maus wurde sehr viel älter, als es ihre Lebensspanne eigentlich zuließ. Auch hier waren die molekularen Grundlagen dieses bemerkenswerten Effektes rasch entschlüsselt: Rapamycin blockiert einen entscheidenden Signalweg der Energieverwertung. Dieser Signalweg wurde nach der Substanz als mammalian Target of Rapamycin (mTOR) bezeichnet.

Die Einnahme von Rapamycin zu Anti-Aging-Zwecken kann im Moment sicher noch nicht empfohlen werden. Dafür hat die Substanz zu starke Nebenwirkungen. Der Signalweg, der durch Rapamycin aufgedeckt wurde, ist für die Anti-Aging-Forschung jedoch von großer Wichtigkeit. Unser Bild vom Altern vervollständigt sich immer mehr. Und damit auch die Chancen, Altern gezielt zu beeinflussen.

30 Prozent des Tagesbedarfs. Das ist wirksam, aber auch schwer umzusetzen. Für den weniger asketisch gestimmten Teil der Menschheit gibt es glücklicherweise auch noch eine Alternative: SIRT-Foods, Nahrungsmittel, die Sirtuine aktivieren (siehe Seite 59).

VON DER GENETIK ZUR EPIGENETIK

Als im Jahr 2001 der damalige US-amerikanische Präsident Bill Clinton zusammen mit den beiden Forschern Francis Collins und Craig Venter die vollständige Entschlüsselung des menschlichen Genoms verkündete, wurde dies weltweit als ein Meilenstein der Wissenschaftsgeschichte gefeiert. In der Tat war das *Human Genome Project* ein Unternehmen, das seinesgleichen sucht. Allerdings ließ das mit großem Getöse angekündigte neue medizinische Zeitalter, in dem nun alle Krankheiten durch einfache genetische Therapien geheilt würden, auf sich warten. In der Praxis stellt sich dann doch vieles etwas komplexer dar als in der Theorie zunächst angenommen. Zwar fand man einerseits heraus, dass der Mensch sehr viel

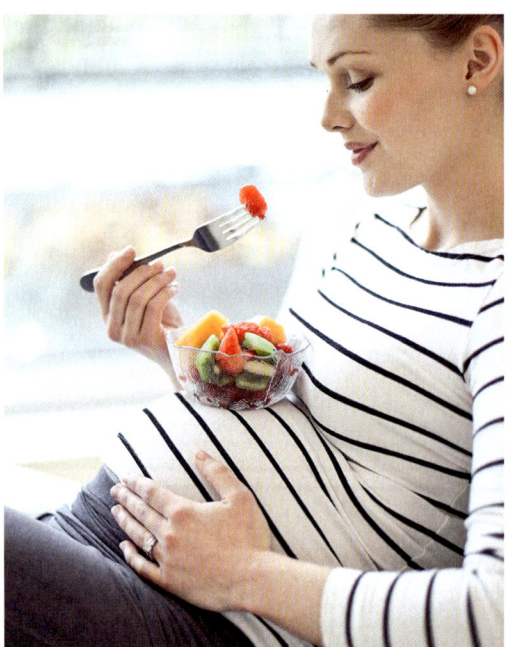

weniger Gene besitzt als ursprünglich gedacht (lediglich knapp 20 000 statt der vermuteten 100 000). Andererseits war es aber auch nicht so simpel, dass ein Gen jeweils für ein Merkmal beziehungsweise eine Genveränderung für eine Krankheit verantwortlich ist. Gerade bei den großen Zivilisations- und Alterserkrankungen ist es so, dass eine Vielzahl von unterschiedlichen Genvarianten Einfluss nimmt.

Änderungen der Genfunktion als Strategie der Natur

Noch etwas kam hinzu. Bald schon wurde klar, dass Genetik nicht nur dadurch bestimmt wird, in welcher Reihenfolge die entsprechenden Basenpaare auf der DNA angeordnet sind. Sie erinnern sich an den Biologieunterricht und die Basen Adenin (A), Guanin (G), Thymin (T), Cytosin (C)? Entscheidend ist auch, ob und wann die entsprechenden genetischen Informationen abgelesen und umgesetzt werden. Hier spielten also offensichtlich bis dahin gänzlich unbekannte Mechanismen eine Rolle.

Zur Genetik trat die Epigenetik. Diese befasst sich mit Änderungen der Genfunktion, die nicht auf Mutationen beruhen, aber dennoch weitervererbt werden können. Sie können als eine Strategie der Natur verstanden werden, auch bezüglich der Erbanlagen rasch auf eine sich verändernde Umwelt zu reagieren.

Epigenetische Mechanismen bestehen zum Beispiel darin, DNA-Abschnitte durch das Anhängen von Methylgruppen zu markieren und sie damit stumm zu schalten. Dies betrifft auch eine ganze Reihe von Genen, die erst kürzlich entdeckt wurden und die für den Alterungsprozess von großer Bedeutung sind. Eines von ihnen ist das sogenannte FoxO-Gen (Forkhead-Box-Protein 03), das sowohl für die Erhaltung der Stammzellen als auch für den Energiehaushalt der Zelle wichtig ist. Über die Steigerung der Energieeffizienz in der Zelle haben wir bereits im Zusammenhang mit den Mitochondrien gesprochen (siehe Seite 46). Immer mehr stellt sich heraus, dass diese für die Zelle große Vorteile mit sich bringt. Stellen Sie sich einfach vor, ab morgen würde Ihr Einkommen drastisch ansteigen. Gleichzeitig sinken aber auch ihre Haushaltskosten. Fantastisch, oder? Ähnliches passiert in einer Körperzelle, wenn das FoxO-Gen aktiviert wird. Ein zweiter Signalweg, der zu verbesserter Energieeffizienz der Zelle führt und ebenfalls einer epigenetischen Steuerung unterliegt, ist der mTOR-Mechanismus, den wir im Infokasten auf Seite 55 besprochen haben.

Die neuen Erkenntnisse zur Genetik und Epigenetik haben nicht nur viel zum Verständnis des biologischen Alterns beigetragen. Sie erlauben auch völlig neue Perspektiven bezüglich der Beeinflussung des Alterungsprozesses. Das lange Zeit vorherrschende Konzept einer unveränderlichen genetischen Ausstattung ist überholt. Durch einen entsprechenden Lebensstil und gezielte Supplementierung lässt sich unser Erbgut beeinflussen. Weder Gene noch Altern sind ausschließlich vom Schicksal bestimmt.

ANTI-AGING BEGINNT IM MUTTERLEIB

Die neun Monate unseres vorgeburtlichen Lebens prägen unsere spätere Gesundheit derart stark, dass man inzwischen von einer fetalen Programmierung spricht.

UNTERVERSORGUNG UND DIE FOLGEN

Im Zusammenhang mit der Hormonersatztherapie haben wir bereits von den zeitlichen Fenstern *(windows of opportunity)* gehört. Die gibt es in der Epigenetik auch. Ganz besonders prägend wirkt sich dabei ein Fenster aus: die Zeit des Heranreifens im Mutterleib.
Bei der Entdeckung des Phänomens spielte die Deutsche Wehrmacht eine unrühmliche Rolle. Sie hatte 1943/44 große Teile der Niederlande besetzt und dabei die Zufuhr von Nahrungsmitteln rigoros blockiert. Diese lang anhaltende Periode der Unterversorgung ging als »holländischer Hungerwinter« in die Geschichte ein. In dieser Zeit wurden viele Kinder geboren, die starkes Untergewicht aufwiesen, da die Mütter in der Schwangerschaft monatelang gehungert hatten. Der schottische Epidemiologie David Barker interessierte sich Jahrzehnte später dafür, was aus diesen mangelernährten Neugeborenen geworden war. Entgegen der naheliegenden Vermutung, dass die Kinder des Hungerwinters ihr ganzes Leben über eher schmächtig geblieben seien, stellte sich heraus, dass viele von ihnen im späteren Erwachsenenalter deutlich übergewichtig waren. Metabolische Erkrankungen wie Diabetes und andere Stoffwechselstörungen traten bei ihnen stark gehäuft auf. Barker stellte diesbezüglich eine Hypothese auf, die inzwischen als gesichertes Wissen angesehen werden kann: Durch die permanente kalorische Unterversorgung waren die Kinder im Mutterleib epigenetisch auf eine »optimale Futterverwertung« geprägt: Sie nutzten die wenigen Nährstoffe so effizient wie möglich für ihre Energiegewinnung. Als nach dem Krieg die Versorgung mit Nahrungsmitteln wieder besser wurde, nahmen diese epigenetisch auf optimale Kalorienverwertung geprägten Kinder bei nunmehr normaler Kalorienzufuhr besonders schnell zu. Der Begriff der fetalen Programmierung war geboren.

Wichtig: Mikronährstoffe

Heute fehlen Kindern im Mutterleib nur selten Kalorien. Aber häufig fehlen ihnen Mikronährstoffe. Folsäure, Jod, Zink, Selen, Vitamin D3 und Omega-3-Fettsäuren sind für die Entwicklung des Fetus von entscheidender Bedeutung. Wenn die Mutter sie nicht im ausreichenden Maße aufnimmt, hat das negative Auswirkungen auf die Gesundheit des Kindes bis in sein späteres Erwachsenenalter. Neue Untersuchungen zeigen, dass diese epigenetischen Prägungen sogar in die nächste Generation vererbt werden können. Der Mensch ist also nicht nur, was er isst. Er ist auch, was seine Mutter und Großmutter gegessen haben. Für schwangere Frauen bedeutet dies, noch intensiver auf die richtige Ernährung in der Schwangerschaft zu achten beziehungsweise auch entsprechende Nahrungssupplemente einzunehmen.

Wie messen?

Zunächst einmal gibt es eine ganze Reihe individueller genetischer Abweichungen, sogenannte Polymorphismen, die das Risiko für Erkrankungen beeinflussen. Im Sinne einer individualisierten Medizin ist es sinnvoll, diese Polymorphismen zu kennen, um genetisch bedingte Schwachstellen gezielt kompensieren zu können. Durch die enormen Fortschritte in der genetischen Diagnostik sind derartige Tests in den letzten Jahren viel preisgünstiger geworden. Die Messung epigenetischer Veränderungen steht dagegen erst am Anfang. Auch hier bieten erste Speziallabore jedoch entsprechende Untersuchungen an.

Wie behandeln?

Ganz oben auf der Liste von Möglichkeiten, genetische Reparaturmechanismen zu stimulieren, steht die bereits erwähnte Kalorienrestriktion. Hierbei gilt, was Bertolt Brecht einmal über den Kommunismus gesagt hat: Er sei das Einfache, das schwer zu machen ist. In einer Zeit, in der die meisten Menschen große Probleme haben, ihr Körpergewicht auch nur einigermaßen im oberen Normbereich zu halten (mehr als jeder zweite Deutsche ist inzwischen übergewichtig bis adipös), erreicht man mit der Botschaft von der lebensverlängernden Wirkung der Kalorienrestriktion allenfalls eine kleine Minderheit.
Angesichts der neuen molekularbiologischen Kenntnisse über die Wirkmechanismen der Kalorienrestriktion scheint auch hier eine Lösung in Sicht. Hat man erst einmal verstanden, dass die Sirtuin-Aktivie-rung für den lebensverlängernden Effekt dieser Maßnahme verantwortlich ist, kann man nach alternativen Strategien suchen. Aber muss man, um die Vorteile der Kalorienrestriktion zu nutzen, tatsächlich jahrzehntelang mit knurrendem Magem herumlaufen? Oder gibt es andere Möglichkeiten, die Sirtuine zu aktivieren?
Diese Frage stellte sich David Sinclair (siehe Seite 54) umgehend, nachdem er den Wirkmechanismus der Kalorienrestriktion entschlüsselt hatte. Er und eine Arbeitsgruppe untersuchten Tausende verschiedene Substanzen auf ihre Fähigkeit, Sirtuine zu aktivieren. Sinclair wurde fündig: Zur großen Freude aller Rotweintrinker ist die Substanz mit dem größten Potenzial für eine Sirtuin-Aktivierung das Resveratrol, also jener sekundäre Pflanzenstoff, der sich vor allem im Rotwein findet (siehe rechte Seite). Resveratrol ist in der Tat eine der interessantesten und vielversprechendsten Substanzen in der Anti-Aging-Medizin – das ist doch endlich einmal eine gute Nachricht für die Genussmenschen!

Schlüsselvitamin Folsäure

Bleibt noch die Frage: Wie lässt sich die Epigenetik optimieren? Auf Seite 56 haben wir besprochen, dass ein wesentlicher epigenetischer Mechanismus darin besteht, bestimmte DNA-Abschnitte durch Methylgruppen zu markieren. Der wichtigste Lieferant unseres Organismus für solche Methylgruppen ist die Folsäure. Folsäuremangel ist allerdings weitverbreitet. Nach Schätzungen der Deutschen Gesellschaft für Ernährung (DGE) sind fast neun von zehn Deutschen unterversorgt. Es empfiehlt sich also, den Folsäurespiegel messen zu lassen. Ist er niedrig, sind entsprechende Supplemente unbedingt zu empfehlen.

SIRT-FOODS: ALTERNATIVE ZUR KALORIENRESTRIKTION

Die sekundären Pflanzenstoffe sind noch lange
nicht vollständig erforscht, gelten aber bereits als
Stars der Anti-Aging-Küche.

GESUNDES GIFT

Dass mit ein paar antioxidativen Vitaminen in Tablettenform weder das Leben verlängert noch Krankheiten vermieden werden können, spricht sich allmählich herum. Umso mehr stehen sekundäre Pflanzenstoffe hoch im Kurs. Resveratrol aus Rotwein, Sulforaphan aus Brokkoli oder Curcumin aus der Gelbwurz im Currygewürz sind als SIRT-Foods die neuen Stars der Ernährungsmedizin. Sie gelten als ultimative Schutzstoffe.

In der Tat gibt es kaum etwas Gesünderes als diese Pflanzenbestandteile. Aber eigentlich sind die meisten sekundären Pflanzenstoffe mit hohem gesundheitlichem Nutzen Gifte. Sie sind in vielen Fällen Abwehrstoffe, die die Pflanze produziert, um sich gegen Pilze, Viren, Bakterien oder Parasiten zu verteidigen. Sekundäre Pflanzenstoffe sind die chemischen Keulen der Phytowelt. Warum sind diese Substanzen für uns gesund?

Als niedrig dosierte Gifte lösen sie in unserem Organismus die bekannten hormetischen Reaktionen aus. Körpereigene antioxidative Enzyme werden hochgefahren, um freie Radikale abzufangen. Sirtuine werden aktiviert, um Zellreparatur zu betreiben. Die Telomerase wird stimuliert, um die Telomere zu regenerieren. Giftig ist wieder einmal gut für uns. Gucken wir uns das einmal genauer an und nehmen dafür das Beispiel Resveratrol, den

»Gesundmacher aus der Rotweinflasche«. Was nur wenige wissen: Resveratrol ist eigentlich ein Anti-Pilz-Mittel. Die Weinbeeren mit ihrem hohen Gehalt an Traubenzucker sind für die zuckerliebenden Schimmelpilze ein idealer Ort, um sich zu vermehren. Resveratrol ist der chemische Abwehrstoff, mit dem sich die Weinrebe gegen die potenziell tödliche Besiedelung wehrt. Resveratrol macht Schimmelpilzen den Garaus, in unserem Organismus aktiviert es Sirtuine. Es ist eines der wirksamsten unter den neuen SIRT-Foods. Für uns bedeutet es mehr Gesundheit, weniger Krebs, längeres Leben.

Die SIRT-Food-Diät

Das Gift der anderen (in diesem Fall der Pflanzen) für die eigene Gesundheit nutzen, auch dafür gibt es einen Fachbegriff: Xenohormesis. Inzwischen konnten noch viele weitere Pflanzeninhaltsstoffe identifiziert werden, die eine Sirtuinaktivierung bewirken. Dazu gehören das Epigallokatechingallat im grünen Tee, das Curcumin im indischen Curry beziehungsweise in der Gelbwurz oder das Quercetin aus Äpfeln und Zwiebeln. Durch geschickte Zusammenstellung dieser Substanzen lässt sich eine SIRT-Food-Diät kreieren, die nicht nur gesund ist und dem Krebs vorbeugt, sondern mit der man auch effektiv sein Gewicht reduziert. Mit anderen Worten: Die SIRT-Food-Diät ist die ultimative Anti-Aging-Diät.

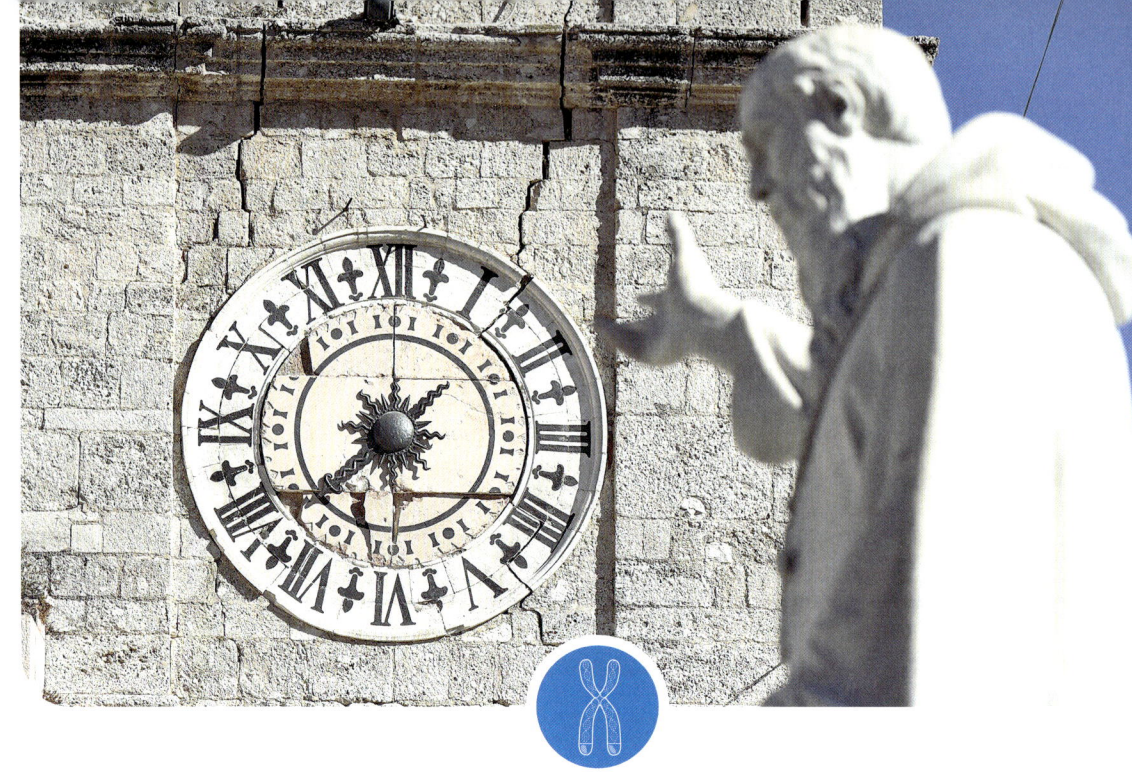

TELOMERENVERKÜRZUNG: COUNTDOWN IN DEN ZELLEN

In jeder unserer Zellen tickt eine
Art winziger Küchenwecker, der über
ihre Lebenszeit bestimmt.

I n den 1960er-Jahren machte der US-amerikanische Mikrobiologe Leonard Hayflick eine für die Anti-Aging-Medizin entscheidende Entdeckung. Er untersuchte menschliche Körperzellen unter Laborbedingungen in Kulturschalen. Dabei beobachtete er, dass die Zellen sich nur etwa 50-mal teilten. Danach stellten sie ihre Aktivitäten ein und starben. Das stand im krassen Gegensatz zur damals vorherrschenden wissenschaftlichen Meinung, dass sich einzelne Körperzellen ähnlich wie Bakterien unbegrenzt teilen können. Hayflick erschütterte mit seinen Experimenten das wissenschaftliche Weltbild seiner Zeit, zumal er auch noch eine Theorie postulierte, die von der Fachwelt anfangs mit einer Mischung aus Unglauben und Spott aufgenommen wurde.

UNSERE »BIOLOGISCHE UHR«
In jeder einzelnen Körperzelle, so Hayflick, musste es so etwas wie eine biologische Uhr geben, welche die Lebenszeit dieser Zelle bestimmt. Ist diese biologische Uhr abgelaufen, so stirbt die Zelle.

Was damals eine kühne These war, ist heute durch die molekularbiologische Forschung bestätigt. Die »innere biologische Uhr« in jeder einzelnen Zelle existiert tatsächlich, genau wie Hayflick es vermutete. Wir wissen inzwischen auch genau, wo sie sich befindet – und »wie sie tickt«.

Es handelt sich bei dieser biologischen Uhr um die sogenannten Telomere. Das sind Teile von DNA, die sich jeweils an den äußersten Enden der Chromosomen befinden. Man vergleicht diese Telomere gerne mit den kleinen Plastikhülsen, die auf den Enden von Schnürsenkeln sitzen. Ähnlich wie diese die Fäden der Schnürsenkel davor schützen, aufzuspleißen und sich heillos zu verheddern, sorgen die Telomere dafür, dass die in sich gewundenen Stränge der DNA an ihren Enden intakt bleiben. Dies ist vor allem bei dem heiklen Prozess der Zellteilung wichtig, bei dem sich auch die DNA verdoppelt. Im Rahmen dieser Zellteilung verkürzen sich die Telomere jedes Mal um eine definierte Menge von Basenpaaren. Die Uhr tickt. Hat die Telomerenlänge eine kritische Untergrenze erreicht, finden keine weiteren Zellteilungen mehr statt. Die Uhr ist abgelaufen, die Zelle stirbt.

Mit den Telomeren lässt sich verhandeln …

Das Bild von der inneren biologischen Uhr ist also durchaus stimmig. Die Übereinstimmung hat aber auch ihre Grenzen. Denn während eine Uhr unbarmherzig und gleichmäßig tickt, lassen sich die Telomere durchaus beeinflussen. Ist die Zelle ungünstigen Umständen ausgesetzt wie oxidativer Belastung, niederschwelliger Entzündung oder chronischem Stress, so verkürzen sich die Telomere schneller. Umgekehrt können die Telomere aber auch wieder verlängert werden! Verantwortlich dafür ist ein Enzym namens Telomerase. Unsere biologische Uhr kann also sowohl vor- als auch zurückgedreht werden. Telomere sind beeinflussbar. Ihre Länge ist somit ein Maß für das biologische Lebensalter. Diese Eigenschaft macht sie für die Anti-Aging-Medizin so interessant.

Ursache oder Wirkung?

Wenn es um Alterungsprozesse und die damit verbundenen Veränderungen geht, muss man sich allerdings immer wieder eine entscheidende Frage stellen: Sind die beobachteten Veränderungen Ursache oder Folgen der biologischen Alterung? Hierzu ein Beispiel: Die meisten Menschen bekommen, wenn sie älter werden, graue Haare (falls noch Haare vorhanden sind). Viele Zeitgenossen sind darüber nicht sehr glücklich und lassen sich die Haare färben. Damit sehen sie oft auch tatsächlich jünger aus. Aber eine wirksame Vorbeugung gegen Herzinfarkt, Osteoporose und Demenz sind gefärbte Haare selbstverständlich nicht. Denn das Grauwerden der Haare ist eben nicht Ursache von Alterung, sondern lediglich eine der sichtbaren Folgen.

Ebenso muss man auch bezüglich der Telomere die Frage stellen: Ist deren Verkürzung tatsächlich für das Altern verantwortlich? Oder ist es lediglich eine Begleiterscheinung, die für den Molekularbiologen nun mal so sichtbar ist wie für den Friseur die grauen Haare? Die Frage ist inzwischen klar beantwortet. Die Verkürzung der Telomere ist

UND SO WIRKEN DIE HOREN …
DIE EINE SPINNT DEN LEBENSFADEN,
DIE ANDERE SCHNEIDET IHN AB.

HESIOD, UM 700 V. CHR.

nicht Folge, sondern Ursache des Alterns. Immer mehr Forscher sehen in ihr sogar den wichtigsten Faktor im Alterungsprozess überhaupt. Zwei eindrucksvolle Befunde aus der Altersforschung sollen dies belegen.

Altern im Zeitraffer ...

Es gibt Erkrankungen, bei denen der biologische Alterungsprozess enorm beschleunigt abläuft. Das bekannteste dieser sogenannten Progerie-Syndrome ist das Hutchinson-Gilford-Syndrom. Dieses ist glücklicherweise sehr selten; lediglich einer von acht Millionen Menschen wird mit dieser Erkrankung geboren. Menschen, die an einem Hutchinson-Gilford-Syndrom leiden, kommen buchstäblich bereits als Greise zur Welt, was den Zustand ihres Körpers betrifft. Schon als Kinder entwickeln sie eine Arteriosklerose, osteoporosebedingt brechen ihnen frühzeitig die Knochen. Ihre Haut ist schon mit drei bis vier Jahren faltig, und ihre Haare fallen früh aus. Kaum eines dieser Kinder wird älter als 16 Jahre. Patienten mit einem Progerie-Syndrom altern im wahrsten Sinne des Wortes im Zeitraffer.

Der Grund für diese fürchterliche Erkrankung liegt im Inneren der Zellen. Bedingt durch einen genetischen Defekt kommen Patienten mit einem Hutchinson-Gilford-Syndrom mit bereits deutlich verkürzten Telomeren zur Welt. Ihre biologische Uhr ist schon abgelaufen, bevor sie noch den Kinderschuhen entwachsen sind. Woran andere Menschen in ihrem siebten oder achten Lebensjahr-

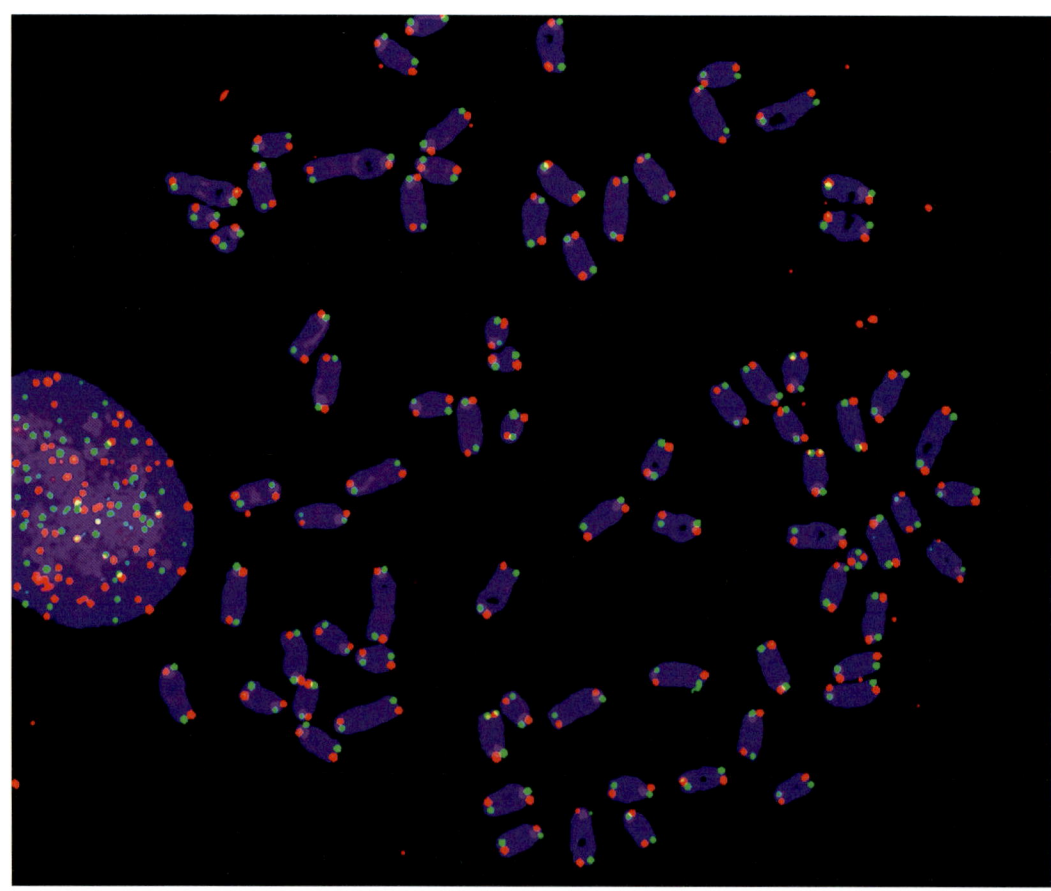

zehnt schwer erkranken, lässt die Betroffenen bereits im Teenageralter sterben.

Interessant ist in diesem Zusammenhang beispielsweise eine Patientendatenbank und Diagnostikplattform für Telomererkrankungen am Uniklinikum Aachen. Auf dieser Basis können neben neuesten diagnostischen Methoden auch neue Therapiekonzepte in der Grundlagenforschung entwickelt und erprobt werden, um neue Erkenntnisse für eine verbesserte Versorgung der jungen Patienten zu gewinnen.

... und der Umkehrschluss

Früh schon stellte sich angesichts dieser Erkenntnisse die Frage: Wenn uns die Verkürzung der Telomere im Zeitraffer altern lässt – könnte dann nicht eine Verlangsamung der Telomerenverkürzung ein Altern in Zeitlupe bewirken? Oder am Ende sogar die Abschaffung des Alterns überhaupt? So abwegig diese Vorstellung auf den ersten Blick erscheint: Es funktioniert tatsächlich. Zwar noch nicht für ganze Organismen, aber zumindest für einzelne Zellen.

Forever young: Stammzellen und Keimzellen

Es gibt in unserem Körper Zellen, die dem »Hayflick-Limit« von etwa 50 Zellteilungen (siehe Seite 60) nicht unterliegen. Diese Zellen teilen sich deutlich häufiger und altern langsamer. Das ist zum Beispiel bei denjenigen Zellen so, die sich besonders häufig teilen müssen, das sind etwa die Stammzellen (jene Zellen unseres Körpers, aus denen sich die Körperzellen je nach benötigter Funktion weiter differenzieren). Stammzellen verfügen über hohe Konzentrationen des Enzyms Telomerase, welches die Telomere immer wieder regeneriert (siehe Seite 66). Das verleiht ihnen ihre lange Lebens- und Teilungsfähigkeit.

Ein weiteres Beispiel sind die Keimzellen, also unsere Eizellen beziehungsweise Spermien. Hier ist die Telomerase so aktiv, dass sich die Telomere überhaupt nicht verkürzen. Die Folge: Keimzellen unterliegen keinerlei Alterungsprozessen. Sie können sich endlos teilen und – zumindest theoretisch – auch ewig leben.

Vielversprechender Ausblick

Wir halten fest: Die Verkürzung der Telomere ist ein entscheidender Faktor innerhalb der komplexen Vorgänge, die biologisches Altern verursachen. Die früher als Sprachbild beschworene »biologische Uhr« existiert ganz real. Und auch für den Traum, die biologische Uhr zurückzudrehen, gibt es anscheinend durchaus ein Instrument. Das Enzym Telomerase schützt nicht nur – wie viele andere Mechanismen unseres Körpers – vor biologischem Altern. Es ist in der Tat in der Lage, durch die Regeneration der Telomere das biologische Altern umzukehren (siehe folgende Doppelseite). Zumindest auf der zellulären Ebene. Aber dort findet Altern eben statt.

Noch befindet sich die Telomerenforschung in ihren Anfängen. Aber viele Wissenschaftler sind sich jetzt schon einig: Der Präventivmedizin eröffnen sich dadurch völlig neue Perspektiven. Die Zukunft könnte in der Tat lauten: Reverse-Aging anstatt Anti-Aging – das Altern zurückdrehen, statt ihm nur vorzubeugen beziehungsweise es zu verlangsamen.

AUCH DAS KLEINSTE DING HAT SEINE WURZEL IN DER UNENDLICHKEIT, IST ALSO NICHT VÖLLIG ZU ERGRÜNDEN.

WILHELM BUSCH (1832–1908)

TELOMERASEAKTIVATOR TA-65

Die Geschichte dieser außergewöhnlichen Anti-Aging-Substanz ist ein Beispiel dafür, dass medizinischer Fortschritt nicht immer geradlinig und zielgerichtet verläuft.

VIELVERSPRECHENDE UMWEGE

Auch in unserem naturwissenschaftlichen Zeitalter spielen immer noch Zufälle eine Rolle, setzen sich Querdenker gegen das akademische Establishment durch, wird Mut zum Risiko belohnt. An kaum einem anderen Fall lässt sich das besser darstellen als an der Geschichte von Ta-65, dem ersten Telomeraseaktivator und derzeitigen Lieblingskind der Anti-Aging-Medizin.

Bereits als Leonard Hayflick Anfang der 1960er-Jahre seine Theorie von der »inneren biologischen Uhr« verkündete, die in jeder unserer Körperzellen tickt (siehe Seite 60), war das ein Angriff auf die damalige wissenschaftliche Konvention. Es dauerte zwei Jahrzehnte, bis seine Theorie bestätigt wurde. Entscheidenden Anteil daran hatten die US-amerikanische Molekularbiologin Elisabeth Blackburn und ihre damalige Doktorandin Carol Greider. Die beiden lieferten nicht nur die grundlegenden Erkenntnisse zur Biologie der Telomere. Sie entdeckten auch jenes Enzym, das in der Lage ist, der Verkürzung der Telomere entgegenzuwirken: die Telomerase.

Damit war nun endlich erklärbar, warum Körperzellen altern und nur eine sehr begrenzte Teilungsrate haben, während Stammzellen sich wesentlich häufiger teilen können und Keimzellen sogar biologisch unsterblich sind. In Stamm- und Keimzellen ist das Enzym Telomerase wesentlich aktiver als in Körperzellen. Im Jahr 2009 erhielten die beiden Forscherinnen für ihre Arbeiten den Nobelpreis für Medizin.

Schnell wurde klar, welche herausragende Rolle die Telomerase für den Alterungsprozess spielt beziehungsweise welches Potenzial sie für dessen Verzögerung bietet.

Kleine Pflanze kommt groß raus

In den USA starteten die ersten Firmen wie Geron oder Siena Sciences mit ihrer Suche nach Telomeraseaktivatoren. Schnell geriet dabei eine Substanz in den Fokus ihres Interesses, die eigentlich schon eine alte Bekannte war: der Wirkstoff aus der Heilpflanze *Astragalus membranaceus* (Mongolischer Tragant), in der Traditionellen Chinesischen Medizin bereits seit Jahrhunderten verwendet. Es stellte sich heraus, dass ein bestimmtes Molekül dieser Pflanze offensichtlich imstande ist, Telomerase auch in Körperzellen zu aktivieren. Ebenso schnell wurde aber auch klar, wie schwer es sein würde, diese Substanz als Arzneimittel auf den Markt zu bringen. Zum einen kosten entsprechende Zulassungsstudien inzwischen Hunderte Millionen Dollar. Zum anderen vertrat die amerikanische Zulassungsbehörde FDA damals den festen Standpunkt, Altern sei keine Krankheit. Studien, die eine Substanz auf ihre Anti-Aging-Aktivität hin untersuchten, hatten somit nicht die geringste Chance, von der entsprechenden Kommission genehmigt zu werden.

Ein wenig frustriert verkaufte die Start-up-Firma Geron das Patent an dem Produkt an den New Yorker Unternehmer Noel Patton. Der hatte in dem komplizierten Dschungel der amerikanischen Zulassungsbestimmungen ein

Schlupfloch gefunden. Da die Basis des neuen Telomeraseaktivators eine Pflanze war, konnte er das entsprechende Präparat – er taufte es Ta-65 – als sogenanntes Nahrungsergänzungsmittel auf den Markt bringen. Im Gegensatz zu Medikamenten braucht es dafür keine besonderen Zulassungsstudien.

Ganz ohne Untersuchungen wollte Patton die Substanz dann aber doch nicht vermarkten. 100 Freiwillige nahmen Ta-65 zunächst einmal versuchsweise ein. Statt dafür – wie sonst bei solchen Tests üblich – eine Aufwandsentschädigung zu bekommen, zahlten sie für das Privileg, das neue »Anti-Aging-Wundermittel« einnehmen zu dürfen, 25 000 Dollar jährlich. Ta-65 kam schnell in den Ruf, eines der vielversprechendsten, auf jeden Fall aber auch das teuerste Nahrungssupplement der Welt zu sein. Das hatte erstaunliche Folgen. Immer mehr Menschen wollten unbedingt ebenfalls das neue Wundermittel, darunter zahlreiche Hollywoodstars.

Aus unternehmerischer Sicht war das für Noel Patton eine mehr als erfreuliche Entwicklung. Dennoch wurde er nicht müde zu erklären, dass kommerzielle Interessen für ihn nicht ausschlaggebend waren, als er die entsprechende Lizenz erwarb. »Ich wollte einfach meinen eigenen Arsch retten – schließlich bin ich 66 Jahre alt«, erklärte er sein Engagement in der deftigen Wortwahl, die wir inzwischen ja auch von anderen amerikanischen Millionären kennen.

Fundiertere Forschungen

Der Hype um Ta-65 löste natürlich auch Bedenken aus. Die sind durchaus nachvollziehbar. 100 Menschen drei Jahre lang zu untersuchen – und das ohne entsprechende Placebogruppe –, entspricht sicherlich nicht den Ansprüchen an gute wissenschaftliche Studien. Die gibt es aber inzwischen auch. Ta-Science, wie die Firma hinter Ta-65 inzwischen heißt, bemüht sich intensiv, den wissenschaftlichen Nachweis für ihr Präparat zu liefern, und kann dafür inzwischen auch eine Reihe fundierter Arbeiten vorlegen.

Mittlerweile ist auch der Verkaufspreis deutlich gesunken, auch wenn Ta-65 noch immer nicht zum Schnäppchenpreis zu haben ist. Die Zahl der Anwender liegt inzwischen bei mehreren Zehntausend. Die Wirkungen, vor allem auf das Immunsystem, sind dabei durchweg positiv. Vor allem aber scheint eine große anfängliche Sorge sich nicht zu bestätigen: Ein erhöhtes Krebsrisiko lässt sich bisher in keiner Gruppe nachweisen. Im Gegenteil: Ta-65 scheint Krebs sogar vorzubeugen. Das mag zunächst erstaunlich erscheinen, wenn man bedenkt, dass Krebszellen ja ihr unkontrolliertes Wachstum der hohen Konzentration von Telomerase verdanken. Es wird allerdings erklärlich, wenn man weiß, dass lange Telomere die DNA vor krebsauslösenden Mutationen schützen und ein verbessertes körpereigenes Abwehrsystem ebenfalls gegen Krebszellen aktiv ist, vor allem in frühen Stadien.

Natürlich gilt auch hier der Satz, der in der Medizin eigentlich immer gilt: Für ein abschließendes Urteil braucht es mehr klinische Studien. Absehbar ist aber bereits jetzt: Die Telomerenforschung und die Einführung von Telomeraseaktivatoren hat der Anti-Aging-Medizin eines ihrer vielversprechendsten neuen Felder eröffnet.

> ## ES IST NICHT ZU WENIG ZEIT, DIE WIR HABEN, SONDERN ES IST ZU VIEL ZEIT, DIE WIR NICHT NUTZEN.
>
> **LUCIUS ANNAEUS SENECA (CA. 1-65 N. CHR.)**

Wie messen?

Über viele Jahre hinweg waren die Erkenntnisse über die Telomerenverkürzung reines Grundlagenwissen: durchaus interessant, aber ohne jede praktische Bedeutung. Weder konnte man die Verkürzung der Telomere messen, noch konnte man ihre Länge beeinflussen. Inzwischen kann man beides.

Eines der führenden Labore, das eine Messung der Telomere anbietet, ist das Life-Length-Institut in Madrid. Mitgründerin des Institutes ist die spanische Molekularbiologin Maria Blasco, die Pionierarbeiten auf dem Gebiet der Telomerenforschung geleistet hat. Lange Zeit hat diese Testung mehr als 500 Euro gekostet. Inzwischen ist sie preiswerter geworden. Die aktuellen Preise und zusätzliche Informationen finden sich auf der Website des Institutes: www. lifelength.com

Wie sich das für gute Wissenschaft gehört, gibt es inzwischen auch einen Gelehrtenstreit darüber, welche Technik für die Messung am besten geeignet ist. Ist es die durchschnittliche Länge der Telomere? Oder bestimmen die jeweils kürzesten

Telomere die Lebenszeit? Die Diskussion darüber ist noch nicht abgeschlossen. Wichtig ist aber auf jeden Fall ein Punkt: Die Telomerenlänge gilt zwar allgemein als Maß für die Langlebigkeit. Keinesfalls sollte dies jedoch so interpretiert werden, dass das Ergebnis nun anzeigt »So viel Lebenszeit bleibt mir noch«. Das wäre nicht nur eine Überinterpretation. Es würde auch nur unnötige Ängste auslösen. Wie wir gesehen haben, ist die Telomerenlänge beeinflussbar. Dies gilt durchaus auch noch für das höhere Lebensalter.

Wie therapieren?

Wie die biologische Uhr in uns tickt, können wir durchaus beeinflussen. Oxidative Belastung, chronische Inflammation und unterschiedliche Arten von chronischem Stress verkürzen die Telomere. Umgekehrt bedeutet dies aber auch: Durch die in den vorangegangenen Kapiteln empfohlenen Maßnahmen zur Bekämpfung dieser Alterungsfaktoren unterstützen wir auch den Erhalt der Telomere.

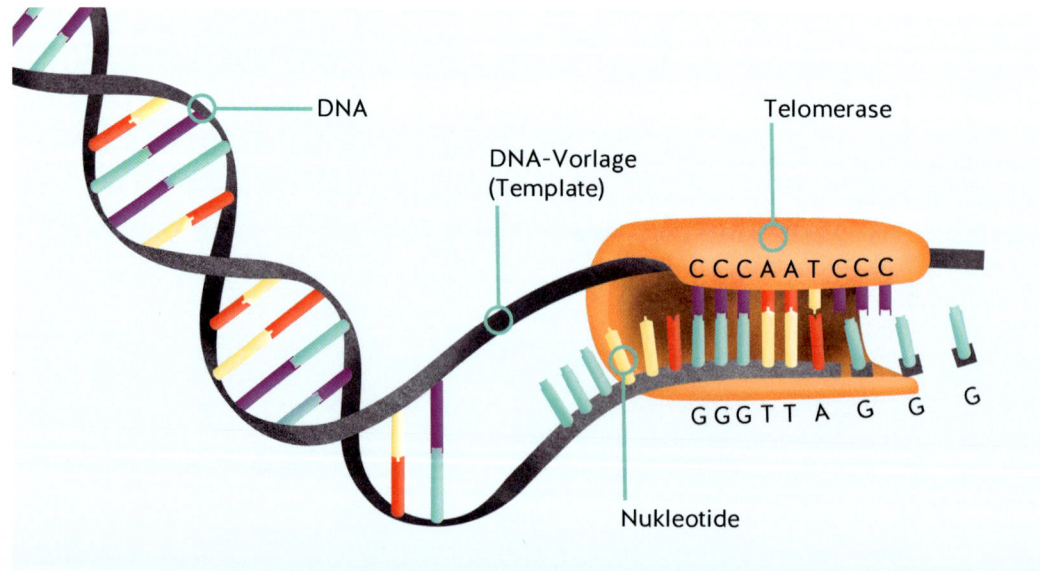

STRAHLENDE GESUNDHEIT

Atomenergie mit ihren Risiken ist vielen Menschen
verständlicherweise nicht ganz geheuer. Allerdings macht
auch hier die Dosis das Gift.

ATOMKRAFT? JA, BITTE!

Die Angst vor der Atomkraft ist weitverbreitet.
Und wie die Ereignisse von Tschernobyl und
Fukushima gezeigt haben, ist diese Angst ja
auch durchaus berechtigt. Die Sorge vor der
Kernenergie bezieht sich dabei allerdings
nicht nur auf mögliche Reaktorunfälle. Große
Befürchtungen gibt es auch bezüglich der
Erhöhung der Belastung durch Niedrigstrah-
lung, die von AKWs ausgeht. Weil dies so ist,
gehören Beschäftigte von Atomkraftwerken
seit Jahrzehnten zu den medizinisch am
besten untersuchten Berufsgruppen. Lange
Zeit herrschte die Sorge vor, dass ihre Tätigkeit an einem solchen Arbeitsplatz zu erhöhten Krebsraten führen würde. Umso überra-
schender waren dann die Ergebnisse von
Langzeitbeobachtungen, die weltweit zu dem
gleichen Ergebnis kamen: Beschäftigte in
Atomkraftwerken haben keine erhöhte, sondern eine nachgewiesenermaßen niedrigere
Krebsrate als die Allgemeinbevölkerung.
Anfangs konnte niemand dieses Phänomen
erklären. In einer politisch sehr aufgeheizten
Debatte machten sich darüber hinaus Forscher, die solche Ergebnisse publizierten,
auch recht schnell unbeliebt. Inzwischen
lässt sich über dieses Phänomen in etwas
ruhigerer Form reden. Vor allem aber lässt
es sich schlüssig erklären.
Die moderate Belastung mit radioaktiver
Strahlung löst im Organismus die bekannten
Reparaturmechanismen aus. Dies ist inzwischen als Strahlen-Hormesis bekannt. Insbesondere die empfindliche DNA wird dadurch
geschützt, dass durch eine vermehrte Telo-
meraseaktivität die Telomere weniger rasch
abgebaut werden. Das ist nicht nur
Krebsprophylaxe. Das ist Anti-Aging pur.

Auch im Hochgebirge lebt es sich länger

Letztlich decken sich die für viele immer noch
sehr irritierenden Ergebnisse der medizinischen Langzeitstudien an AKW-Beschäftigten
aber auch mit anderen Beobachtungen.
Bergvölker beziehungsweise Menschen, die
im Hochgebirge leben, zeichnen sich häufig
durch eine besonders stabile Gesundheit und
eine hohe Lebenserwartung aus. Auch das ist
überraschend. Denn je höher man sich über
dem Meeresspiegel befindet, desto ausgeprägter ist die sogenannte Hintergrundstrah-
lung, also die Belastung unseres Organismus
durch natürliche radioaktive Strahlung. Das
Hormesis-Prinzip macht wieder einmal klar,
was passiert: Die leicht erhöhte Strahlungsbe-
lastung im Hochgebirge ist für unsere Zellen
ein zusätzlicher Stressreiz. Der wiederum
versetzt sie in einen Zustand erhöhter Wach-
samkeit und fährt ihre Reparatursysteme
hoch. Nun muss man sich zur Lebensverlängerung nicht unbedingt noch schnell für einen
Job im Atomkraftwerk bewerben. Ein Urlaub
in den Bergen tut es auch. Da ist auch meistens die Aussicht schöner.

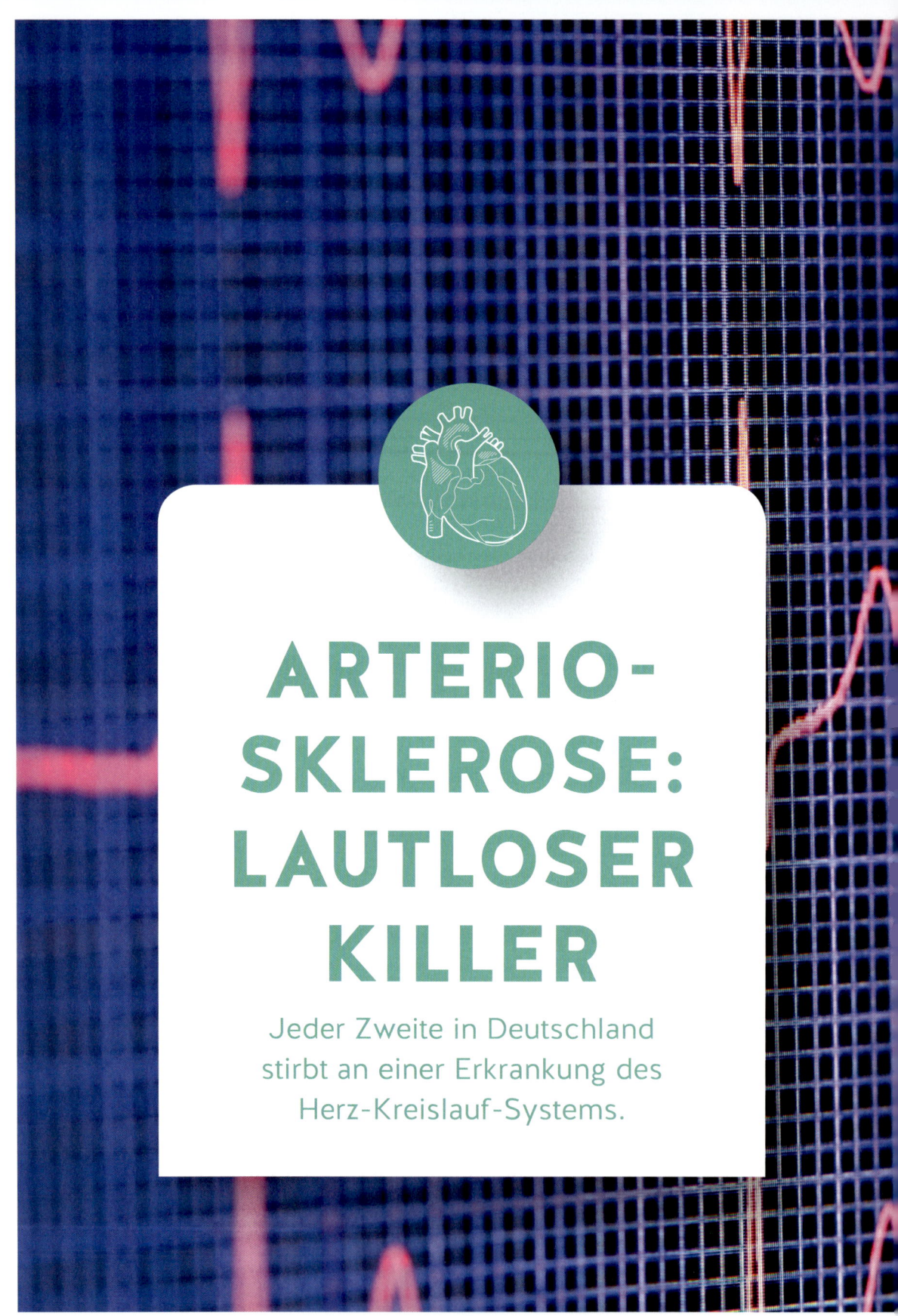

ARTERIO-SKLEROSE: LAUTLOSER KILLER

Jeder Zweite in Deutschland stirbt an einer Erkrankung des Herz-Kreislauf-Systems.

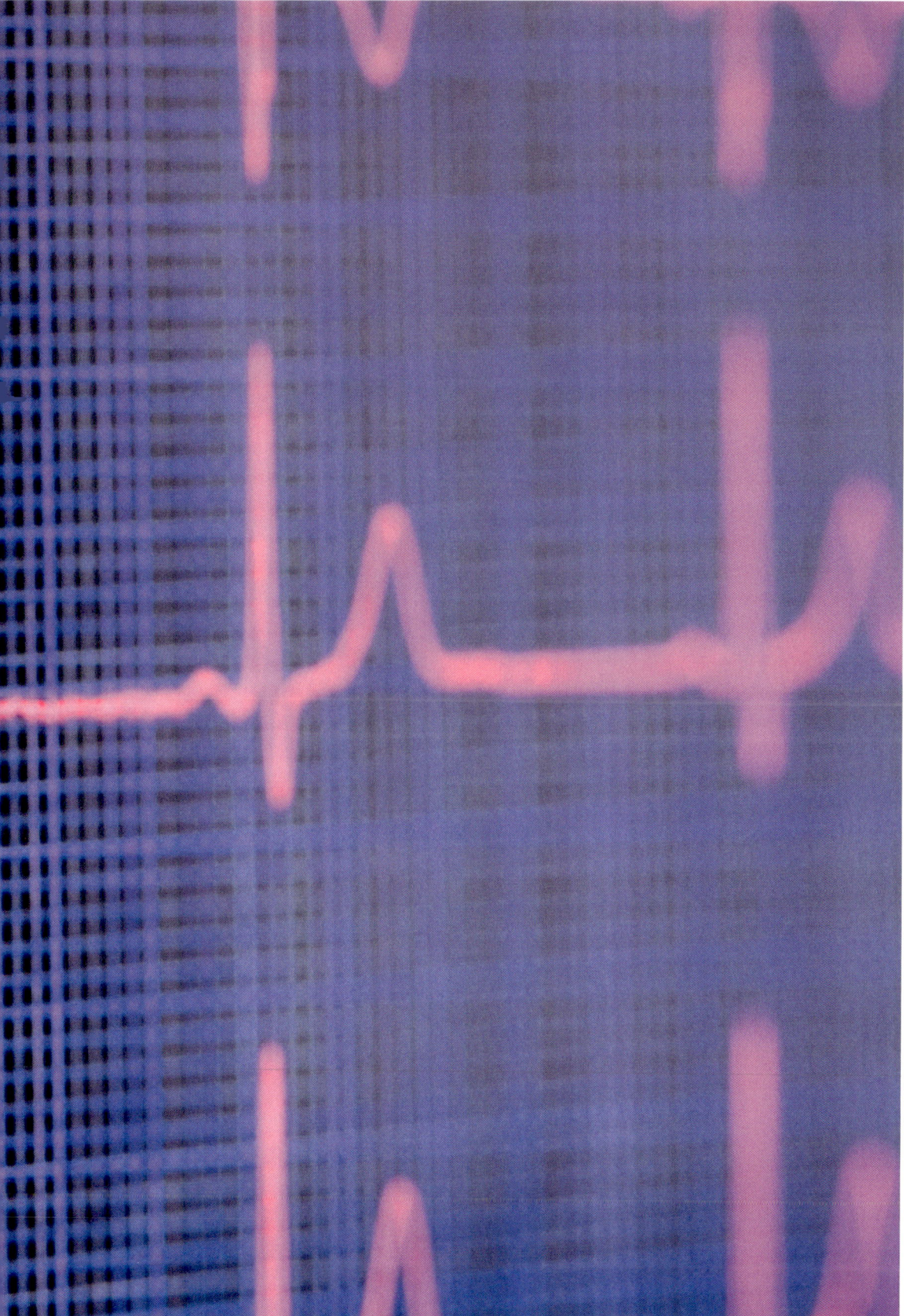

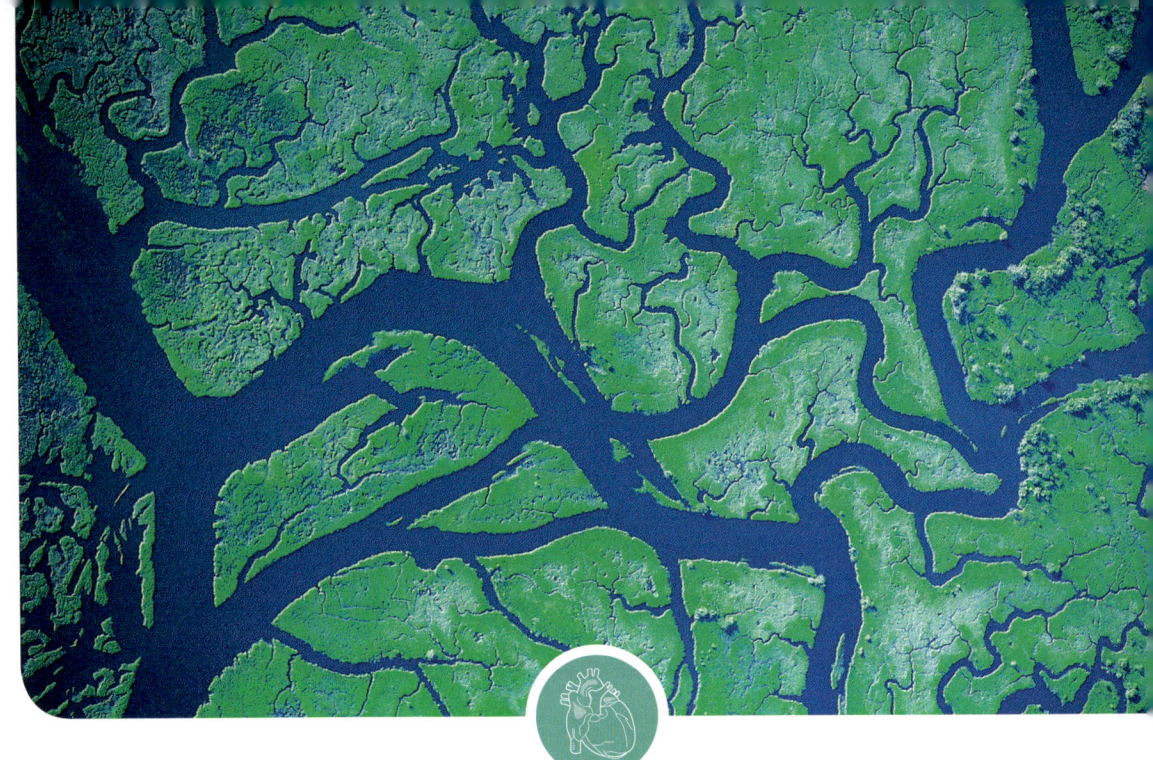

DAS VERSORGUNGSNETZWERK DES KÖRPERS

Arteriosklerose ist die zunehmende Verhärtung und Verkalkung unserer Blutgefäße. Sie beeinträchtigt das körpereigene Transportsystem und kann darüber hinaus weitere schwere Folgen haben.

E ine Arteriosklerose hat keineswegs nur Bedeutung für das Herz und das Gefäßsystem, sie kann vielmehr alle Bereiche des Körpers beeinträchtigen.

Über die Blutgefäße wird unser gesamter Organismus – jedes Organ und jedes Gewebe – mit Sauerstoff und Nährstoffen versorgt. Sind die Gefäße in ihrer Funktion und Leistungsfähigkeit beeinträchtigt, so leiden alle anderen Teile unseres Körpers mit. Denn ein Organ beziehungsweise Gewebe, das nur unzureichend durchblutet und versorgt ist, kann nicht optimal funktionieren.

Es ist ein oft gehörter Satz, aber er trifft immer noch zu: Der Mensch ist so alt wie seine Gefäße. Dies bedeutet aber auch: Gelingt es, die Blutgefäße intakt zu halten, so profitieren davon alle anderen Bereiche unseres Körpers ebenso. Und damit wären wir aber auch bereits bei der guten Nachricht: Für die Gesundheit unserer Blutgefäße können wir einiges tun.

TAG FÜR TAG, SEKUNDE FÜR SEKUNDE

Schauen wir uns zunächst einmal an, was unser Herz-Kreislauf-System so alles vollbringt, solange es optimal funktioniert.

Das Herz gibt den Takt vor

Im Mittelpunkt dieses Systems steht das Herz. Wo Verliebte den Sitz ihrer großen Gefühle verorten, wird in Wirklichkeit hart gearbeitet: Das Herz ist ein ungeheuer leistungsfähiges Pumpsystem. Jede Minute bewegt es rund fünf Liter Blut durch unseren Körper. Im Laufe eines 80-jährigen Menschenlebens summiert sich das auf rund 185 Millionen Liter. Dazu hat das Herz dann etwa drei Millionen Mal geschlagen – und zwar ohne Pause. Es gibt derzeit keinen von Menschen konstruierten Motor, der unserem Herz an Ausdauer und Zuverlässigkeit ebenbürtig wäre, und das wird auch noch lange so bleiben.

Transportnetzwerk Blutgefäße

Damit das Blut auch in die letzten Winkel unseres Körpers gelangt, braucht es ein weitreichendes Netz von Blutgefäßen. Ausgehend von der fast drei Zentimeter breiten Körperschlagader, der Aorta, verzweigen sich dazu die Arterien immer weiter, bis sie schließlich zu kaum noch sichtbaren Kapillaren werden – den Haargefäßen, an denen der Sauerstoffaustausch stattfindet. Etwa 40 Milliarden solcher Kapillare haben wir in unserem Körper. Der Begriff »Haargefäße« ist dabei eigentlich schon eine grobe Übertreibung. Der Durchmesser dieser Kapillare beträgt 0,007 Millimeter. Das entspricht in etwa einem Zehntel des Durchmessers eines menschlichen Haares. Würde man alle Blutgefäße unseres Körpers hintereinanderlegen, so ergäbe dies eine Länge von 100 000 Kilometern – die würde zweieinhalbmal um die Erde reichen.

24-Stunden-Lieferservice: das Blut

Der ganze Aufwand hat vor allem das Ziel, unseren Organismus mit Blut zu versorgen. Und Blut ist – wie Goethe im »Faust« seinen Mephisto sagen lässt – ein ganz besonderer Saft. Blut transportiert nicht nur über die roten Blutkörperchen den Sauerstoff in das Gewebe. Es nimmt gleichzeitig auch das Kohlendioxid, das bei der Verbrennung des Sauerstoffs als Abfallprodukt anfällt, wieder zurück zur Lunge, wo es abgeatmet wird. Darüber hinaus werden auch die aus der Verdauung gewonnenen Nährstoffe wie Zucker, Eiweiße und Fette an die Zellen geliefert. Die entsprechenden Stoffwechsel- und Abfallprodukte werden im Gegenzug ebenfalls wieder mit abtransportiert. Über die weißen Blutkörperchen und eine Vielzahl von Antikörpern steuert das Blut ganz wesentlich unser Immunsystem. Die Blutplättchen und zusätzliche gerinnungsaktive Substanzen sorgen schließlich dafür, dass bei Verletzungen auftretende Blutungen rasch gestillt werden.

GEFÄSSWÄNDE IN GEFAHR

Eine ganz besondere Aufgabe kommt im Netzwerk des Blutkreislaufs den Gefäßwänden zu. Nach allem, was wir nun erfahren haben, sind Blutgefäße sehr viel mehr als ein simples System von Röhren, das Blut durch unseren Körper

ALT ZU WERDEN IST EIN GANZ MIESES GESCHÄFT. ICH KANN NUR DAVON ABRATEN.

WOODY ALLEN (*1935)

transportiert. Vielmehr findet über sie ein permanenter Austausch mit der Umgebung statt, also mit Organen und Geweben. Aufgebaut sind die Blutgefäße aus drei Schichten.

- Der mengenmäßig größte Teil entfällt auf die mittlere Schicht, die hauptsächlich aus Muskulatur und elastischem Bindegewebe besteht. Sie erlaubt es den Blutgefäßen, sich zu weiten oder zusammenzuziehen und so die unterschiedlichen Drucke, mit denen das Blut aus dem Herzen gepumpt wird, auszugleichen.
- Die äußere Schicht ist eine lockere Hülle aus Bindegewebe, die im Wesentlichen dazu dient, die Blutgefäße in ihrer Umgebung einzubetten und zu verankern.
- Von ganz besonderer Bedeutung ist die innere Auskleidung der Blutgefäße, die sogenannte Endothelschicht. Auf der einen Seite schützt sie die Blutgefäße gegen Schädigungen, ganz ähnlich wie die Teflonbeschichtung einer Pfanne. Auf der anderen Seite muss sie aber auch Sauerstoff und Nährstoffe passieren lassen. Die Endothelschicht ist also eine Art selektierende Barriere. Schließlich ist es auch die Endothelmembran, die an die Muskelschicht der Blutgefäße die Information gibt, sich zu weiten oder zu verengen und so den Blutdruck konstant zu halten.

Sensibel und störanfällig

Unsere Blutgefäße sind also hochkomplexe Systeme. Und komplexe Systeme – das wissen wir auch aus sehr vielen anderen Bereichen – sind störanfällig. Die Hauptstörung, welche die Blutgefäße betrifft, heißt Arteriosklerose.

Lange Zeit hatte man bezüglich der Entstehung von Arteriosklerose ein sehr klares Konzept. Blutgefäße waren danach wie eine Wasserleitung, wie sie in Form eines biegsamen Schlauches zum Beispiel unsere Spülmaschinen versorgt. Nach und nach setzt sich an der Innenwand dieser Leitung immer mehr Kalk ab. Irgendwann ist dann die Leitung völlig verstopft. Für den Spülmaschinenbetrieb bedeutet dies das Aus. Für unseren Körper bedeutet der entsprechende Vorgang einen Herzinfarkt oder Schlaganfall.

Wie verläuft eine Schädigung?

Inzwischen sieht man das Geschehen deutlich differenzierter. Danach spielt sich bei der Arteriosklerose Folgendes ab: Am Anfang steht eine Schädigung der Endothelschicht, also der Innenauskleidung der Blutgefäße. Grund für eine solche Schädigung können zum Beispiel ein hoher Blutdruck sein, giftige Substanzen aus dem Zigarettenrauch oder auch eine Fettstoffwechselstörung. Durch die nun entstandenen kleinen Lücken in der Endothelschicht gelangen Moleküle von LDL-Cholesterin (siehe Seite 77) in die Gefäßwand. Ganz besonders gilt dies für Cholesterinmoleküle, die oxidativ verändert sind.

Diese oxidierten LDL-Moleküle in der Gefäßwand aktivieren nun unser Immunsystem. Das schickt spezielle Abwehrzellen, die das Cholesterin auffressen sollen. Das klingt reichlich simpel und auch etwas martialisch, trifft aber den Sachverhalt ziemlich genau. In der Tat werden diese Zellen auch in der medizinischen Fachsprache als »Riesenfresszellen« (Makrophagen) bezeichnet.

Das alles fällt noch unter die übliche Rubrik von »Schaden und Schadensbehebung«, wie sie sich permanent in unserem Körper abspielt. Ein Problem entsteht vor allem dann, wenn sich zu viel Cholesterin in der Gefäßwand befindet. Dann nämlich sind die Makrophagen überfordert. Sie überfressen sich im wahrsten Sinne des Wortes und gehen an den vielen Fettbestandteilen in ihren Zellkörpern zugrunde. Im Mikroskop zeigen sich die überfressenen Makrophagen dann als sogenannte »Schaumzellen«. Der Schaum besteht aus vielen kleinen Fetttröpfchen. Bei einer Untersuchung der Gefäße lassen sich nun bereits charakteristische »Fettstreifen« (fatty streaks) in der Gefäßwand nachweisen. Sie sind die Frühform der späteren arteriosklerotischen Plaques (siehe Abbildung). Diese Fettstreifen rufen nun weitere Immunzellen auf den Plan. Es entsteht eine chronische Entzündung der Gefäßwand. Die ständig größer werdende Ansammlung von Fetten und Zellresten wird jetzt durch eine Hülle aus Bindegewebe und Muskelzellen umschlossen. Es bildet sich ein sogenannter arteriosklerotischer Plaque, der in der Regel dadurch zusätzlich stabilisiert wird, dass er Kalzium einlagert. Daher stammt der Begriff Gefäßverkalkung.

Die arteriosklerotischen Plaques engen nun das Gefäß ein. Das beeinträchtigt natürlich die Versorgung mit Blut und Nährstoffen und begünstigt den Bluthochdruck, der seinerseits wiederum schädigend auf die Gefäße wirkt. Wieder einmal ist ein klassischer Teufelskreis entstanden.

Wie die Entwicklung der Arteriosklerose voranschreitet, zeigt anschaulich die Abbildung unten.

Zeitbombe im Gefäß

Doch damit nicht genug. Die Plaques sind zum Blutstrom hin mit einer feinen Zellkappe überzogen. Die ist mehr oder weniger stabil. Ist sie weniger stabil, so kann sie einreißen, man spricht dann von einer Plaqueruptur. Der Inhalt des Plaques wird in diesem Fall in die Blutbahn geschwemmt, verbindet sich mit den zirkulierenden Blutplättchen und wird als Thrombus (Pfropf) weitergespült. Da Arterien sich im Verlauf des Blutstroms verzweigen und daher immer enger werden, gelangt dieser Thrombus dann irgendwann an einen Punkt, wo er das gesamte Blutgefäß blockiert. Die dahinterliegenden Gewebeareale werden nun nicht mehr mit Sauerstoff versorgt und sterben in kürzester Zeit ab. Genau das ist es, was bei einem Infarkt passiert. Der kann sich am Herzen, im Gehirn oder auch an anderen Organen unseres Körpers abspielen.

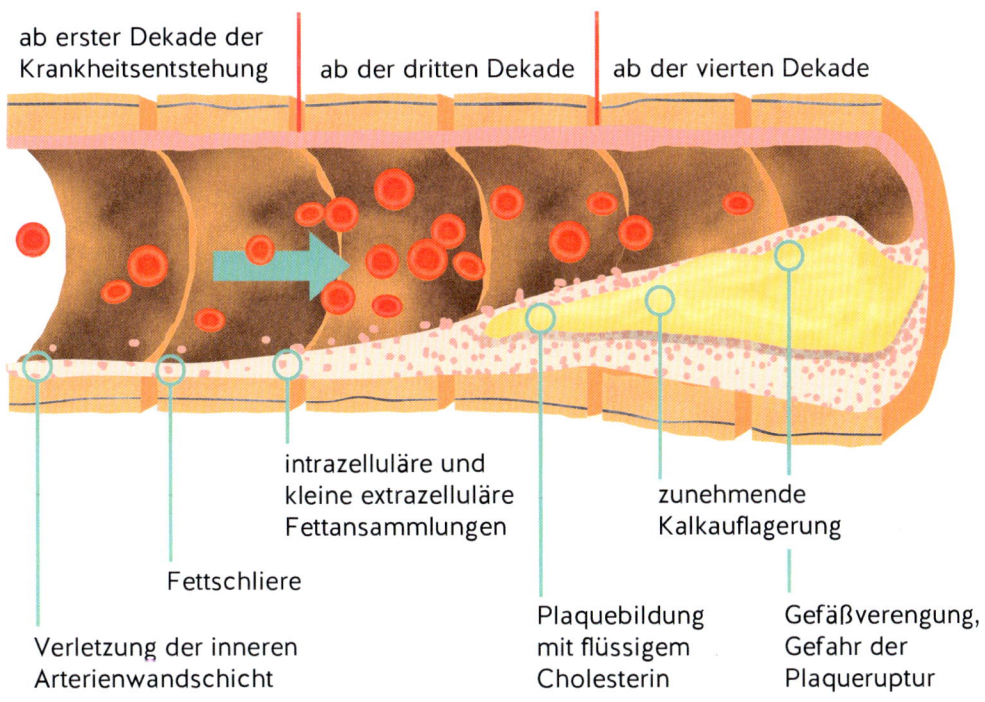

ab erster Dekade der Krankheitsentstehung | ab der dritten Dekade | ab der vierten Dekade

intrazelluläre und kleine extrazelluläre Fettansammlungen

zunehmende Kalkauflagerung

Fettschliere

Verletzung der inneren Arterienwandschicht

Plaquebildung mit flüssigem Cholesterin

Gefäßverengung, Gefahr der Plaqueruptur

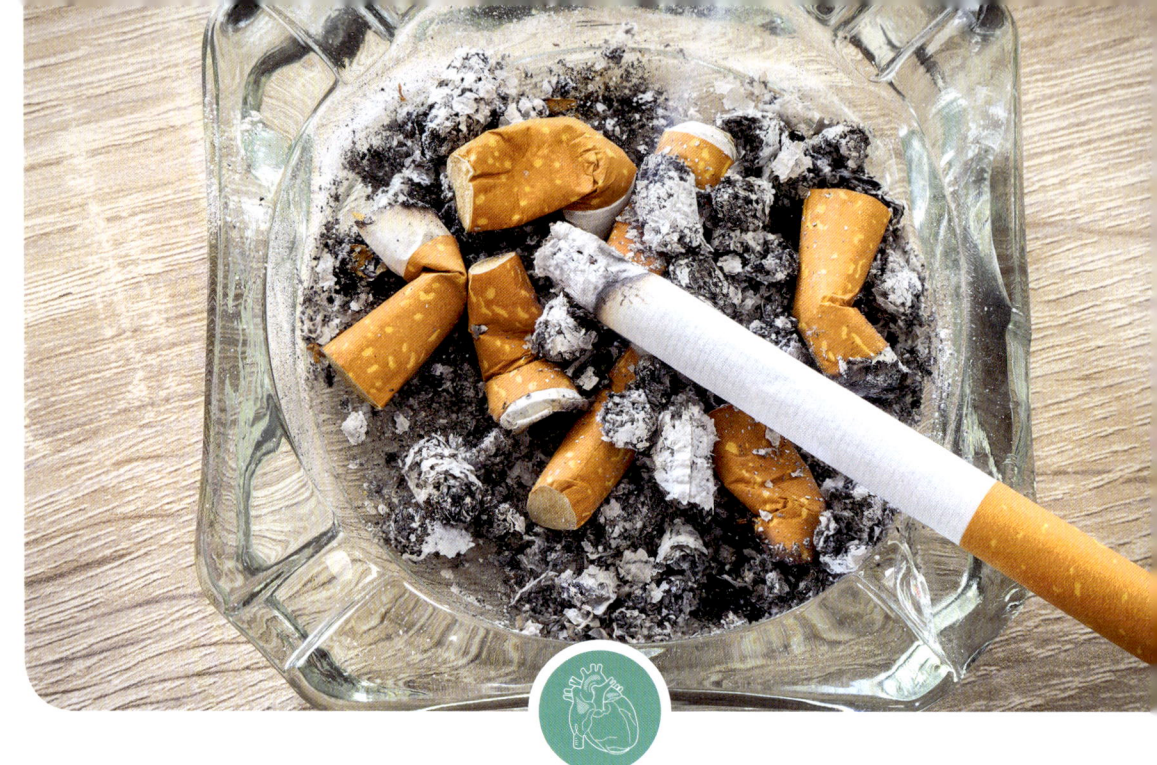

DIE ALTMACHER UNSERER GEFÄSSE

Das Wissen um die Vorgänge bei arteriosklerotischen Veränderungen der Blutgefäße eröffnet uns Möglichkeiten, gezielt vorzubeugen.

W ir wissen nun: Die Arteriosklerose ist nicht die Folge einer langsamen Kalkablagerung einfach wie bei einer Wasserleitung. Sie ist vielmehr das Ergebnis vielfältiger Schädigungen und Veränderungen der Gefäßwand. Entscheidende Rollen spielen dabei jene Faktoren, die wir im ersten Kapitel bei den »sieben Säulen des Alterns« bereits als fundamentale Prozesse der biologischen Alterung besprochen haben, nämlich Oxidation, Inflammation und Glykosylierung.

Das verbesserte Verständnis der Entstehung einer Arteriosklerose hilft uns aber nicht nur, diese besser zu diagnostizieren. Es ermöglicht auch völlig neue Strategien der Vorbeugung. Aber ich muss Sie hier gleich enttäuschen: Diese Strategien gibt es nicht in Tablettenform. Sie haben überwiegend etwas mit konsequenten Veränderungen des Lebensstils zu tun, die, einmal selbstverständlich geworden, langfristig beibehalten werden. Nur Mut – lesen Sie, was Ihre Gefäße bedroht, und finden Sie Perspektiven, um sie zu schützen!

RAUCHEN: DOPPELTE SCHÄDIGUNG

Es tun glücklicherweise immer weniger – dennoch muss das Rauchen auch weiterhin an erster Stelle genannt werden, wenn es um die Risikofaktoren für unsere Blutgefäße geht. Den Inhalt einer Zigarette zu verbrennen und die dabei freigesetzten Schadstoffe in die Lunge zu inhalieren, bedeutet, den Organismus mit Giften geradezu zu überfluten. Mehr als 100 verschiedene Giftstoffe wurden inzwischen neben dem Nikotin im Zigarettenrauch nachgewiesen. Die greifen die Endothelschicht der Blutgefäße teilweise direkt an und rauen diese auf. Das ist in etwa so, als würde man auf der Teflonbeschichtung einer Pfanne ständig mit einer Gabel herumkratzen oder mit Stahlwolle herumschrubben: Eine Schutzschicht, die dauernd geschädigt wird, schützt irgendwann nicht mehr.

Tür und Tor dem Risiko geöffnet

Immer mehr Cholesterinmoleküle dringen nun in die Gefäßwand ein. Dabei sind es vor allem die oxidierten LDL-Partikel (siehe Seite 77), die den größten Schaden verursachen. Damit kommt ein weiterer Faktor hinzu, der den Zigarettenkonsum so gefährlich macht: Durch das Rauchen werden massenhaft hochaggressive freie Radikale produziert, die das LDL-Cholesterin oxidieren lassen. Wir haben es also gleich mit einem doppelten Angriff auf die Gefäßwand zu tun. Auf der einen Seite wird die Schutzschicht durchlöchert, auf der anderen Seite werden die Angreifer zusätzlich gefährlich gemacht. Für ein zweifelhaftes Vergnügen zahlen die Raucher also einen hohen Preis. Um durchschnittlich zehn Jahre verkürzt sich ihre Lebenszeit. Dabei legen die Studien der letzten Jahre nahe, dass die Lebensverkürzung bei rauchenden Frauen sogar noch drastischer ausfällt. Hieße dieses Buch nicht »15 Jahre länger leben«, sondern »10 Jahre früher sterben«, könnte man den Inhalt in einem einzigen Satz zusammenfassen: Rauchen Sie täglich eine Packung Zigaretten.

ÜBERGEWICHT: WENIGER WÄRE MEHR …

Übergewicht wird immer mehr zu einer »globalen Epidemie«. Das zumindest verkündet warnend die Weltgesundheitsorganisation (WHO). Waren es vor einigen Jahrzehnten noch hauptsächlich die Bewohner der westlichen Welt, die an ihren zusätzlichen Pfunden litten, so sehen wir inzwischen eine dramatische Zunahme von Übergewicht auch in China, den arabischen Staaten und sogar in vielen afrikanischen Ländern. Grund ist vor allem die Tatsache, dass unsere genetische Ausstattung und unser Lebensstil einfach nicht mehr zusammenpassen. Unsere Gene sind immer noch die, mit denen der Homo sapiens bereits vor mehr als 100 000 Jahren ausgestattet wurde. Unsere Vorfahren lebten die meiste Zeit als Jäger und Sammler. Das war ein überaus mühsamer Job. Zumeist bedeutete es, stundenlang auf Nahrungssuche herumzustreifen. Nicht selten blieb das Jagdglück aus. Dann bestand das Abendessen nur aus ein paar Wurzeln oder Beeren.

Zurück zu den Wurzeln – jedenfalls ein bisschen

Ein Leben wie Ötzi wollen wir heute nicht mehr unbedingt führen. Dennoch beinhaltet die steinzeitliche Lebensweise vieles von dem, was Präventiv- und Anti-Aging-Mediziner empfehlen: reichlich Bewegung und Reduzierung von Kalorien, am besten in Form des intermittierenden Fastens (siehe Dinner-Cancelling, Seite 45).
Diese Empfehlungen fallen allerdings nur selten auf fruchtbaren Boden. Die Wirklichkeit sieht zumeist sehr viel anders aus. Statt herumzulaufen, verbringen wir den größten Teil des Tages sitzend. Zu essen gibt es auch jederzeit mehr als genug. Wir wissen nicht, ob unsere Vorfahren im Jahr 100 000 vor Christus bereits eine Vorstellung vom Paradies hatten. Falls sie sich etwas Entsprechendes erträumten, sah es wahrscheinlich in etwa so aus wie unsere Gegenwart.

Positive Energiebilanz: Gesundheit in den Miesen

Für die paradiesischen Zustände müssen wir modernen Menschen einen hohen Preis zahlen. Der besteht im Wesentlichen aus Übergewicht und den damit verbundenen Folgekrankheiten. Über die Entstehung von Übergewicht werden seit Jahren dicke und dünne Bücher geschrieben und vielfältige Theorien verbreitet. Die sind wissenschaftlich mehr oder weniger fundiert, gelegentlich durchaus originell, manchmal auch ziemlich abstrus. Letztendlich lässt sich das Problem in zwei Sätzen zusammenfassen: Übergewicht ist immer die Folge einer positiven kalorischen Bilanz. Werden mehr Kalorien zugeführt als verbraucht werden, so wird die überzählige Energie in Form von Fettgewebe gespeichert. Fertig. Verbraucht wird Energie zum einen durch den sogenannten Grundumsatz. Dazu gehört die für die Aufrechterhaltung unserer Körpertemperatur und das Funktionieren der inneren Organe benötigte Energie. Ein darüber hinausgehender Verbrauch von Energie (Leistungsumsatz) ist nur durch vermehrte Bewegung möglich.

Energie zu speichern, ist eigentlich auch nicht mehr notwendig. Denn Notzeiten, in denen Nahrung knapp und Energiereserven wichtig waren, kommen im Alltag der meisten heute hierzulande lebenden Menschen nicht mehr vor. Dennoch laufen wir immer noch durch die Lebensmittelabteilungen unserer Supermärkte mit der tief sitzenden Angst des Neandertalers vor der nächsten Hungersnot. Genauso ernähren wir uns auch. Die Fettgewebsspeicher werden zwar kontinuierlich gefüllt, aber kaum noch entleert.

Warum das so gesundheitsschädlich ist, haben wir im Abschnitt über die chronische Entzündung ausführlich beschrieben (siehe ab Seite 22). Fettgewebe ist eben sehr viel mehr als nur ein Speicherplatz für überzählige Kalorien. Es ist ein aktives endokrines – also hormonproduzierendes – Organ. Vor allem produziert es massenhaft proinflammatorische Zytokine (siehe Seite 23). Wer viel Fett mit sich herumträgt, hat eine ständige Quelle chronischer Entzündungen im Körper. Das schädigt die Blutgefäße und erhöht das Risiko für Herzinfarkt und Schlaganfall. Es lässt im Übrigen auch das Risiko für viele andere Erkrankungen steigen. Viele Krebsarten und auch die Demenz gehören dazu. Bei leichtem Übergewicht (BMI von 25 bis 27) sind wir inzwischen etwas weniger streng. Wer aber eine Adipositas hat (BMI über 30), der verkürzt sein Leben um viele Jahre.

CHOLESTERIN: GUT ODER BÖSE?

Um das Thema Cholesterin hat es in den letzten Jahren sehr kontroverse Diskussionen gegeben. Populärwissenschaftliche Bücher mit Titeln wie »Die Cholesterin-Lüge« stellen immer wieder die These auf, dass die Blutfette mit der Entstehung einer Arteriosklerose überhaupt nichts zu tun hätten. Die ganze Aufregung um das Cholesterin sei im Wesentlichen eine Erfindung der Pharmaindustrie, um teure und unnötige Medikamente zu verkaufen. Das ist ziemlicher Unsinn.

Die Wahrheit liegt in der Mitte

Cholesterin ist nicht der einzige und vielleicht auch nicht der wichtigste Risikofaktor für eine Arteriosklerose. Man kann auch darüber streiten, ob Cholesterinsenker nicht gelegentlich allzu schnell verordnet werden. Völlig zu Recht sind einige der früher verpönten »Cholesterinbomben« in unserer Nahrung, wie Eier oder Butter, ernährungsmedizinisch inzwischen rehabilitiert. Nur eines ist absolut unseriös: daraus abzuleiten, das Cholesterin spiele für die Arteriosklerose überhaupt keine Rolle. Das tut es nämlich sehr wohl. Schauen wir uns zunächst einmal an, was Cholesterin eigentlich ist. Es handelt sich dabei um eine fettlösliche Substanz, einen sogenannten polyzyklischen Alkohol, die im Körper unterschiedliche Funktionen erfüllt. Im Wesentlichen dient Cholesterin als Baumaterial für die Zellwände. Es ist aber auch die Ausgangssubstanz, aus der alle Geschlechtshormone aufgebaut werden. Gebildet wird es zum allergrößten Teil vom Körper selbst, und zwar in unserer Leber. Das über die Nahrung zugeführte Cholesterin macht nur einen relativ kleinen Anteil des Gesamtcholesterins aus.

LDL und HDL

Um an seinen Einsatzort zu gelangen, bedient sich das Cholesterin spezieller Transportsysteme. Dabei handelt es sich um Eiweiße. Die entsprechenden Verbindungen unterschiedlicher Moleküle bezeichnet man als Lipoprotein. Im Wesentlichen sind es zwei Lipoproteine, die für den Cholesterintransport verantwortlich sind:

- Das Low Density Lipoprotein (LDL) bringt das Cholesterin von der Leber ins Blut und von dort an die Stelle, wo es verwendet werden soll.
- Das High Density Lipoprotein (HDL) nimmt überflüssiges oder abgebautes Cholesterin auf und transportiert es zurück zur Leber.

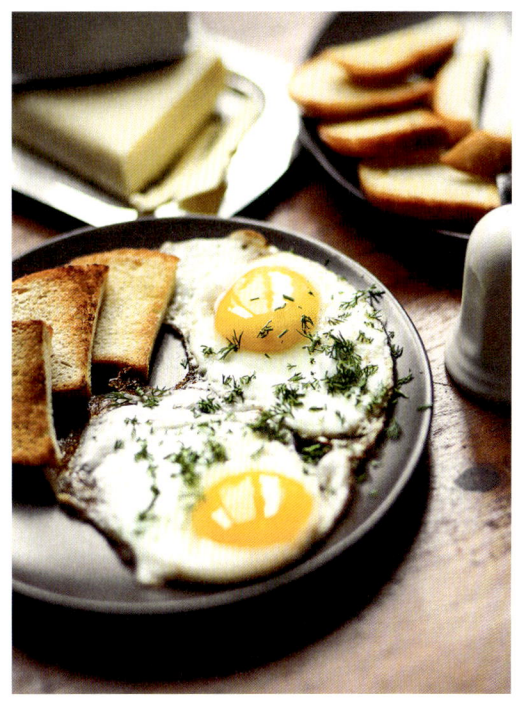

Beides ist wichtig. Aber ausgehend von der Tatsache, dass die Cholesterinspiegel heute allgemein zu hoch sind, ist das LDL-Cholesterin bekannt als das »schlechte Cholesterin«, weil es die Cholesterinkonzentration im Blut erhöht. Dagegen gilt das HDL-Cholesterin als das »gute Cholesterin«, denn es transportiert das Blutfett wieder ab. Vor diesem Hintergrund ist es einleuchtend, dass das sogenannte Gesamtcholesterin nur wenig über eine mögliche Gefährdung aussagt und nicht das Kriterium für eine medikamentöse Therapie sein sollte. Entscheidend ist vielmehr das Verhältnis von HDL- zu LDL-Cholesterin. Der HDL-Spiegel sollte dabei idealerweise über 50 mg/dl liegen, der LDL-Spiegel sollte 130 mg/dl nicht überschreiten. Wichtig ist aber auch noch ein anderer Aspekt. Für die Gefäßwand schädigend wirkt das LDL-Cholesterin vor allem dann, wenn es oxidiert. Erst diese oxidierte Form des Cholesterins verursacht jene Kaskade von Immunabwehr, chronischer Entzündung und Plaquebildung, die für die Arteriosklerose typisch ist. Neben der Absenkung der Cholesterinspiegel ist also der Schutz vor Oxidation ein weiterer Ansatz, der Arteriosklerose vorzubeugen. Wie man das am besten macht, wissen wir inzwischen auch schon: nicht wie früher empfohlen über die Zufuhr hoch dosierter antioxidativer Vitamine, sondern über die Aktivierung der körpereigenen antioxidativen Enzymsysteme. Und die aktiviert man am besten mit dem Hormesis-Prinzip, das diesem Buch zugrunde liegt.

ZUCKER: KLEBRIGE SACHE

Hat man sich in der Arterioskleroseforschung lange Zeit fast ausschließlich auf die Blutfette konzentriert, so gerät jetzt mehr und mehr der Blutzucker in den Fokus des Interesses. Eigentlich ist es verwunderlich, dass das so lange gedauert hat. Denn welch verheerende Wirkungen der Zucker auf unser Gefäßsystem hat, kann man schon seit vielen Jahren an einer großen Patientengruppe sehen. In Deutschland leben rund acht Millionen Diabetiker, Menschen mit chronisch zu hohem Blutzucker. Fast alle weisen Gefäßschäden auf. Die Schäden beruhen dabei auf unterschiedlichen Ursachen. Bereits erwähnt haben wir den engen Zusammenhang zwischen Zucker und Insulin-stoffwechsel. Ständig überhöhte Blutzuckerspiegel führen zu chronisch erhöhten Insulinspiegeln. Die wiederum ziehen die Ausbildung einer Insulinre-sistenz nach sich, der Grundlage des gefürchteten metabolischen Syndroms (siehe Seite 19).

Im Abschnitt über den Alterungsfaktor Glyko-sylierung haben wir aber auch darauf hingewiesen, dass Zucker nicht nur ein Brennstoff, sondern auch ein Klebstoff ist (siehe ab Seite 16). Das wirkt sich auf die Blutgefäße gleich doppelt negativ aus. Zum einen verkleben Zucker die winzigen Trans-portkanäle der Endothelschicht, die für den Aus-tausch von Sauerstoff wichtig sind. Zum anderen ist Zucker insbesondere dafür bekannt, dass er Eiweiße verklebt und damit altern lässt. Dafür gibt es den treffenden Ausdruck der AGE-Proteine, über die wir auf Seite 16 bereits gesprochen haben. Genau dies tut Zucker auch mit den Eiweißen in der Muskelschicht der Blutgefäße, also mit dem Kollagen und Elastin. Die sind vor allem für die Dehnbarkeit und die Elastizität der Gefäße verant-wortlich. Geht diese verloren, werden diese Gefäße zunehmend starr und unflexibel. Es ist eben nicht nur eine Verkalkung, die für die Arteriosklerose verantwortlich ist. Es ist auch eine Verzuckerung.

BLUTHOCHDRUCK: NACHLASSENDE ELASTIZITÄT

Unsere Blutgefäße müssen viele Aufgaben erfüllen. Dazu gehört auch, dass sie aktiv an einem mög-lichst stabilen inneren Druckprofil arbeiten. Unser Herz ist ja im Wesentlichen eine Pumpe. Das bedeutet auch, dass das Blut nicht einfach gleich-mäßig durch unseren Körper zirkuliert. Vielmehr wird beim Zusammenziehen des Herzens (der Systole) eine große Menge Blut unter hohem

Druck in das Gefäßsystem gepumpt. Bei der anschließenden Erschlaffung (der Diastole) ist der Druck dann deutlich niedriger. Aufgabe der Blut-gefäße ist es nun, diese sehr unterschiedlichen Drucke in einen möglichst gleichmäßigen Gesamt-druck umzuwandeln. Dazu nutzt unser Gefäßsys-tem im Wesentlichen seine Muskelschicht. Die muss dafür vor allem eines sein: elastisch. Die Muskelfasern selbst, wie auch das aus den Struk-turproteinen Kollagen und Elastin bestehende Stützgerüst, verfügen in jungen Jahren über die notwendige Dehnbarkeit. Lagern sich aber zuneh-mend Fett und Kalk in den Gefäßwänden ab und wird das Kollagen durch Zucker verklebt, so nimmt diese Elastizität ab. Die Gefäße werden härter, starrer und enger. Daraus entsteht der Risikofaktor Bluthochdruck.

Für den gibt es noch andere Ursachen. Genetische Faktoren spielen eine Rolle. Ein zu hoher Salzkon-sum kann das Blutvolumen erhöhen, was ebenfalls den Gefäßdruck steigert. Im Wesentlichen sind aber die Verkalkungen und Verzuckerungen der Gefäßwände verantwortlich. Hauptrisiko dafür ist ein alter Bekannter: das biologische Altern.

Gefährliche Wechselwirkung

Bei einem 80-Jährigen liegt der Blutdruck im Durchschnitt um 20 bis 30 mmHg höher als bei einem 20-Jährigen. Das ist nicht zuletzt auch des-halb gefährlich, weil der Bluthochdruck seinerseits die Gefäße schädigt. Die so wichtige innere Gefäß-schicht, das Endothel, reißt durch den hohen Druck leicht ein. Das Blut versucht dann die ent-sprechenden Verletzungen durch die Einlagerung von Blutplättchen zu reparieren. Das allerdings begünstigt Blutgerinnsel, die dann wiederum als Thromben verschleppt werden.

Gelegentlich kann ein arteriosklerotisch geschä-digtes Blutgefäß unter einem hohen Blutdruck auch platzen, ganz ähnlich wie eine Rohrleitung, die unter zu hohem Wasserdruck steht. Das Resul-tat ist dann eine starke, oftmals lebensbedrohliche

Blutung. Auch hinter einem Schlaganfall steht in vielen Fällen eine derartige Blutung.

Eine Gefahr kommt selten allein

Wieder einmal begegnen wir hier einem Prinzip, das bei vielen Alterserkrankungen auftritt. Wenn Risikofaktoren zusammenkommen, dann summieren sie sich nicht nur: Sie potenzieren sich. Liegen zwei Risikofaktoren vor (etwa Übergewicht und Rauchen), so verdoppelt sich das Risiko nicht, sondern es wird vervierfacht. Kommt dann ein dritter Risikofaktor hinzu (zum Beispiel ein Diabetes), sind wir bereits beim achtfachen Risiko. Wenn man dann noch berücksichtigt, dass viele Risikofaktoren sich gegenseitig begünstigen, so ist man sehr schnell im tiefroten Bereich, was das Risiko für Gefäßschäden angeht.

CHRONISCHER STRESS

»Stress« ist zu einem Modewort unserer Zeit geworden. Es gibt kaum jemanden, der keinen Stress hat. Stress am Arbeitsplatz, Beziehungs-

---

NO? ABER JA!

Nahezu alle Funktionen unseres Körpers unterliegen der hormonellen Steuerung. Gilt das auch für das Weitstellen und Zusammenziehen unserer Blutgefäße? Das konnte lange nicht ermittelt werden. Als man es dann in den 1980er-Jahren schließlich doch herausfand, war die Überraschung groß: Verantwortlich für die Gefäßreaktionen ist eine sehr simple chemische Verbindung. Sie besteht lediglich aus Stickstoff (N) und einem Sauerstoffmolekül (O). Stickstoffmonoxid (NO) stand bis dahin als toxischer Bestandteil von Autoabgasen in keinem allzu guten Ruf. Dass ein solches Gas nun plötzlich zum entscheidenden Signalgeber unseres Blutgefäßsystems wurde, hatte vorher niemand auf dem Schirm gehabt. Klar, dass es für eine solch bahnbrechende Entdeckung auch den Nobelpreis gab. 1998 ging er an die entsprechende Forschergruppe. In diesem Fall passte der Preis besonders gut. Bekanntlich geht der Nobelpreis auf den schwedischen Unternehmer Alfred

Nobel zurück, der sein Vermögen hauptsächlich der Erfindung des Nitroglyzerins verdankte. Die chemische Grundsubstanz von Nitroglyzerin ist – Stickstoffmonoxid (NO). Nitroglyzerin ist aber nicht nur die Grundlage von Sprengstoff. Es wird bereits seit Jahrzehnten als Notfallmedikament bei Angina pectoris (Brustschmerzen, bei Durchblutungsstörungen des Herzens) angewandt. Inzwischen ist auch klar, warum diese Präparate so gut wirken:. Nitroverbindungen stellen die Gefäße weit. Damit hört die klinische Anwendung jedoch noch nicht auf. Hat man erst einmal erkannt, wie entscheidend NO für die Gefäßerweiterung ist, so lassen sich auch ganz andere Einsatzmöglichkeiten finden. Extrem weit gestellte Gefäße braucht es zum Beispiel, wenn sich bei einer Erektion der Penis mit Blut füllt. Ist der NO-Abbau gehemmt, wird eine solche Erektion unterstützt. Genau auf diesem Prinzip beruht das Potenzmittel Viagra®.

stress, Freizeitstress – der Stress nimmt offenbar kein Ende mehr. Da lohnt es sich, einmal zu schauen, was es mit diesem weit verbreiteten Leiden denn eigentlich auf sich hat.

Zunächst einmal ist Stress nichts Negatives, sondern eine wichtige, uralte Anpassungsreaktion unseres Körpers. Schon die Steinzeitmenschen hatten Stress – nur anders als heute. Die typische Stresssituation eines Steinzeitmenschen lief zumeist folgendermaßen ab: Steinzeitmensch trifft auf ein gefährliches wildes Tier oder – was zumeist noch gefährlicher ist – auf ein anderen unbekannten Steinzeitmenschen. In solchen Fällen drohte häufig Ungemach. Es gab dann prinzipiell zwei Lösungsmöglichkeiten. Entweder man ließ sich auf einen Kampf ein oder man suchte sein Heil in der Flucht. In beiden Fällen musste der Körper maximale Leistung erbringen. Daher stieg in einer derartigen »Fight oder Flight«-Situation der Blutdruck an, damit auch wirklich die letzte Muskelfaser optimal mit Sauerstoff versorgt wurde. Mit dem Kampf drohten auch Verletzungen. Da war es gut, wenn auch das Gerinnungssystem aktiviert wurde, damit die Blutstillung rasch funktioniert. All das regeln Hormone. Ganz wesentlich die Stresshormone Adrenalin und Cortisol.

Früher: hopp oder topp

Das Gute im Leben eines Steinzeitmenschen war, dass solche Stresssituationen meistens nicht lange andauerten. Sicherlich bestand immer die Gefahr eines Maximalschadens: Der Steinzeitmensch konnte jederzeit von dem wilden Tier aufgefressen oder von seinem Feind erschlagen werden. Meistens saß er aber abends wieder entspannt am Lagerfeuer, erzählte von seinen Abenteuern und knabberte gemütlich an der Mammutkeule oder eben an einem leckeren Wurzeln-Beeren-Mix. Die Stresshormone konnten wieder absinken.

Heute: Stress ohne Pause

Der Stress des modernen Menschen ist fundamental anders. Vor allem ist er chronisch. Druck vom Chef, E-Mails, pausenlos klingelnde Telefone, ein prall gefüllter Terminkalender – und keine Gelegenheit, beim Flüchten oder Kämpfen schon mal Stresshormone abzubauen. Statt abends zu entspannen, müssen dann noch schnell einige E-Mails beantwortet werden. Die Stressreaktion unseres Körpers ist dabei die gleiche geblieben: Der Blutdruck steigt an, die Gerinnung wird aktiviert. Was dem Steinzeitmenschen jedoch half, nutzt dem chronisch von Stress geplagten Büroarbeiter von heute wenig. Im Gegenteil: Es schädigt seine Gefäße. Bluthochdruck begünstigt einen Herzinfarkt, ein aktiviertes Gerinnungssystem führt zu vermehrten Thrombosen. Unsere Steinzeitgene werden uns zur Belastung.

Dennoch ist Stress das eine, Stressverarbeitung das andere. Die gleiche Situation wird vom einen als Herausforderung empfunden, die ihn zu Leistung und Kreativität motiviert. Für den anderen ist es eine Überforderung, die ihn krank macht und in den Burnout treibt. Mit einer modernen Methode ist es möglich, die unterschiedlichen Reaktionsweisen zu messen (siehe rechte Seite).

WENN KEINE EISENBAHNEN GEBAUT WERDEN, WIE WOLLEN WIR ZUR RECHTEN ZEIT IN DEN HIMMEL KOMMEN?

HENRY DAVID THOREAU (1817–1862)

HERZ IM STRESS

Chronischer Stress ist ein Risikofaktor für Arteriosklerose. Auch bei anderen Erkrankungen spielt er eine wichtige Rolle. Doch können Stressreize unsere Gesundheit durchaus auch positiv beeinflussen.

WIE HELL BRENNT IHR LEBENS-FEUER?

Auf positive Stressreize wies schon der Vater der Stressforschung, Hans Selye (1907–1982), hin. Er unterschied zwischen Eustress, der uns stimuliert und aktiviert, und Dysstress, der uns auslaugt und krank macht. Doch wie kann man zwischen den beiden unterscheiden, wo verläuft die Grenze?

Eine neue Messmethode erlaubt seit Kurzem Auskunft darüber, wie unser Organismus Stress verarbeitet. Mehr noch: Sie zeigt uns sehr anschaulich, ob die Stressreize, denen wir täglich ausgesetzt sind, unser »Lebensfeuer« zusätzlich anfachen oder ob sie es allmählich ersticken und uns in den Burnout treiben. Das Organ, welches uns darüber Auskunft gibt, ist das Herz.

Flexibler Rhythmus

Lange Zeit herrschte die Vorstellung, dass unser Herz besonders gesund und leistungsfähig sei, wenn es möglichst gleichmäßig schlägt. Nichts ist falscher als das. Ein gesundes Herz schlägt nicht durchweg gleichmäßig. Es ist im Gegenteil äußerst flexibel und passt seinen Rhythmus den jeweiligen Anforderungen an. Schon unsere Atmung ändert die Herzfrequenz. Noch stärker reagiert diese auf körperliche und seelische Belastungen. Wie ein höchst feinfühliges Hightech-Instrument stimmt unser Herz also seine Schlagfrequenz permanent auf äußere und innere Signale ab. Diese Anpassung wird auch als Herzratenvariabilität (HRV) bezeichnet. Ist die Variabilität der Herzrate groß, so spricht dies dafür, dass der Organismus sich optimal und in kürzester Zeit auf neue

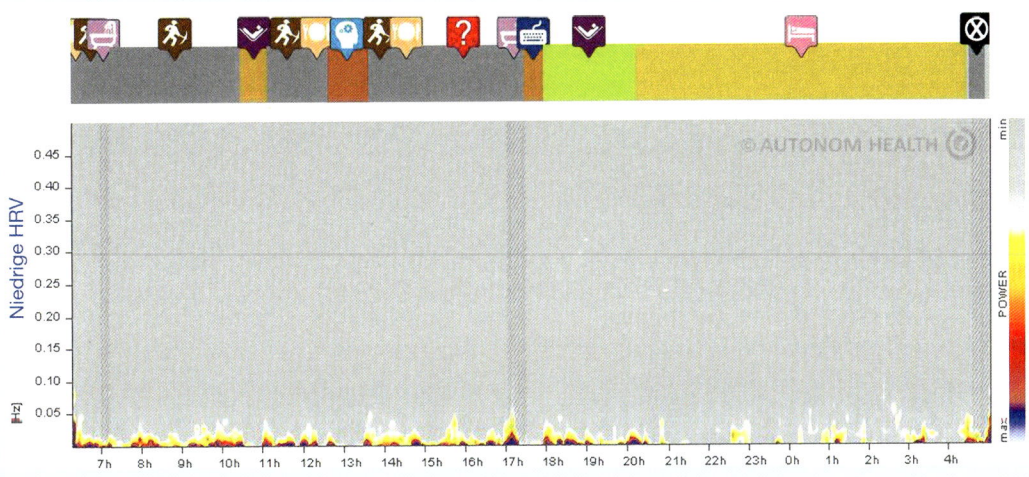

Situationen einstellen kann. Die Stressverarbeitung funktioniert. Nimmt die Variabilität der Herzrate dagegen ab – wird die HRV also immer monotoner und eingeschränkter –, so ist dies ein klares Zeichen dafür, dass der Körper auf Belastungen nicht mehr optimal reagieren kann (siehe Abbildung auf der nächsten Seite). Die natürlicherweise so flexible Stressantwort weicht zunehmend einem starren Automatismus. Der Burnout droht.

Kurz- und Langzeitmessung

Die Messung der HRV erfolgt wie bei einem EKG, mit dem Unterschied, dass hier nur eine einzige Elektrode an der Brustwand befestigt werden muss. Für einen groben Eindruck reicht bereits eine Kurzzeitmessung von wenigen Minuten. Ein wesentlich differenzierteres Bild erlaubt eine Aufzeichnung der HRV über 24 Stunden, die mit tragbaren Geräten inzwischen einfach durchzuführen ist. Sie ist viel aussagekräftiger, da sie ermittelt, wie flexibel das Herz auf unterschiedliche Situationen und Belastungen reagiert. Insbesondere erlaubt eine Langzeitmessung auch eine Aussage darüber, wie sich unser Herz im Schlaf verhält und ob eine ausreichende Erholung stattfindet. Eine vom österreichischen Medizi-

ner Dr. Lohninger entwickelte Software macht es möglich, die Herzratenvariabilität auch grafisch und farbig darzustellen. In den Abbildungen kann selbst ein Laie auf den ersten Blick erkennen, bei wem das »Lebensfeuer« hell und ruhig leuchtet und wem Burnout droht. Entsprechend geschulte Ärzte setzen die Diagnostik auch zu anderen Fragestellungen ein. So lässt sich etwa in der Sportmedizin früh feststellen, wann ein Athlet »übertrainiert« ist, also durch zu intensives Training seine Leistungsfähigkeit schädigt.

Im Gleichgewicht?

Generell erlaubt die HRV-Diagnostik einen Einblick in unser autonomes Nervensystem. Das steuert über zwei gegensätzliche Nervengeflechte unsere inneren Organe. Der Sympathikus ist dabei der stimulierende »Leistungsnerv«, der Parasympathikus (auch *Nervus vagus*) ist der beruhigende »Erholungsnerv«. Wie fast immer in unserem Körper sind die Verhältnisse dann am besten, wenn beide Systeme im Gleichgewicht sind. Mit der Messung und bildhaften Darstellung der Herzratenvariabilität verfügen wir über eine aussagekräftige Methode, um festzustellen, ob dieses Gleichgewicht gestört ist.

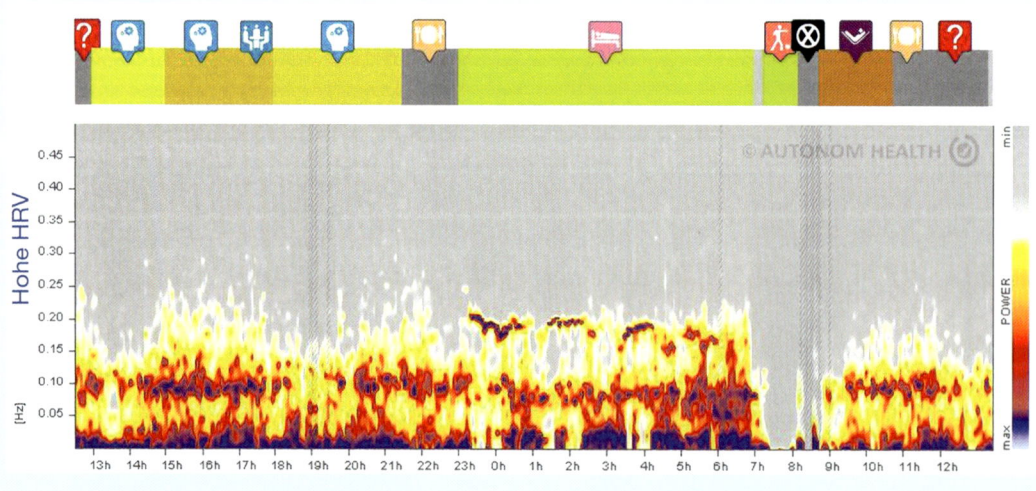

Wie diagnostizieren?

Es gibt inzwischen weltweit eine ganze Reihe von Tests, die es ermöglichen, das Risiko für einen Herzinfarkt einzuschätzen. Einer der besten stammt aus Münster. Dort begann der Kardiologe Professor Assmann im Jahr 1979 damit, die Gesundheitsdaten großer Bevölkerungsgruppen zu erfassen, um im weiteren Verlauf zu sehen, wer einen Herzinfarkt oder einen Schlaganfall bekam. Inzwischen wurden weit über 50 000 Teilnehmer untersucht, die Studie wird immer noch fortgeführt. Die Ergebnisse erlauben es, einen sogenannten Risikoscore zu erstellen, der unter dem Namen PROCAM (Prospektive cardiovaskuläre Münsterstudie) international bekannt wurde. Der Test ermöglicht es, anhand relativ weniger Daten eine recht genaue Voraussage zu machen, ob ein Herzinfarkt droht. Sie finden den interaktiven Test auf diversen Websites. Entsprechend dem PROCAM-Score können Sie folgende Einteilung vornehmen:

- Niedriges Risiko: Ihr Risiko, in den nächsten 10 Jahren einen Herzinfarkt zu erleiden, liegt unter 10 Prozent:
- Mittleres Risiko: Ihr Risiko, innerhalb der nächsten 10 Jahre einen Herzinfarkt zu erleiden, liegt bei 10 bis 20 Prozent.
- Hohes Risiko: Ihr Risiko, innerhalb der nächsten 10 Jahre ein Herzinfarkt zu erleiden, liegt bei über 20 Prozent.

Auf Seite 86/87 finden Sie zudem einen einfachen Test zur Schnelleinschätzung. Die meisten Risikofaktoren lassen sich beeinflussen. Wer ein hohes Risiko hat, sollte dann allerdings ein wenig mehr tun als andere. Konkret gilt dies zum Beispiel für die Einstellung des LDL-Cholesterins.

RISIKO	ZIELWERT LDL-CHOLESTERIN
Niedriges Risiko	< 160 mg/dl
Mittleres Risiko	< 130 mg/dl
Hohes Risiko	< 100 mg/dl

Neue Risikomarker

Die PROCAM-Studie wurde in den späten 1970er-Jahren begonnen. Sie stützt sich daher vor allem auf jene Risikofaktoren, die damals als krankheitsentscheidend erkannt worden waren, vor allem Rauchen, Bluthochdruck und hohe Cholesterinspiegel. Erstaunlicherweise erlauben diese Marker auch heute noch eine ziemlich exakte Risikoabschätzung. Dennoch ist unser Bild von der Entstehung der Arteriosklerose inzwischen viel komplexer geworden und uns stehen neue Untersuchungsmethoden zur Verfügung. Folgende zusätzliche Laboruntersuchungen sind empfehlenswert.

Lipoprotein(a)

Dieser spezielle LDL-Partikel erhöht das Risiko für Herzinfarkt oder Schlaganfall.
- Grenzwert: 30 mg/dl.

Hohe Lipoprotein(a)-Spiegel sind im Wesentlichen genetisch bedingt und lassen sich durch Lebensstil und Medikamente kaum beeinflussen. Sexualhormone bewirken jedoch eine Absenkung des Risikofaktors. Frauen mit hohen Lp(a)-Werten profitieren nach den Wechseljahren besonders von einer Hormonersatztherapie.

Homocystein

Dies ist ein von den Blutfetten unabhängiger Risikofaktor für Arteriosklerose. Auch

Demenzerkrankungen werden durch hohe Homocysteinspiegel begünstigt. Im Wesentlichen ist es ein Stoffwechselzwischenprodukt aus der Umwandlung der Aminosäure Methionin. Durch Folsäure, Vitamin B6 und B12 wird es abgebaut.

• Grenzwert: 10–15 µmol/l.

Hohe Homocysteinwerte lassen sich durch die Gabe von Folsäure und Vitamin-B-Komplex reduzieren. Allerdings haben Studien gezeigt, dass damit nicht unbedingt eine Reduktion des Herzinfarktrisikos verbunden ist. Für die Demenz scheint das anders zu sein. Daher sollten hohe Homocysteinspiegel weiterhin durch die Gabe von Vitamin-B-Komplex behandelt werden, zumal dies mit keinerlei unerwünschten Nebenwirkungen verbunden ist.

Hochsensitives C-reaktives Protein (hs CRP)

Dies ist ein klassischer Entzündungsmarker. Hohe CRP-Werte außerhalb einer akuten Infektion sind ein Zeichen für die ab Seite 22 beschriebenen chronisch niederschwelligen Entzündungsprozesse und damit ein Risiko für Herz-Kreislauf-Erkrankungen. Bestimmt wird in diesem Fall die besonders empfindliche Form des CRP.

• Grenzwert hs CRP: 0,5 mg/dl.

Bei erhöhten hs-CRP-Werten empfiehlt sich eine Supplementierung mit Omega-3-Fettsäuren sowie die prophylaktische Einnahme von niedrig dosiertem Aspirin, am besten in einer Dosierung von 100 mg täglich (siehe Seite 25).

Bildgebende Verfahren

Um zu erfahren, ob das Vorliegen von Risikofaktoren bereits zu Gefäßschädigungen geführt hat, eignen sich vor allem bildgebende Verfahren. Durch unterschiedliche Techniken lassen sich die Gefäßwände darstellen. Das erlaubt eine Aussage darüber, ob bereits eine Arteriosklerose vorliegt und wie weit diese fortgeschritten ist.

Intima-Media-Messung

Mithilfe einer Ultraschalluntersuchung lässt sich an der großen Halsschlagader (Arteria Carotis), die das Blut zum Gehirn transportiert, die Dicke der Gefäßwand ermitteln. Dieser als Carotis-intima-Media-Dicke bezeichnete Wert gibt einen guten Anhalt über arteriosklerotische Veränderungen.

Kardiovaskuläre MRT

Diese noch relativ neue Technik stellt die Gefäßwand der großen Körperschlagader und der Halsschlagader dar. Die Magnetresonanztomografie (MRT) gehört zu den genauesten bildgebenden Verfahren. Sie besitzt eine sehr hohe Bildauflösung und geht nicht mit einer Strahlenbelastung einher. Im Gegensatz zur Ultraschalluntersuchung können damit bereits früheste Stadien einer Arteriosklerose erfasst werden.

Talking Eyes

Eine interessante Möglichkeit zur Gefäßdarstellung kommt aus der Augenheilkunde. Dort ist seit Längerem bekannt, dass man durch die Pupille hindurch die sich an der Netzhaut (Retina) befindenden kleinen Blutgefäße direkt einsehen kann. Eventuelle Gefäßveränderungen bei einer allgemeinen Arteriosklerose oder bei Diabetes lassen sich hier früh erkennen. Eine computerassistierte Auswertung der Bilder erleichtert die Diagnose. Das Verfahren wird derzeit nur von wenigen augenärztlichen Zentren angeboten.

DIE WÜNSCHELRUTE DES MANNES

Fehlende Spannkraft im Penis ist sehr häufig das erste Anzeichen einer Arteriosklerose. Die Zeit für einen Arztbesuch ist gekommen, auch wenn's schwerfällt.

DEUTLICHES WARNZEICHEN

Männer sind bekanntlich Vorsorgemuffel. Sie bringen regelmäßig ihr Auto zur Inspektion in die Werkstatt, gehen selbst aber meist erst zum Arzt beziehungsweise rufen den Notarzt, wenn der erste Herzinfarkt eingetreten ist. Ein Problem veranlasst allerdings sogar Männer, medizinische Hilfe in Anspruch zu nehmen: Wenn ihr bester Freund sie immer öfter im Stich lässt, suchen sie einen Urologen auf. Unter Potenzproblemen – der Fachbegriff lautet inzwischen erektile Dysfunktion – leiden bis zu 50 Prozent aller Männer zwischen 40 und 50 Jahren. Dabei sind es nur in den wenigsten Fällen – wie früher angenommen – psychische Probleme oder Partnerschaftsprobleme, die Erektionsstörungen auslösen.

Dem Herzinfarkt vorbeugen

Fast immer sind es frühe Gefäßschäden, die dafür verantwortlich sind, dass die Betroffenen im entscheidenden Moment hängen gelassen werden. Um die Schwellkörper des Penis mit genügend Blut zu füllen, braucht es nämlich ein leistungsfähiges Gefäßsystem. Was auch erklärt, dass für die erektile Dysfunktion die gleichen Risikofaktoren verantwortlich sind wie für einen Herzinfarkt: Rauchen, Diabetes, Übergewicht und – natürlich – ein zunehmendes biologisches Lebensalter. Schließlich ist die Arteriosklerose ja eine Systemerkrankung. Im männlichen Genitaltrakt macht sie sich häufig als Erstes bemerkbar. Anders ausgedrückt: Erektionsstörungen sind in vielen Fällen die Alarmzeichen einer allgemeinen Gefäßerkrankung und damit eines drohenden Herzinfarktes. Bildhaft könnte man auch sagen: Der Penis funktioniert hier wie eine Wünschelrute, nur dass er keine Wasseradern und Erdverwerfungen anzeigt, sondern die Arteriosklerose. Vor allem dann, wenn er nicht mehr reagiert. Das bedeutet aber auch, dass der Gang zum Urologen, um sich Potenzpillen verordnen zu lassen, nicht die einzige Konsequenz sein sollte. Der nächste Arzttermin sollte dann bei einem guten Kardiologen gemacht werden.

IN DER EINEN HÄLFTE DES LEBENS OPFERN WIR UNSERE GESUNDHEIT, UM GELD ZU ERWERBEN. IN DER ANDEREN HÄLFTE OPFERN WIR GELD, UM DIE GESUNDHEIT WIEDERZUERLANGEN.

VOLTAIRE (1694–1778)

WIE GESUND SIND IHRE GEFÄSSE?

Der Test erlaubt eine erste Einschätzung Ihres Risikos für
Bluthochdruck und damit zusammenhängende Erkrankungen.
Er ersetzt im Zweifelsfall aber nicht den Arztbesuch!

Alter und Geschlecht

Lebensjahre	bis 30	31 bis 50	51 bis 65	über 65
männlich	0	10	20	40
weiblich, ohne »Antibabypille«	0	10	30	40
weiblich, mit »Antibabypille«	20	30	-	-

Punktzahl:

Vererbung und Salzkonsum

	wenig Salz (ca. 5–6 g/Tag)	viel Salz (ca. 10–12 g/Tag)
kein Bluthochdruck in der Familie	0	10
ein Elternteil mit Bluthochdruck	10	20
beide Eltern mit Bluthochdruck	30	40

Punktzahl:

Gewicht

Body-Mass-Index (BMI) = Körpergewicht in kg geteilt
durch Größe in m zum Quadrat)

	bis 25	25 bis 27	28 bis 30	31 bis 35	über 35
	0	10	20	30	40

Punktzahl:

LEBENSSTIL

Körperliche Aktivität

	im Beruf			beim Sport		
	intensiv	mäßig	sitzend	intensiv	mäßig	inaktiv
	0	5	10	0	5	20

Punktzahl:

Alkoholkonsum

Drinks pro Woche, z. B. 0,2 l Wein oder 0,3 l Bier

	bis 7	8 bis 14	15 bis 28	über 28
	0	5	15	30

Punktzahl:

Tabakkonsum

Zigaretten pro Tag	keine	unter 5	6 bis 10	über 10
		0	10	20	30

Exraucher oder Zigarren-/Pfeifenraucher (nicht inhalierend)	5

Punktzahl:

Kaffeekonsum

Tassen pro Tag	unter 3	3 bis 6	über 6
	0	5	10

Punktzahl:

STRESSFAKTOREN

Im Beruf

(z. B. Überlastung/Überforderung, extremer Zeitdruck, Mobbing, Arbeitslosigkeit

kein Stress	mäßiger Stress	viel Stress
0	10	20

Punktzahl: _____

In der Familie

(z. B. Trennung/Scheidung, Krankheit oder Tod von Angehörigen)

kein Stress	mäßiger Stress	viel Stress
0	10	20

Punktzahl: _____

Andere Faktoren

(z. B. schwere Krankheit, finanzielle oder existenzielle Probleme)

kein Stress	mäßiger Stress	viel Stress
0	10	20

Punktzahl: _____

GESAMTPUNKTZAHL: _____

AUSWERTUNG

Weniger als 50 Punkte
Geringes Risiko. Es besteht nur eine geringe Wahrscheinlichkeit für Bluthochdruck. Kontrollieren Sie gelegentlich Ihren Blutdruck und behalten Sie Ihren gesunden Lebensstil bei.

50 bis 100 Punkte
Mäßiges Risiko. Lassen Sie Ihren Blutdruck regelmäßig kontrollieren und ändern Sie ein bis zwei Verhaltensweisen, bei denen Sie hohe Punktzahlen haben.

101 bis 200 Punkte
Hohes Risiko. Eine Änderung Ihres Lebensstils ist sinnvoll. Besprechen Sie mit Ihrem Arzt, was Sie gegen Ihre Risikofaktoren tun können. Messen Sie regelmäßig Ihren Blutdruck.

Über 200 Punkte
Sehr hohes Risiko. Lassen Sie Ihren Blutdruck beim Arzt kontrollieren. Eine umfassende Änderung Ihres Lebensstils ist dringend notwendig, um das Schlaganfall- und Herzinfarktrisiko zu senken.

Quelle: Prof. Dr. Martin Middeke, Hypertoniezentrum München, »Bluthochdruck senken ohne Medikamente«, TRIAS-Verlag, Stuttgart.

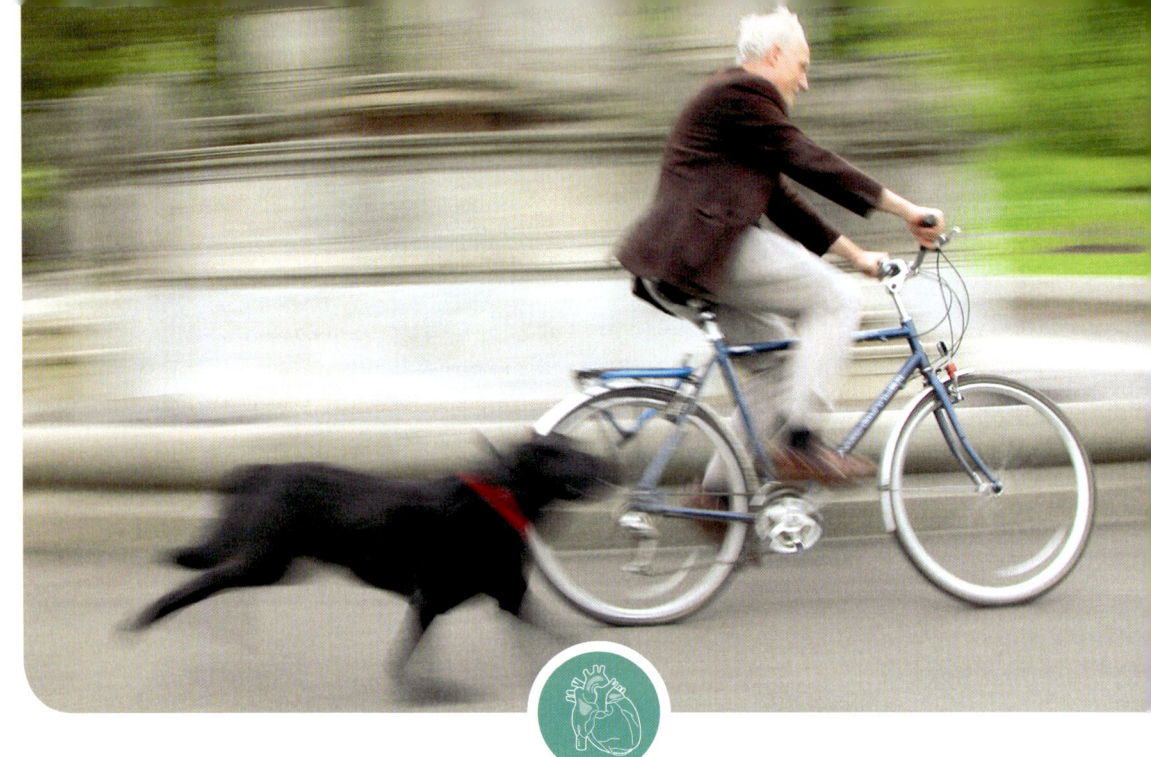

DIE JUNGMACHER UNSERER GEFÄSSE

Nachdem wir nun alles Wichtige über Risiken und Früherkennung besprochen haben, wenden wir uns dem zu, was wir täglich für ein intaktes, leistungsfähiges Gefäßsystem tun können – und das ist eine ganze Menge!

Bei der Prävention von Gefäßerkrankungen stehen zwei Dinge im Vordergrund: mehr Bewegung und die richtige Ernährung. Es wird also gleich klar, dass hier jeder – gegebenenfalls neben einer kompetenten medizinischen Betreuung – sein eigener Therapeut ist. Das Entscheidende ist eine langfristige Umstellung der Lebensgewohnheiten. Die wichtigste Voraussetzung ist dabei, dass Sie viele Jahre lang Freude an Ihren neuen Aktivitäten haben und diese entsprechend auswählen. Also keine Sorge: Was anfangs vielleicht etwas Mühe macht, sorgt auf lange Sicht für mehr Genuss, Spaß und Lebendigkeit. So fügen Sie dem Leben mehr Jahre hinzu, aber zum anderen auch den Jahren mehr Leben. Mit dabei sind auch in diesem Kapitel wieder einige besondere Empfehlungen auf der Basis des Hormesis-Prinzips.

BEWEGUNG: GEFÄSSDOKTOR NR. 1

Muss man noch betonen, dass die beste Strategie, seine Blutgefäße jung zu halten, in regelmäßiger Bewegung besteht? Ja, das muss man, denn der »Friedhof der guten Vorsätze« ist groß.

Die Tatsache, dass Sport und Bewegung einen so positiven Effekt auf die Gefäßwand haben, dürfte inzwischen allgemein bekannt sein. Wie weit dieser Effekt geht, erstaunt aber selbst Experten immer wieder. Regelmäßiger Sport reduziert das Risiko, an einem Herzinfarkt zu sterben, um die Hälfte! Das ist mehr, als Sie mit jedem Medikament erreichen können. Das ist sogar mehr, als Sie mit invasiven Verfahren wie dem Einsetzen von Stents per Herzkatheter erzielen (was zudem nicht ohne Risiken ist).

Radeln für ein längeres Leben

Eine beeindruckende Studie von Kardiologen aus Leipzig hat ergeben, dass eine Gruppe von Patienten, die bereits eine koronare Herzerkrankung hatten, durch regelmäßiges Training auf dem Fahrradergometer ihr Herzinfarktrisiko deutlich mehr absenkten als eine Gruppe mit den gleichen Veränderungen, denen ein Stent (Implantat zum Offenhalten von Gefäßen) eingesetzt war, statt ihnen mehr Bewegung zu verordnen.

Besser dick und fit als schlank und faul!

Sport ist sogar in der Lage, andere Risikofaktoren weitgehend auszugleichen, zum Beispiel Übergewicht. Wer als Übergewichtiger regelmäßig trainiert und sich dabei fit hält, der hat ein geringeres Krankheitsrisiko als ein Schlanker, der sich nicht bewegt. »Better fat and fit, than lean and unfit«, hat das Professor Steve Blair auf den Punkt gebracht, ein renommierter Epidemiologe aus South Carolina, der diese Zusammenhänge bereits seit Jahrzehnten untersucht. Der fitte Dicke ist gesünder als der faule Schlanke (was natürlich nicht heißt, dass man das Vorhaben, Gewicht zu reduzieren, abhaken sollte). Auch zum Stressabbau ist Bewegung das Mittel der Wahl.

Das richtige Ausdauertraining

Zum klassischen Cardiotraining (Ausdauertraining) zählen dabei vor allem die Sportarten Laufen, Walking, Radfahren, Nordic Walking und Schwimmen. Besonders für Menschen mit Gelenkproblemen empfiehlt sich als erste Wahl das Nordic Walking, das eine geschmeidige Ganzkörperbewegung darstellt. Joggen belastet die Knie- und Sprunggelenke. Wer bereits etwas älter ist, neu mit dem Laufen beginnt oder auch ein paar Pfunde zu viel auf den Hüften hat, bekommt da schnell Probleme. Beim Nordic Walking bleibt immer ein Fuß auf dem Boden. Das entlastet Sprung- und Kniegelenke. Zudem werden die Muskeln des Oberkörpers und des Oberarmes mit bewegt. Daraus ergibt sich ein zusätzlicher Trainingseffekt und auch eine Steigerung des Kalorienverbrauchs um ungefähr 20 Prozent.

Ebenfalls gewebeschonend ist das Schwimmen, das nicht nur ein gutes Konditionstraining ist, sondern gleichzeitig auch noch den Muskelaufbau fördert und sehr entspannend ist. Wenn Sie dann schon gut trainiert sind, können Sie sich auch an Extras wie Skilanglauf oder Inlineskaten wagen. Wer sich gar nicht für Sport begeistern kann, für den gibt es noch eine Alternative: Selbst ein forsches Spazierengehen dreimal pro Woche reduziert das Herzinfarktrisiko um etwa 30 Prozent. Falls Sie jetzt noch mehr Motivation brauchen, so lesen Sie auf der nächsten Seite weiter …

DAS LEBEN BESTEHT IN DER BEWEGUNG.

ARISTOTELES (384–322 V. CHR.)

A GOOD DOG IS A GOOD DOC

Ein Personal Trainer auf vier Pfoten, der morgens früh rausmuss und jeden Abend um die Häuser ziehen will, der Sie animiert, motiviert und zum Herumtollen einlädt – na, wer könnte das sein?

GESUNDHEIT UND GESELLIGKEIT

In Hollywood und anderswo ist er inzwischen schon fast ein Statussymbol: der Personal Fitness Trainer. Der holt Sie morgens pünktlich zum Joggen und motiviert Sie, sich zu bewegen, auch wenn Sie vielleicht genau an diesem Tag eigentlich viel lieber auf dem Sofa liegen bleiben würden. Solche Unterstützung mag ja durchaus eine gute Sache sein. Das Ganze hat allerdings einen Nachteil: Solche Leute sind nicht ganz billig.

Seelenkumpan bei Wind und Wetter

Ich empfehle meinen Patienten daher gerne eine andere Form von Personal Fitness Trainer – einen auf vier Beinen. Ein Hund holt Sie ebenfalls täglich runter vom Sofa, und das zum Preis eines gefüllten Fressnapfs.
Viele Menschen haben sich ja inzwischen auch in Fitnessstudios angemeldet. Die Statistiken zeigen aber, dass die meisten eingeschriebenen Mitglieder dort tatsächlich nur ca. sechs Monate hingehen. Danach werden nur noch die Gebühren abgebucht. Das lässt zwar das Konto ein wenig schmelzen, die Pfunde aber leider nicht. Auch auf den Besitzer des Fitnessstudios können Sie diesbezüglich nicht zählen. Es kommt nur höchst selten vor, dass er abends mit großen Augen vor Ihnen steht und winselnd darum bettelt, Sie mögen doch jetzt endlich mit ihm vor die Tür gehen. Hunde machen das. Sie tun es mit großer Hartnäckigkeit und Überzeugungskraft.

Die Runde Gassi muss einfach sein, mehrmals täglich, bei Wind und Wetter. Das ist nicht nur ein exzellentes Bewegungsprogramm, das stärkt auch das Immunsystem. Studien zeigen ganz klar, dass Hundebesitzer täglich deutlich mehr Schritte gehen und gesünder sind als ihre hundelosen Nachbarn. Doch bei der täglichen Bewegung hören die Vorteile eines bepelzten Mitbewohners nicht auf.

Streicheln entstresst

Ein Hund will nicht nur Gassi gehen. Er will auch liebkost, gestreichelt und gekrault werden – das steht bei zweibeinigen Personal Fitness Trainern zumeist nicht auf dem Programm. Die Dosis Zuwendung ist dennoch wichtig. Denn Streicheln beruhigt, senkt den Blutdruck und setzt das »Kuschelhormon« Oxytocin frei. Streicheln ist also das ideale Anti-Stress-Programm.
Nicht zuletzt sind Hunde ja auch wunderbare Anstifter von Bekanntschaften. Wer mit einem Vierbeiner unterwegs ist, der wird deutlich häufiger angesprochen, lernt seine Nachbarn besser kennen und findet manchmal sogar ganz neue Freunde. Oft findet sich auch eine fröhliche »Gassi-Gruppe« zusammen. Soziale Kontakte wiederum schützen vor Einsamkeit, Depressionen und Demenz.
Der ehemalige Bundespräsident Johannes Rau hat einmal über seinen etwas schwer erziehbaren Schnauzermischling gesagt: »Mein Hund ist als Hund eine Katastrophe, aber als Mensch unersetzlich.« Das gilt auch für Hunde als Personal Fitness Trainer.

ERNÄHRUNG

Neben der Bewegung kommt zweifellos der Ernährung eine sehr wichtige Aufgabe bei der Prävention von kardiovaskulären Erkrankungen zu. Vier Empfehlungen stehen dabei im Vordergrund. Bei der vierten Empfehlung gehe ich einmal davon aus, dass sie manche ein wenig wundern, aber viele freuen wird …

- Mehr gesunde Fette
- Weniger Zucker
- Reichlich sekundäre Pflanzenstoffe
- Gemäßigt Alkohol

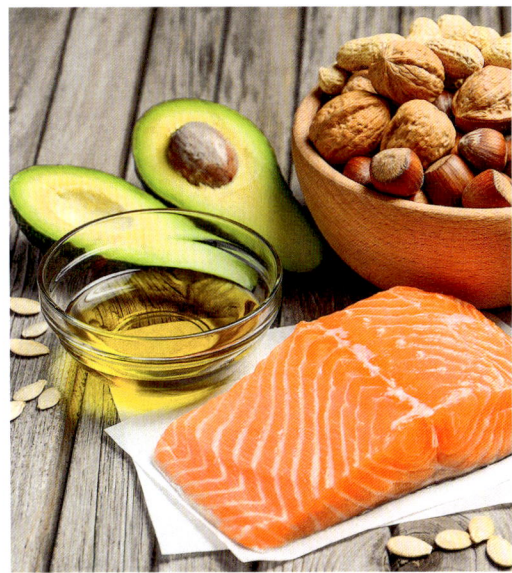

Fette – mehr von den guten

Seit den 1970er-Jahren gilt die Arteriosklerose im Wesentlichen als Folge einer Fettstoffwechselstörung. Insbesondere erhöhte Cholesterinspiegel wirken dabei als Risikofaktor. Diese Erkenntnis ist auch weiterhin richtig. Die entsprechenden Ernährungsempfehlungen haben sich allerdings geändert. Den Cholesterinanteil in der Nahrung zu verringern, stand lange Zeit ganz oben auf der To-do-Liste. Butter, Eier und sonstige angebliche »Cholesterinbomben« (siehe auch ab Seite 76) wurden rigoros vom Speiseplan gestrichen. Genutzt hat das wenig. So sehr sich nämlich sonst viele Risikofaktoren über die Ernährung beeinflussen lassen – der Cholesterinspiegel ist im Wesentlichen genetisch bedingt. Durch eine cholesterinarme Diät lässt er sich nur wenig absenken.

Ein Gutes immerhin hat die Erkenntnis. Inzwischen dürfen Sie auch mit dem offiziellen Segen internationaler Ernährungsgesellschaften wieder Eier und Butter essen.

Statt die schlechten Fette zu reduzieren, gibt es aber auch noch eine andere Strategie. Die besteht darin, nicht die schlechten Fette weniger, sondern die guten Fette vermehrt zuzuführen.

Ebenfalls bereits seit den 1970er-Jahren ist die Tatsache bekannt, dass in Grönland lebende Inuit (umgangssprachlich als Eskimos bezeichnet) nur sehr selten einen Herzinfarkt bekommen. An einer besonders obst- und gemüsereichen Diät kann das nicht liegen: Frisches Obst ist in Grönland eher Mangelware und die meisten Inuit pflegen auch nicht den Brauch, sich in der Eiseskälte einen Gemüsegarten anzulegen.

Auch von einer fettarmen Ernährung kann man bei dieser Bevölkerungsgruppe nicht sprechen. Im Gegenteil: Die Inuit konsumieren gewaltige Mengen an Nahrungsfetten. Dass sie dennoch keinen Herzinfarkt bekommen, liegt daran, dass es sich hierbei überwiegend um ganz besondere Fette handelt, nämlich um die von Kaltwasserfischen. Derartige Fische weisen eine hohe Konzentration an mehrfach ungesättigten Fettsäuren auf, vor allem an Omega-3-Fettsäuren (siehe Seite 24). Je höher der Anteil dieser Fettsäuren in der Nahrung ist, umso niedriger ist das Herzinfarktrisiko. Das beweist nicht nur die »Eskimo-Diät«, das belegen auch viele Studien aus Japan, wo der Fischkonsum traditionell ebenfalls hoch ist. Mehr Fisch auf den Tisch ist daher eine der wichtigsten Empfehlungen gegen Herzinfarkt. Wer Fisch nicht mag, kann auch auf pflanzliche Quellen zurückgreifen: Nüsse, Leinsamen und Soja sind ebenfalls gute Lieferanten von mehrfach ungesättigten Fettsäuren.

Zucker – weniger von den schlechten

Den Alt- und Krankmacher Zucker zu reduzieren, ist eine der wichtigsten Empfehlungen der Präventions- und Anti-Aging-Medizin. Aber Zucker ist eben nicht nur das, was wir uns morgens in den Kaffee oder Tee schütten oder was als offensichtliche »Süßigkeit« auf unserem Nachtischteller landet oder in unserer Schreibtischschublade wartet. Es gibt viele versteckte Zucker in unserer Nahrung. Die zehn wichtigsten »Zuckerfallen« sind im Folgenden für Sie aufgelistet.

Maximal 25 Gramm Zucker pro Tag, so lautet die neue Empfehlung der Weltgesundheitsorganisation (WHO). Das entspricht in etwa zehn Stück Würfelzucker. Die sind schnell zusammen. Vor allem, wenn man bedenkt, dass auch viele vermeintlich gesunde Lebensmittel in Wahrheit echte Zuckerbomben sind:

1. Gummibärchen

Es gab einmal eine Zeit, da haben hochrangige Ernährungsmediziner den Verzehr von Gummibärchen nachdrücklich empfohlen, und zwar als fettarme Alternative zur Schokolade. Vergessen Sie das lieber ganz schnell. Eine 200-Gramm-Tüte Gummibärchen enthält umgerechnet 49 Stück Würfelzucker. Das gilt übrigens nicht nur für Bären, sondern auch für Dschungeltiere, Schlangen, Schlümpfe …

2. Cornflakes und andere gesüßte Cerealien

Viele halten das ja immer noch für ein gesundes Frühstück. Das ist keineswegs richtig: 100 Gramm gesüßte Cornflakes enthalten 37 Gramm Zucker. Und geben Sie's zu, Sie kippen sogar noch mal einen Löffel Zucker obendrauf!

3. Tomatenketchup

Fastfood wird durch Ketchup erst schön. Schön zuckerreich. Ein einziger Esslöffel Tomatenketchup entspricht zwei Stücken Würfelzucker.

4. Cola (und ähnliche Softdrinks)

Cola ist als Zuckerbombe hinreichend bekannt. Trotzdem erschrickt man immer wieder, wenn man sieht, wie viel Zucker tatsächlich drin ist: 22 Stück Würfelzucker in einem halben Liter.

5. Apfelsaft (und andere Fruchtsäfte)

Wer meint, Fruchtsäfte seien die gesunde Alternative zu Cola und anderen Softdrinks, der täuscht sich. Ein halber Liter Apfelsaft enthält durchschnittlich 55 Gramm Zucker. Das gilt in ganz ähnlicher Weise auch für alle anderen Fruchtsäfte.

6. Fruchtjoghurt

Joghurt ist gesund. Früchte sind gesund. Wie gesund muss dann erst Fruchtjoghurt sein! Pustekuchen. Ein 200-Gramm-Becher enthält durchschnittlich rund 26 Gramm Zucker.

7. Dosenobst

Wo wir schon bei Obst sind. Das ist zweifellos gesund. Aber nicht, wenn es aus der Dose kommt. 100 Gramm Dosenananas schlagen mit 12 Gramm Zucker zu Buche.

8. Rotkohl aus dem Glas

Was für Obst gilt, das gilt auch für Gemüse. Sobald es als Konserve daherkommt, ist es zuckerlastig. Ein großes Glas mit 700 Gramm Rotkohl enthält 77 Gramm Zucker – 25 Stück Würfelzucker.

9. Instant-Tee

Kann denn Tee Sünde sein? Ja, wenn das Getränk als Instant-Tee pro Tasse rund 18 Gramm Zucker liefert. Mehr als Cola.

10. Müsliriegel

Entgegen allen Versprechungen ist das alles andere als ein guter Start in den Tag. Müsliriegel enthalten haufenweise Zucker. Rund acht Stück Würfelzucker sind es im Schnitt pro Riegel. Bei Schoko-Müsliriegeln sind es sogar zwölf Stück.

HEISS UND KALT

Den Körper extremer Hitze auszusetzen, Temperaturen
von 100 Grad und mehr zu ertragen, nur um anschließend in eiskaltes
Wasser zu springen – das soll gesund sein? Ja, ist es.

IMMER SCHÖN ELASTISCH BLEIBEN

Die Finnen und Millionen von Saunafans weltweit wissen es schon seit Jahrzehnten. Die moderne medizinische Wissenschaft bestätigt es: Wer regelmäßig in der Sauna schwitzt, lebt drei bis vier Jahre länger. Zum richtigen Saunieren gehört nicht nur das Schwitzen, sondern auch das anschließende Eintauchen in das Kältebad oder zumindest eine eiskalte Dusche.

Für unseren Organismus ist das eine ziemliche Herausforderung. Aber wir wissen ja inzwischen, dass solche Belastungen für unseren Körper ein wahrer Jungbrunnen sind. Vorausgesetzt, man gibt ihm die Zeit und die Möglichkeit, darauf die entsprechende Antwort zu finden. Deshalb ist die Phase im Ruheraum nach einem Saunagang eben auch ein ganz wichtiger Teil des Gesamtpaketes.

Fitnesstraining für die Blutgefäße

Es ist immer wieder erstaunlich zu sehen, dass vieles, was in der Volks- und Erfahrungsmedizin bereits seit Langem praktiziert wird, nun in dem neuen Licht der Erkenntnis über die hormetischen Effekte seine Bestätigung findet. Die Sauna ist hier ja nur ein Beispiel, man denke etwa an das Baden im Geysir mit anschließenden Schneefreuden in Island oder umgekehrt das traditionelle Eisschwimmen und kräftige Aufwärmen in Russland. Als Hauptwirkung des Heiß-kalt-Wechsels wird eine Stärkung des Immunsystems angegeben.

Die ist auch zweifellos gewährleistet. Darüber hinaus gibt es aber noch einen weiteren wichtigen Aspekt. Saunieren ist ein Fitnesstraining für die Blutgefäße. Im Abschnitt über den Blutdruck haben wir beschrieben, wie wichtig die Fähigkeit der Blutgefäße ist, sich zusammenzuziehen und zu weiten. Diese Elastizität der Gefäße sorgt für einen ausgeglichenen Blutdruck. Und sie lässt sich trainieren. Bei großer Hitze werden die Blutgefäße maximal weit gestellt, um Körperwärme nach außen abzugeben. Bei extremer Kälte ziehen sich die Blutgefäße dagegen zusammen, um die Wärme im Körperinneren zu speichern. Durch ein Heiß-kalt-Wechselbad wird also das Herz-Kreislauf-System optimal trainiert und auf kommende Belastungen vorbereitet.

Fatburning unter der Dusche

Für diejenigen, die nicht regelmäßig eine Sauna besuchen können, gibt es eine gute Alternative: Nach jeder warmen Dusche sollte man zum Schluss den Hebel für eine knappe Minute auf Kaltwasser umlegen. Das hat einen ganz ähnlichen Effekt. Neuere Studien zeigen darüber hinaus, dass kaltes Duschen im Körper die vermehrte Bildung von sogenanntem braunem Fettgewebe begünstigt. Hierbei handelt es sich um eine Sonderform des Fettgewebes, das nicht so sehr für das Speichern, sondern vor allem für das Verbrennen von Kalorien zuständig ist. Kalt duschen hilft also auch beim Abnehmen. Spätestens jetzt gibt es keine Ausrede mehr.

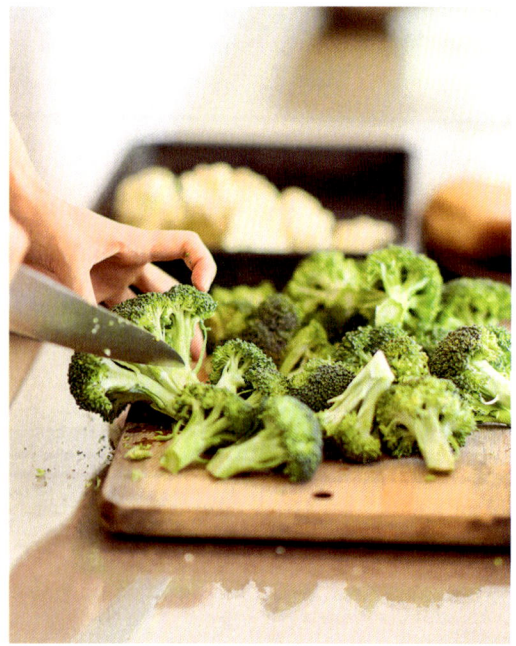

aktivieren sie unsere Langlebigkeitsgene, die Sirtuine (siehe auch Seite 59).

Gemüse zuerst!

Obst und Gemüse werden häufig in einem Atemzug genannt. Trotzdem gibt es Unterschiede in ihrer Bedeutung für die Vorbeugung von Herz-Kreislauf-Erkrankungen. Die Botschaft lautet: Setzen Sie vor allem auf Gemüse.

Obst enthält mindestens die gleiche Menge an sekundären Pflanzenstoffen wie Gemüse. Obst enthält vor allem aber auch eines: viel Fruchtzucker. Fruchtzucker klingt zunächst einmal gesund, er ist es aber nicht. Unser Körper macht keinen Unterschied zwischen dem Zucker aus Obst und dem Zucker aus der Zuckerdose. Beides sind Einfachzucker, welche sofort ins Blut gehen, die Zuckerspiegel erhöhen und damit eine Insulinantwort hervorrufen. Sie müssen Obst deshalb natürlich nicht von Ihrem Speiseplan streichen. Essen Sie auch weiterhin reichlich Obst, aber vor allem morgens und mittags. Abends sollte Obst möglichst nicht mehr auf Ihrem Speisezettel stehen. Da kommt es nämlich darauf an, die Zucker- und Insulinspiegel im Blut möglichst niedrig zu halten. Das ist gut für die hormonelle Situation, weil dann kurz nach Mitternacht mehr Wachstumshormon ausgeschüttet wird. Das ist auch gut für die schlanke Linie, denn nur bei niedrigen Insulinspiegeln kann während des Schlafens ein effektiver Fettabbau stattfinden (siehe Buchtipp »Schlank im Schlaf«, Seite 188).

Setzen Sie also insgesamt und vor allem bei der Abendmahlzeit vermehrt auf Gemüse. Das enthält komplexe Kohlenhydrate, also Mehrfachzucker, die vom Organismus nach und nach aufgespalten werden müssen, sodass keine Blutzucker- und Insulinspitzen hervorgerufen werden. Das schont die Endothelschicht der Blutgefäße, beugt Glykosylierungsprozessen und dem metabolischen Syndrom vor. Gemüse ist das intelligentere Obst.

Reichlich sekundäre Pflanzenstoffe

Wenn es um gesunde Ernährung geht, gibt es die unterschiedlichsten Empfehlungen. In einem Punkt sind sich allerdings alle Lager einig: Wir sollten mehr Gemüse und Obst essen. Warum das so gesund ist, darüber war man sich lange Zeit einig. Diese pflanzlichen Lebensmittel enthalten viele lebenswichtige Vitamine. Das ist unbestreitbar richtig, erklärt aber nicht die umfassenden gesundheitsfördernden Wirkungen. Wären es tatsächlich nur die knapp 15 Vitamine, die entscheidend sind, so könnten wir die auch problemlos in eine Kapsel gepresst aufnehmen.

Es sind vielmehr die 30 000 bis 50 000 verschiedenen sekundären Pflanzenstoffe, die wichtig sind für unsere Gesundheit. Die kriegt man nur äußerst schwer in eine Tablette. Die nimmt man am besten über die natürlichen Nahrungsmittel zu sich. Sekundäre Pflanzeninhaltsstoffe neutralisieren freie Radikale und regulieren chronische Entzündungsprozesse herunter, sie entfalten hormonähnliche Wirkungen – und nicht zuletzt haben sie auch hormetische Wirkungen. Als SIRT-Foods

GESUNDHEITSRISIKO ALKOHOLABSTINENZ

Wir wissen ja inzwischen, dass Gifte uns in vielen Fällen gesünder machen. Vorausgesetzt, die Dosis stimmt. Für kein anderes Gift ist das so gut untersucht und nachgewiesen wie für Alkohol.

SEHR ZUM WOHL!

In Maßen genossen ist Alkohol reine Präventivmedizin, das gilt besonders für die Vorbeugung von Herz-Kreislauf-Erkrankungen. Die Grafik unten zeigt die Auswertung einer Metaanalyse, also einer Studie, die alle wichtigen Untersuchungen zu diesem Thema zusammenfasst: Ein bis drei Drinks pro Tag lassen das Risiko für einen Herzinfarkt deutlich absinken. Geht die Menge darüber hinaus, steigt die Kurve wieder an. Wird der Alkoholkonsum weiter gesteigert, so ist das Erkrankungsrisiko deutlich höher als bei Abstinenz. Die J-Kurve ist typisch für hormetische Effekte. Kleine Schädigung: Der Nutzen überwiegt. Große Schädigung: Der anfängliche Nutzen kehrt sich in sein Gegenteil um.
Die positiven gesundheitlichen Wirkungen liegen übrigens nicht nur im Weingenuss, sie lassen sich zunächst einmal für ausnahmslos alle alkoholischen Getränke nachweisen, vom Bier bis hin zu diversen Schnäpsen. Wobei Rotwein natürlich das wertvolle Resveratrol mitbringt (siehe Seite 59).

Finger weg!

Für manche Menschen gilt die Empfehlung zum moderaten Alkoholkonsum nicht. Schwangere Frauen schädigen bekanntlich schon durch geringe Mengen Alkohol ihr ungeborenes Kind. Auch wer ein Suchtproblem hat, sollte keinen Tropfen Alkohol anrühren. Hier gilt es Prioritäten zu setzen.

Wie viel ist gesund?

Für alle, die jetzt erfreut eine Flasche Wein entkorken, gibt es noch die Dosisfrage zu klären. Die amerikanische Gesundheitsbehörde empfiehlt für Männer einen täglichen Alkoholkonsum von 30 bis 40 Gramm, für Frauen 20 bis 30 Gramm. Da eine 0,75-Liter-Flasche Rotwein im Schnitt etwa 70 Gramm reinen Alkohol enthält, bietet sich hier für Paare eine sehr naheliegende Lösung an: Drei Gläser für ihn, zwei Gläser für sie bilden die Grundlage für einen harmonischen Abend und ein optimales Vorsorgeprogramm für die Blutgefäße.

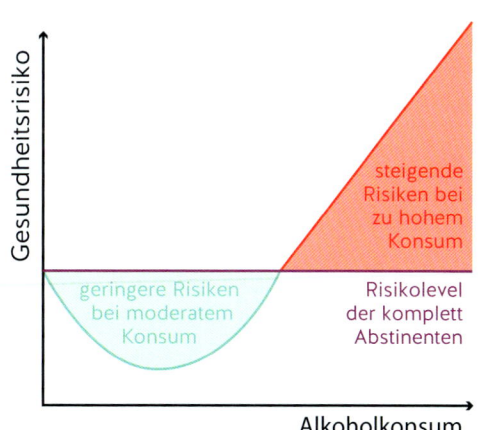

ARTERIOSKLEROSE – DER SCHLEICHENDE KILLER

Professor Dr. Uwe Nixdorff ist Internist, Kardiologe und Sportmediziner. Hier gibt er interessante Auskünfte über Risiken und neue Entwicklungen in der Diagnostik der Arteriosklerose.

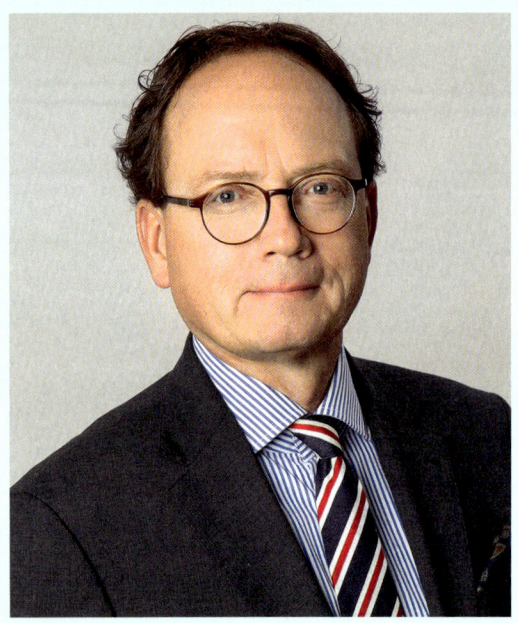

Prof. Nixdorffs besonderes Interesse gilt der präventiven Kardiologie. Hierzu hat er das European Prevention Center (EPC) aufgebaut, das inzwischen in Düsseldorf, Berlin und München vertreten ist. Professor Nixdorff ist Mitglied vieler nationaler und internationaler Fachgesellschaften sowie Vorstandsmitglied der Deutschen Gesellschaft für Anti-Aging-Medizin (GSAAM).

Herr Professor Nixdorff, es gibt in der Medizin ja durchaus beeindruckende Erfolgsgeschichten. Das gilt insbesondere für die Kardiologie. Die Rate an tödlichen Herzinfarkten ist in den letzten 25 Jahren um fast 20 Prozent gesunken. Was sind die Gründe?

Prof. Nixdorff: Das ist zweifellos eine erfreuliche Tatsache. Sie beruht im Wesentlichen auf einer besseren Behandlung, vor allem auf einer besseren Notfallbehandlung. Patienten mit einem Herzinfarkt gelangen inzwischen schneller in ein Krankenhaus, bekommen dort zumeist umgehend einen Herzkatheter, um das Gerinnsel schnell zu beseitigen, die Herzdurchblutung wiederherzustellen und anschließend intensivmedizinisch nachbetreut zu werden. Je schneller, desto besser (»time saves muscle«). Das hilft in vielen Fällen, einen Infarkt zu überleben, den Infarkt klein zu halten. Dennoch muss man in diesem Zusammenhang ganz klar feststellen: Die Rate an Herzinfarkten an sich ist nicht zurückgegangen. Es gibt heute nur mehr Menschen, die einen solchen Infarkt überleben. Insgesamt steigt die Rate an Herzerkrankungen weiter an. Auch viele Infarktüberlebende leiden im Anschluss an einer Herzinsuffizienz, also an einer Herzmuskelschwäche. Unser Ziel für die Zukunft muss es daher sein, nicht nur die Überlebensrate nach einem Herzinfarkt zu erhöhen, sondern auch die Infarktrate selbst zu senken.

Ein diesbezüglicher Ansatz ist ja die Erkennung von besonders gefährdeten Personen mithilfe von Risikoscores. Dennoch erleiden

immer noch viele Menschen einen Infarkt, die in derartigen Scores nicht unbedingt als Hochrisikopatienten eingestuft werden. Was leisten die Scores also und wo sind ihre Grenzen?

Prof. Nixdorff: Die unterschiedlichen Risikoscores sind in der Tat gut fundiert und haben sich auch bewährt. Ich darf in diesem Zusammenhang vielleicht einmal in aller Bescheidenheit sagen: Die Kardiologen waren die erste medizinische Fachgruppe, die bereits in den 1940er-Jahren erkannt hat, dass Risikofaktoren existieren, die kausal für Krankheiten verantwortlich sind. Die Scores erlauben uns inzwischen also eine gute Risikoabschätzung. Sie haben aber auch ihre Grenzen. Der wichtigste Faktor, der den Einfluss begrenzt, ist das Alter. Das Risiko wird in dem entsprechenden Score ja häufig in einem Ampeldiagramm dargestellt. Und da sieht man ganz klar: Ab 65 Jahren findet eigentlich keine Differenzierung mehr statt. Da schlägt der Risikofaktor »biologisches Lebensalter« so stark durch, dass er auch durch einen noch so gesunden Lebensstil nicht mehr zu kompensieren ist. Umgekehrt befindet sich zum Beispiel ein 30-Jähriger immer im grünen Bereich, auch wenn er höchstgradige Risikofaktoren wie Rauchen, Bluthochdruck oder deutlich erhöhte Cholesterinspiegel aufweist. Deshalb reichen die Scores allein eben nicht aus. Bei einem begründeten Verdacht muss man immer auch gezielt klinisch weiter untersuchen.

Der klassische »Cardio-Check« bei einem Hausarzt oder Internisten besteht ja zumeist aus einem EKG und einigen Laboruntersuchungen. Ist das tatsächlich ausreichend?

Prof. Nixdorff: Nein, das ist es nicht. Sie haben recht: Gegenwärtig beruht die Vorsorge von Herzerkrankungen im Wesentlichen auf drei Maßnahmen, der Messung des Blutdrucks, der Cholesterinbestimmung und – wenn es hochkommt – der Durchführung eines Belastungs-EKGs. Das ist für die Risikoabschätzung eines Herzinfarktes völlig unzureichend.

Was macht denn gerade das EKG so ungeeignet für eine zutreffende Einschätzung des Herzinfarktrisikos?

Prof. Nixdorff: Ganz allgemein ist die Sinnhaftigkeit eines Testes ja abhängig von der Wahrscheinlichkeit, dass dabei auch konkrete Resultate herauskommen. Bezüglich des Belastungs-EKGs gibt es aber gleich zwei Probleme. Um eine Arteriosklerose im Frühstadium zu erkennen, ist die Untersuchung nicht geeignet. Ein Belastungs-EKG liefert nur dann zuverlässige Aussagen, wenn bereits hochgradige Stenosen – also Verengungen der Herzkranzarterien – vorliegen, die dann auch zu einer verminderten Durchblutung des Herzens führen. Die meisten Infarkte entstehen aber nicht aufgrund derartiger fortgeschrittener Verengungen, sondern sie entstehen aus sogenannten flachen Plaques, die zunächst einmal keinerlei Durchblutungsminderung hervorrufen. Umgekehrt resultieren aus solchen Belastungs-EKGs in einigen Fällen aber auch sogenannte falsch positive Befunde. Hier zeigt das EKG also Auffälligkeiten, die eigentlich gar keine Bedeutung haben. Dennoch besteht der nächste Schritt dann in der Durchführung einer Herzkatheteruntersuchung. Das ist eine invasive Maßnahme, die nicht ohne Risiko ist. Immerhin ein Patient von 1000 stirbt bei einer solchen Untersuchung. Da kann Prävention also auch gefährlich werden. Für die präventive Kardiologie brauchen wir also definitiv eine neue Art von Diagnostik. Ganz besonders brauchen wir Verfahren, die direkt arteriosklerotische Veränderungen sichtbar machen.

Können Sie uns einige solcher Verfahren nennen?

Prof. Nixdorff: Gut etabliert ist inzwischen die Ultraschalluntersuchung der Halsschlagader, die sogenannte Intima-Media-Messung, bei der sich Wandveränderungen der Arterie gut darstellen lassen. Eine weitere sehr aussagekräftige Untersuchung ist das coronare CT (Computertomografie der Herzkranzgefäße). Hiermit lassen sich direkt Verkalkungen der Herzkranzarterien sichtbar machen. MRT-(Magnetresonanztomografie)-Messungen wiederum erlauben inzwischen sogar eine »Ganzkörperangiografie«, also die Darstellung aller Blutgefäße im Körper.

Das sind nun aber alles sehr aufwendige und entsprechend teure Untersuchungen. Und die Krankenkassen übernehmen die Kosten dafür nicht.

Prof. Nixdorff: Das stimmt. Aber was die Krankenkassen im Bereich der vorbeugenden Untersuchung von Herz-Kreislauf-Erkrankungen übernehmen, ist sowieso völlig unzureichend. Da wird bei den Laboruntersuchungen zum Beispiel immer noch ausschließlich die Messung des Gesamtcholesterins bezahlt. Schon eine Aufschlüsselung nach HDL- und LDL-Cholesterin wird nicht mehr übernommen. Jedes Schulkind weiß aber inzwischen, dass es nicht das Gesamtcholesterin, sondern eben das Verhältnis des »guten« HDL- zum »schlechten« LDL-Cholesterin ist, auf das es ankommt. Bei der Vorsorge von Herz-Kreislauf-Erkrankungen kommt man also um eine Eigenbeteiligung nicht herum, wenn man vernünftige Resultate haben will. Die erwähnten CT- und MRT-Messungen sind dabei zweifellos teuer und aufwendig. Die Intima-Media-Messung mittels Ultraschall ist dagegen durchaus erschwinglich.

Eine wichtige Rolle bei der Vermeidung von Herzinfarkten spielt ja auch die medikamentöse Prophylaxe. Dabei stehen die Statine, also Cholesterinsenker, an erster Stelle. Diesbezüglich gibt es aber auch durchaus Vorbehalte. Viele Patienten fürchten mögliche Nebenwirkungen. Pharmakritiker behaupten immer wieder, Statine würden zu schnell und zu undifferenziert verordnet. Wie ist Ihre Einschätzung?

Prof. Nixdorff: Bei den Statinen gibt es natürlich immer wieder kritische Stimmen aufgrund von Nebenwirkungen. Dazu muss man sagen: Solche Nebenwirkungen treten in fünf bis sieben Prozent aller Fälle auf. Anders ausgedrückt: Mehr als 90 Prozent aller Patienten vertragen Statine hervorragend. Nebenwirkungen sind dabei im Wesentlichen ein Anstieg der Leberwerte und Myalgien, also Muskelschmerzen. In vielen Fällen lässt sich dem durch die zusätzliche Einnahme von Coenzym Q10 vorbeugen.
Ansonsten ist die Studienlage zu Statinen hervorragend. Und die Ergebnisse sind absolut überzeugend. Statine reduzieren die Infarktrate um 30 bis 50 Prozent. Sie senken dabei nicht nur das Cholesterin, sondern haben auch antientzündliche Effekte. Und offensichtlich wirken sie bis in die arteriosklerotischen Plaques selbst hinein, die durch Statine zusätzlich stabilisiert werden. Das bedeutet weniger Plaquerupturen und damit weniger Infarkte. Die teilweise massive, häufig auch ein wenig ideologisch geprägte Kritik an den Statinen ist angesichts der derzeit vorliegenden Studienergebnisse wirklich verantwortungslos. Neue englische Studien zeigen, dass negative Pressekampagnen in der Regel von einem relativ prompten Anstieg von Infarktrate und Todesfällen gefolgt werden!

Eine weitere, immer wieder intensiv diskutierte Möglichkeit der Vorsorge ist die

sogenannte Poly Pill. Dabei handelt es sich um ein Kombinationspräparat, bestehend aus niedrig dosierten Statinen, Acetylsalicylsäure, Blutdrucksenkern und Folsäure, also eine Art pharmakologischer Rundumschlag gegen Herzerkrankungen. Ist eine solche generelle Prophylaxe in Ihren Augen ein wirksames Mittel zur Prävention?

Prof. Nixdorff: Die Poly Pill ist ein durchaus interessantes Konzept. Es gibt auch sehr eindrucksvolle Hochrechnungen, wie sich dadurch das Risiko für Herzinfarkte senken ließe. Der Einsatz dieser Poly Pill dürfte allerdings eher in der sogenannten Dritten Welt liegen, wo häufig keine differenzierte Diagnostik zur Verfügung steht. Das sieht auch die Weltgesundheitsorganisation so. Für Deutschland und andere Länder mit einem entsprechend hoch entwickelten Gesundheitssystem sehe ich das Konzept als nicht richtungsweisend. Hier sollten wir uns eher im Sinne einer »personalisierten Medizin« darum bemühen, ein genaues Risikoprofil zu erstellen und dann entsprechend »maßgeschneidert« präventive Strategien einzuleiten.

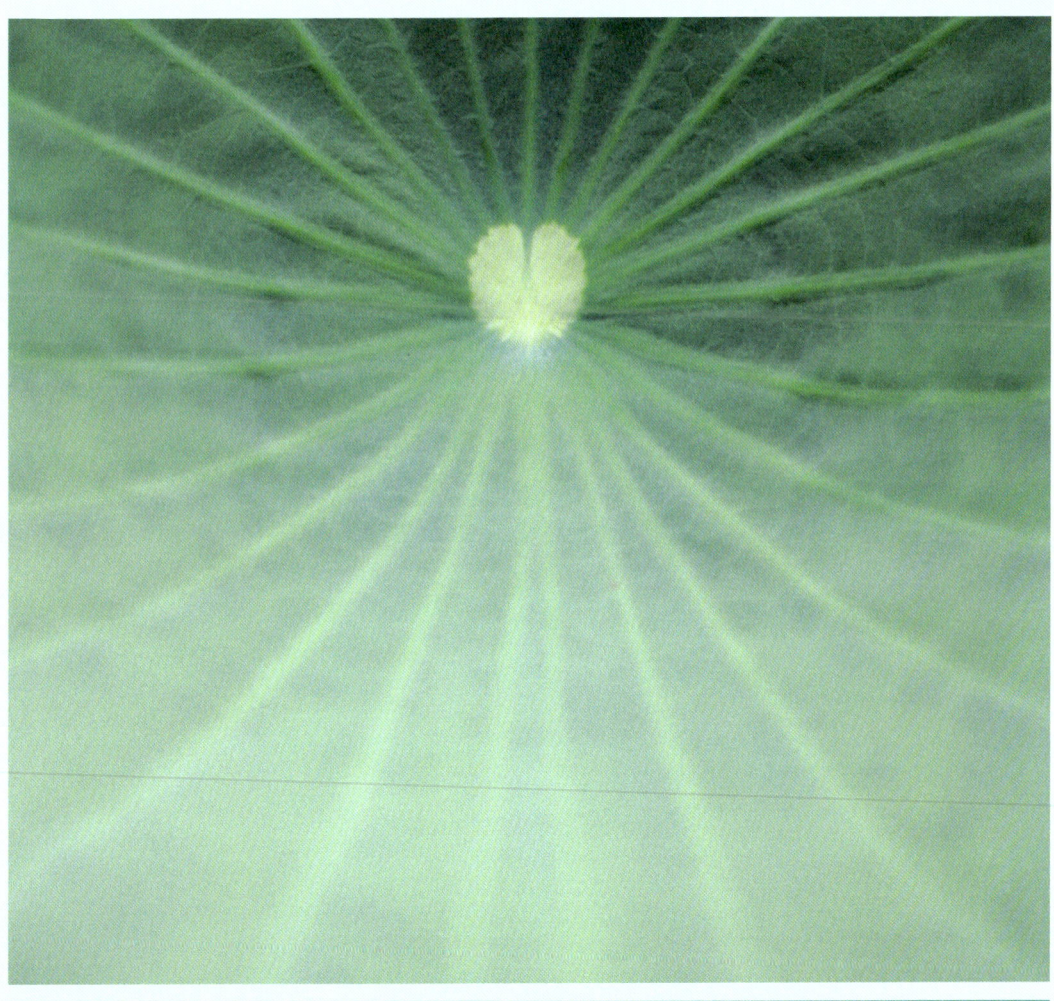

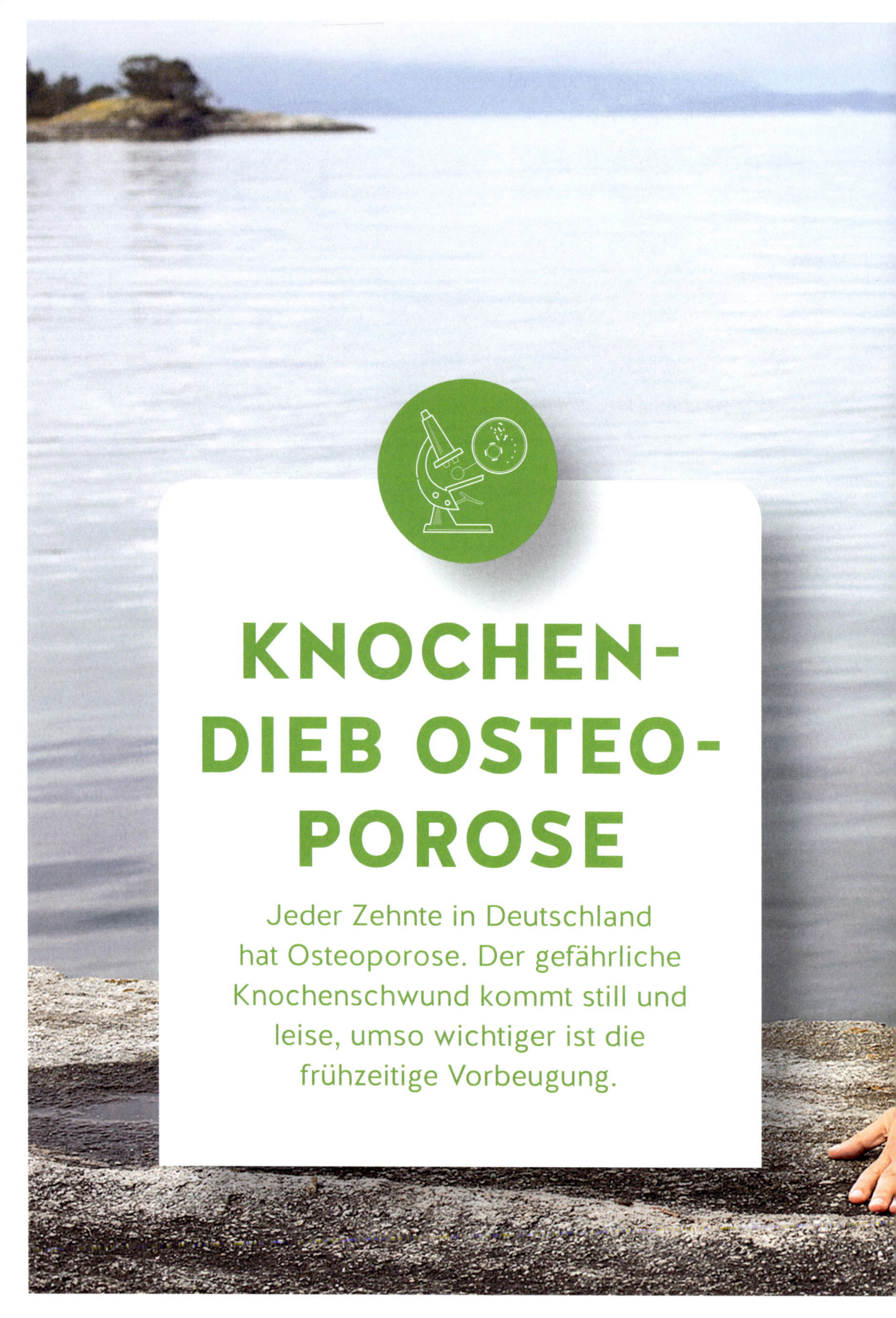

KNOCHEN-DIEB OSTEO-POROSE

Jeder Zehnte in Deutschland hat Osteoporose. Der gefährliche Knochenschwund kommt still und leise, umso wichtiger ist die frühzeitige Vorbeugung.

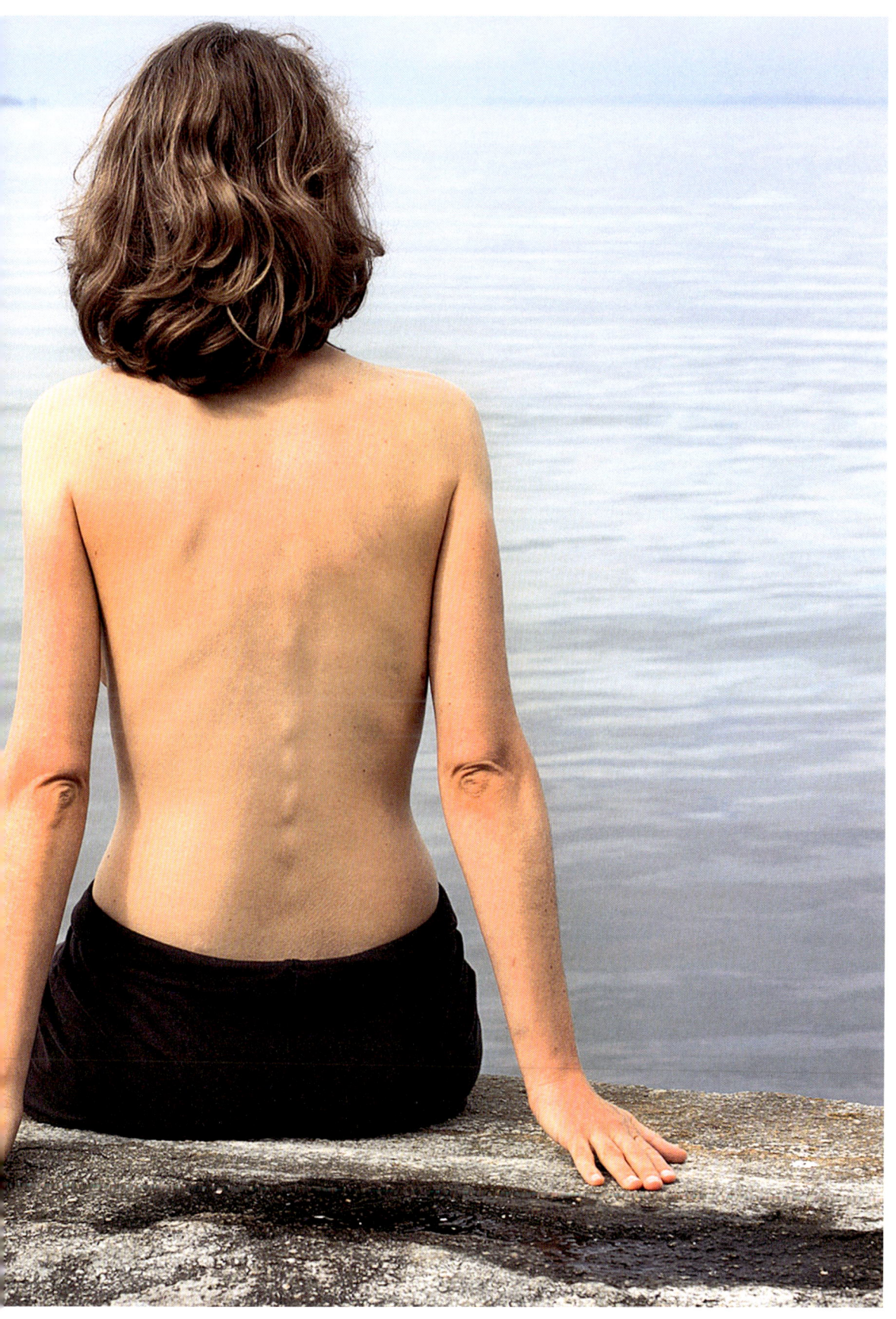

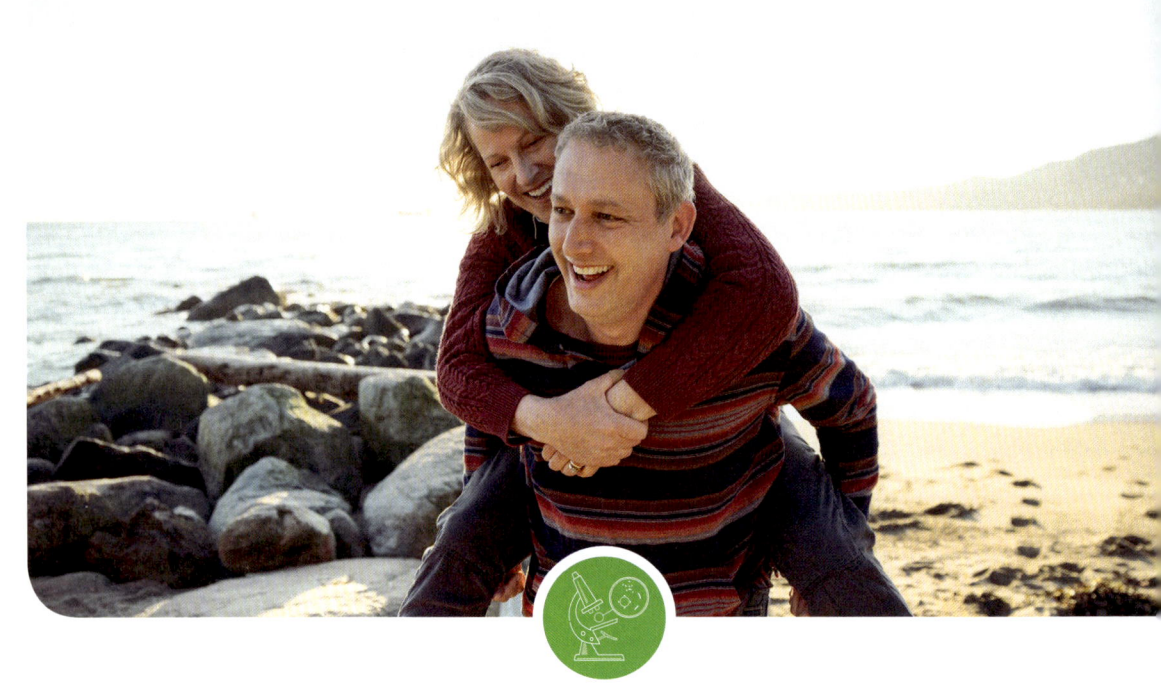

ANSCHLAG AUF UNSER STÜTZENDES GERÜST

Wenn es um die Osteoporose geht, müssen wir nicht auf neue Entwicklungen und künftige therapeutische Durchbrüche warten. Wir müssen einfach nur das konsequent anwenden, was wir schon seit vielen Jahren wissen.

In Deutschland gibt es etwa acht Millionen Menschen, die eine Osteoporose haben, deren Knochen also zunehmend instabil und brüchig werden. Das ist schlimm genug. Noch schlimmer ist: Nur etwa ein Drittel der Betroffenen weiß von diesem Umstand. Und jetzt kommt es ganz dicke: Von diesem Drittel der Erkrankten werden wiederum nur etwa 30 Prozent richtig behandelt, das heißt entsprechend den Leitlinien des Deutschen Osteoporoseverbandes.

Damit ist die Osteoporose die am meisten unterdiagnostizierte und untertherapierte Volkskrankheit. Gesundheitspolitisch ist das ein ziemlicher Skandal. Denn die Osteoporose lässt sich sehr einfach und kostengünstig erkennen. Sie kann darüber hinaus höchst effektiv behandelt werden und – was in diesem Zusammenhang am wichtigsten ist – es gibt sehr wirksame und zudem unkomplizierte vorbeugende Maßnahmen gegen den Knochenschwund.

UNGLEICHGEWICHT IM KNOCHENABBAU UND -AUFBAU

Was verbirgt sich nun eigentlich hinter dem Krankheitsbild Osteoporose? Die Weltgesundheitsorganisation (WHO) definiert sie als »eine systemische Erkrankung des Skeletts, die durch eine erniedrigte Knochenmasse und eine Verschlechterung der Mikroarchitektur des Knochens gekennzeichnet ist. Daraus resultiert ein gehäuftes Auftreten von Knochenbrüchen«.

Schon wird klar, warum die Osteoporose häufig erst so spät erkannt wird: Eine Verminderung der Knochenmasse tut zunächst einmal nicht weh. Sie verursacht auch keine anderen Beschwerden. Die treten erst auf, wenn die ersten Brüche erfolgen. Das ist aber bereits das Spätstadium der Osteoporose, dazu sollte es idealerweise gar nicht erst kommen und müsste es eigentlich auch nicht. Leider kommt es aber nur allzu oft dazu. Derzeit erleidet jede dritte Frau, die älter ist als 50 Jahre, einen osteoporotisch bedingten Knochenbruch. Derartige Frakturen betreffen inzwischen mehr Frauen, als Herzinfarkt, Schlaganfall und Brustkrebs zusammen es tun. Wirbelkörperbrüche lassen sich bei mehr als 30 Prozent aller Frauen nach den Wechseljahren nachweisen. Die Zahl der Schenkelhalsbrüche liegt in Deutschland inzwischen bei mehr als 100 000 pro Jahr. Mehr als 90 Prozent dieser Brüche sind Folgen einer Osteoporose. Für die Betroffenen bedeutet dies nicht nur extreme Schmerzen, sondern auch häufig eine lange Bettlägerigkeit. In vielen Fällen hat es sogar eine andauernde Invalidität zur Folge. Etwa 20 Prozent aller Frauen mit einem Schenkelhalsbruch sterben innerhalb des ersten Jahres an dessen Folgen. Bei mehr als 100 000 Schenkelhalsbrüchen sind das über 20 000 Todesfälle jährlich. Anders ausgedrückt: An osteoporotisch bedingten Schenkelhalsbrüchen sterben inzwischen mehr Frauen als an Brustkrebs.

Warum reden wir hier nur von Frauen? Weil es sie erheblich früher betrifft als Männer, was mit den Hormonen zusammenhängt (siehe ab Seite 30). Wie kommt es nun zu dieser Erkrankung, die inzwischen so verbreitet ist und so viel Leid auslöst? Unsere Knochen, die uns häufig ja eher starr und unbelebt erscheinen, sind in Wirklichkeit sehr dynamische Organe. Knochen unterliegen einem permanenten Umbau. Spezialisierte Zellen, sogenannte Osteoblasten, bauen Knochen auf. Ihre Gegenspieler, die Osteoklasten, bauen älteren Knochen wieder ab. Normalerweise befinden sich diese beiden Prozesse in einem Gleichgewicht. Die Knochenmasse bleibt deshalb stabil. Ab einem gewissen Alter aber beginnen die Osteoblasten häufig zu schwächeln, während die Osteoklasten unverändert eifrig ihrer Arbeit nachgehen. Das Ergebnis ist eine kontinuierliche Abnahme der Knochendichte. Wenn eine gewisse Grenze erreicht ist, beginnt die Osteoporose. Ab jetzt drohen Knochenbrüche.

Maximale Knochenmasse

In der Jugend überwiegt noch die Aufbauarbeit. Etwa mit Ende 20 hat jeder Mensch sein Maximum an Knochenmasse erreicht (die sogenannte *Peak Bone Mass*). Von da an geht's bergab. Wie schnell das geht, ist deutlich unterschiedlich, und

DAS ALTERN IST EINE HEIMTÜCKISCHE KRANKHEIT, DIE SICH GANZ VON SELBST UND UNBEMERKT EINSCHLEICHT.

MICHEL DE MONTAIGNE (1533–1592)

es ist beeinflussbar. Wichtig ist vor allem eines: Je höher die maximale Knochenmasse mit Ende 20 ist, umso mehr Verlust an Knochensubstanz kann das Skelett verkraften, ohne dass es an die entscheidende »Frakturschwelle« kommt, also an die Grenze, ab der Knochenbrüche drohen.

Vorbeugung schon ab dem ersten Lebensjahr

Auch wenn Osteoporose im Wesentlichen eine Alterserkrankung ist – die entscheidenden Weichen werden bereits sehr viel früher gestellt. Wer in der Kindheit und Jugend durch einen »knochengesunden Lebensstil« dafür sorgt, dass sich sein Knochen gut aufbaut, der ist im Alter sehr viel besser vor Osteoporose geschützt. Ein wenig ist das so wie mit der finanziellen Altersvorsorge. Wer ordentliche Reserven auf seiner »Knochenbank« gebunkert hat, der kommt auch im Alter nicht so rasch an die Armutsgrenze – selbst wenn das Konto schrumpft. Wie ein knochengesunder Lebensstil aussieht, das erfahren Sie auf den nächsten Seiten.

Kortikale und spongiöse Knochen

Um die Osteoporose richtig zu verstehen, ist noch eine weitere Unterscheidung wichtig, denn Knochen ist nicht gleich Knochen. Unser Körper hat für dieses Organ zwei verschiedene Bauweisen entwickelt.

- Der kortikale Knochen (lat. cortex = Rinde) macht etwa 80 Prozent unseres Skelettsystems aus. Er ist sehr dicht, zu 90 Prozent kalzifiziert (mit Kalzium aufgebaut) und unterliegt nur einer langsamen Umbaurate.
- Rund 20 Prozent unseres Skelettsystems bestehen aus einer anderen Form von Knochen, dem sogenannten spongiösen Knochen (lat. spongia = Schwamm). Er ist deutlich poröser und eher nach dem Prinzip der »Leichtbauweise« aufgebaut, wie man sie zum Beispiel am Eiffelturm studieren kann.

Um bei dem Bild zu bleiben: Der Eiffelturm besteht nicht aus dicken, massiven Stahlteilen, sondern aus vielen miteinander verwobenen Stahlstreben. Die Konstrukteure versuchen bei dieser Bauweise, mit möglichst wenig Material eine möglichst hohe Belastbarkeit und Elastizität zu erzielen. Das funktioniert auch, solange die entsprechenden Strukturen intakt sind. Wenn allerdings aufgrund einer Osteoporose die Knochenbälkchen in einem spongiösen Knochen weniger werden, dann kommt diese Leichtbauweise relativ rasch an ihre Grenzen. Die Knochenbälkchen werden dünner, brechen und der gesamte Knochen verliert seine Stabilität. Dieser Prozess wird noch dadurch gefördert, dass spongiöser Knochen eine deutlich höhere Aktivität beim Knochenumbau aufweist als die kortikale Variante. Spongiöser Knochen ist also aufgrund seines besonderen Aufbaus und seines intensiven Stoffwechsels stärker gefährdet. Besonders viel von diesem spongiösen Knochen befindet sich in den Wirbelkörpern. Das erklärt, warum Wirbelkörperfrakturen zu den ersten und häufigsten Knochenbrüchen bei Osteoporose gehören. Sie sind nicht unbedingt vergleichbar mit anderen Knochenbrüchen. In vielen Fällen brechen zunächst einmal nur einige Knochenbälkchen, sodass der Wirbelkörper insgesamt an Höhe verliert. Solche »Sinterungsfrakturen« können überaus schmerzhaft sein. Sie ereignen sich gelegentlich aber auch, ohne dass daraus irgendwelche Beschwerden entstehen. Häufen sich über die Jahre solche Frakturen, so wird die Wirbelsäule deutlich gestaucht und gekrümmt. Es entsteht das, was man umgangssprachlich einen »Witwenbuckel« nennt. Alles, was sich langsam und über viele Jahre hinweg entwickelt, fällt den Betroffenen häufig nicht so sehr auf. Von daher lohnt es sich durchaus, einmal seine aktuelle Körpergröße zu messen und mit der zu vergleichen, die im alten Personalausweis steht. Hat sie mehr als vier Zentimeter abgenommen, steckt dahinter fast immer eine Osteoporose.

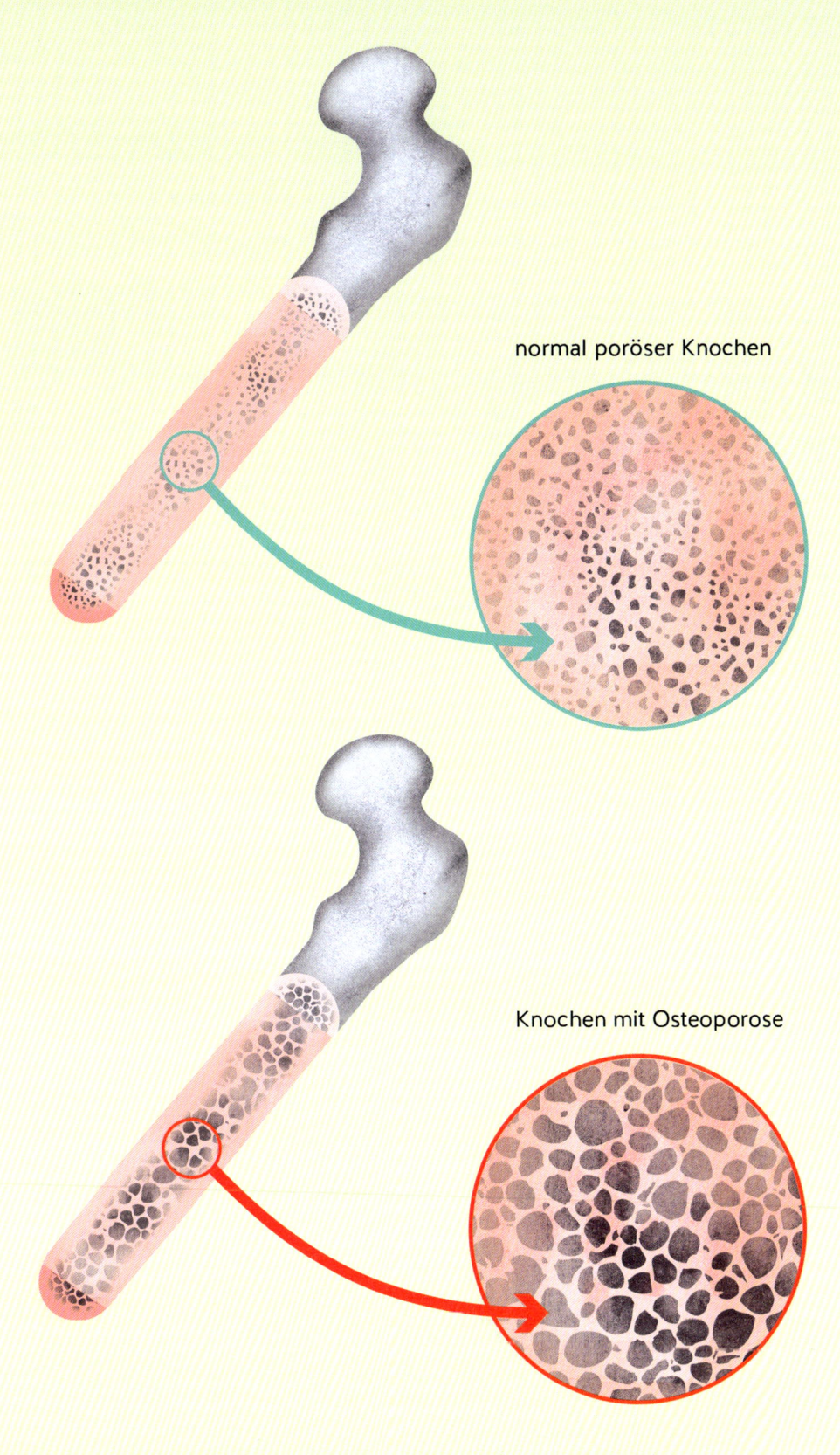

normal poröser Knochen

Knochen mit Osteoporose

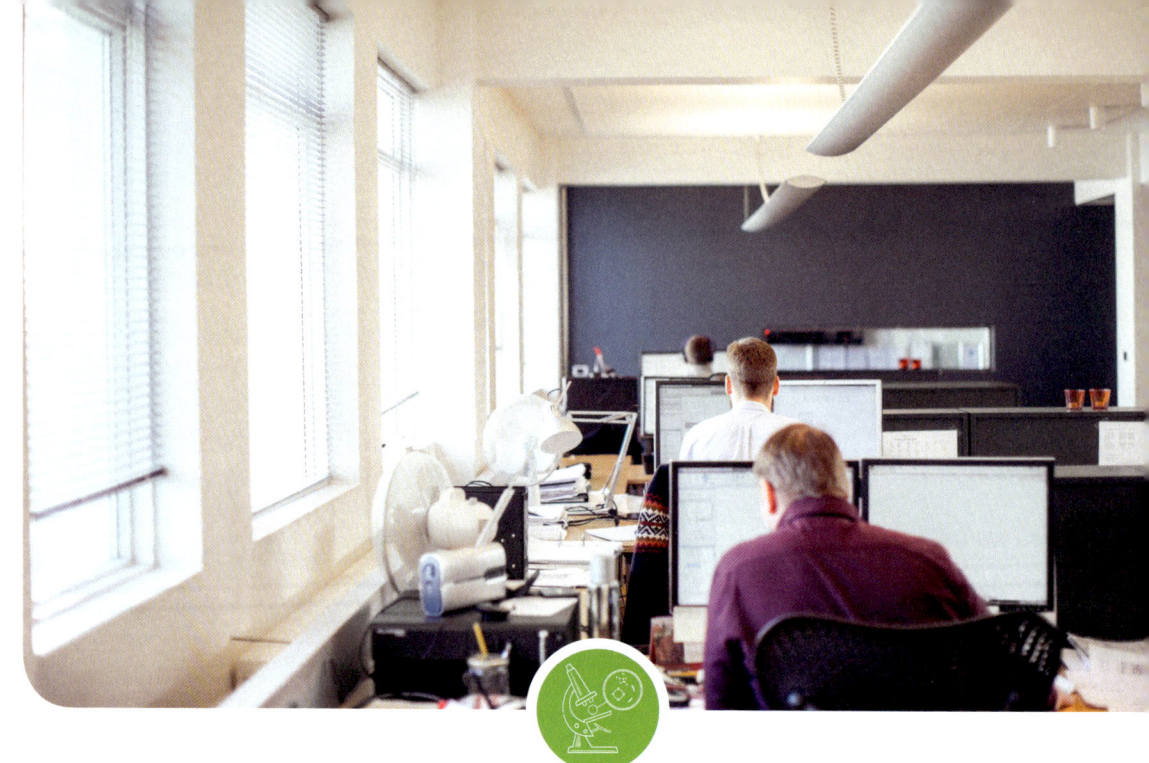

RISIKOFAKTOREN FÜR OSTEOPOROSE

War man in früheren Zeiten der Ansicht, dass Altern allein die Osteoporose begünstige, ist man heute zum Glück schlauer und kann zwischen mehreren, zum großen Teil beeinflussbaren Risikofaktoren unterscheiden.

W eder unsere genetische Disposition noch unser Alter können wir beeinflussen, auch sind Frauen sehr viel früher in ihrem Leben von Osteoporose betroffen als Männer. Weitere Risikofaktoren dagegen, allen voran Mangelernährung und fehlende Bewegung, bieten zugleich einen Ausblick auf die wirkungsvollsten Vorsorgemaßnahmen, wie sie ab Seite 114 beschrieben sind. Zunächst einmal geht es aber darum zu verstehen, welche körperlichen Vorgänge eine Knochenentkalkung bedingen, die der erhöhten Knochenbrüchigkeit zugrunde liegt.

GENETISCHE DISPOSITION

Die Osteoporose ist eine Erkrankung, die eine ausgeprägte familiäre Häufung aufweist. Insofern ist es wichtig zu erfragen, ob und mit welchen Folgen eventuell bereits Mutter, Großmutter oder auch die väterliche Seite der Familie betroffen waren. Dabei sollte man berücksichtigen, dass die

Osteoporose als Krankheitsbild vor Jahrzehnten kaum ein Thema war. Die Tatsache, dass viele Frauen im Alter kleiner und buckelig wurden, galt lange als »normaler Alterungsprozess«. Weder wurde die Krankheit dahinter erkannt, noch wurde sie behandelt. Fragen Sie also Ihre älteren Verwandten nicht unbedingt nach der Erkrankung selbst, sondern eher nach den typischen Zeichen. Hatte die Oma im Alter einen Rundrücken? Hat irgendjemand einen Schenkelhalsbruch erlitten? Falls dies der Fall ist, so kann die Diagnose Osteoporose als sehr wahrscheinlich gelten, auch wenn sie zum damaligen Zeitpunkt vielleicht gar nicht gestellt wurde.

Gen-Check gibt Aufschluss

Hilfreich kann auch ein zusätzlicher persönlicher Gen-Check sein. Wie bei fast allen Alterserkrankungen spielen auch bei der Osteoporose sogenannte Polymorphismen (Genvarianten) eine Rolle. Im Rahmen eines solchen genetischen Osteoporose-Checks werden zumeist folgende genetische Varianten überprüft:

- Vitamin-D-Rezeptor (VDR): Der Vitamin-D-Rezeptor in den Zellen kann unterschiedlich ausgeprägt sein. Das beeinflusst damit die Wirkung dieses für den Knochenstoffwechsel so wichtigen Vitamins.
- Interleukin 6 (IL-6): Hierbei handelt es sich um einen Marker für chronische Entzündungen. Da diese bei der Entstehung der Osteoporose eine nicht zu unterschätzende Rolle spielen, ist eine entsprechende Genveränderung für die Erkrankung von Bedeutung.

BESSER DREI STUNDEN ZU FRÜH ALS EINE MINUTE ZU SPÄT.

WILLIAM SHAKESPEARE (1564–1616)

- Kollagen Typ 1A1 (COC 1A1): Die sogenannte Matrix des Knochens besteht im Wesentlichen aus dem Strukturprotein Kollagen. Knochenverlust bedeutet nicht nur Entkalkung, sondern auch Kollagenabbau. Dieser wird durch genetische Polymorphismen mit beeinflusst.
- Laktoseintoleranz (LCT): Die Unverträglichkeit von Laktose gehört zu den bekanntesten genetisch bedingten Nahrungsmittelunverträglichkeiten. Liegt sie vor, ist die Kalziumzufuhr in der Regel vermindert und das Osteoporoserisiko ist erhöht.

FEHL- UND UNTERERNÄHRUNG

Knochen besteht im Wesentlichen aus Kalzium. Es liegt auf der Hand, dass sich eine kalziumarme Ernährung beziehungsweise auch eine allgemeine Fehlernährung negativ auf das Skelett auswirkt. Ein Risikofaktor, der sonst bei fast allen Erkrankungen eine wichtige Rolle spielt, ist für die Osteoporose dagegen nicht von Bedeutung: Übergewicht. Ein paar Pfunde zu viel sind für den Knochen eher ein Schutzfaktor. Das hat im Wesentlichen damit zu tun, dass im Fettgewebe auch Östrogene gebildet werden. Und die hemmen den Knochenabbau. Bei der Osteoporose gilt vielmehr das Untergewicht als ein Risikofaktor. Dünne Frauen – dünne Knochen. Wer mit seinem BMI unter 20 liegt, sollte auf jeden Fall frühzeitig seine Knochendichte messen lassen.

VITAMIN-D-MANGEL

Die Tatsache, dass ein Mangel an Vitamin D eine Osteoporose begünstigt, ist bereits seit Langem bekannt. Von welch überragender Bedeutung dieses Vitamin jedoch tatsächlich ist, hat sich erst in den letzten Jahren herausgestellt.
Zum einen ist Vitamin D der wichtigste Regulator des Knochenminerals Kalzium. So steigert es die Aufnahme von Kalzium aus dem Darm, vermindert seine Ausscheidung über die Niere und fördert den Einbau von Kalzium in den Knochen

(Mineralisation). Es nimmt darüber hinaus auch direkten Einfluss auf die Reifung und Aktivierung der knochenbildenden Zellen. Erst seit einigen Jahren weiß man darüber hinaus, dass Vitamin D auch eine Zunahme an Muskelmasse bewirkt, die Koordination verbessert und dadurch das Sturzrisiko verringert. Alles Faktoren, die bei der Osteoporose von entscheidender Bedeutung sind.

So wichtig, wie das Vitamin D ist, so knapp ist es hierzulande auch. Bekanntlich wird Vitamin D unter Sonneneinstrahlung in der Haut gebildet. Das bedeutet, dass fast zwei Drittel der deutschen Bevölkerung während der Wintermonate in einen Vitamin-D-Mangel geraten. Aber Deutschland ist nicht nur im Winter ein Vitamin-D-Mangel-Land. Denn wieder einmal macht sich der Faktor biologisches Altern bemerkbar: Ältere Menschen gehen nicht nur weniger in die Sonne. Sie verlieren auch zunehmend die Fähigkeit, in ihrer Haut Vitamin D zu bilden. Das verstärkt den ohnehin bestehenden Mangel noch weiter.

BEWEGUNGSMANGEL

Ein Muskel, der nicht beansprucht wird, bildet sich zurück. Ein Knochen, der nicht beansprucht wird, tut das Gleiche. Früher gab es in den Krankenhäusern dafür eindrucksvolle Beispiele. Da war es nämlich noch üblich, gebrochene Beine wochenlang in einem Gipsverband ruhig zu stellen. Wurde dieser Gips dann schließlich entfernt, so konnte man sehen, wie die gesamte Muskulatur um das ruhig gestellte Bein herum geschrumpft war. Hätte man den Knochen darunter mittels einer Knochendichtemessung untersucht, hätte man dort ebenfalls einen deutlichen Substanzverlust festgestellt.

Muskulatur und Knochen scheinen also eng zusammenzugehören. Wird der Muskel bewegt, baut sich neuer Knochen auf. Ein weiteres Beispiel belegt dies auf eindrucksvolle Weise: Wenn Astronauten oder Kosmonauten nach langen Weltraumflügen zurückkehren, so haben sie allesamt ein großes gesundheitliches Problem. Während ihrer Zeit im Weltraum haben sie nämlich eine ausgeprägte Osteoporose entwickelt. Die enge Weltraumstation lässt nur wenig Bewegungsmöglichkeit zu, und durch die Schwerelosigkeit wird das Skelett noch zusätzlich entlastet. Das lässt die Knochendichte dahinschwinden wie Butter an der Sonne. Auch wenn das als Berufsrisiko nur wenige betrifft – die meisten von uns verbringen ja nur wenig Zeit im Weltraum –, ein Leben, das hauptsächlich auf dem Bürostuhl und dem Sofa verbracht wird, hat langfristig ganz ähnliche Folgen.

HORMONMANGEL

Statistisch gesehen verlieren Menschen ganz allgemein ab dem 30. Lebensjahr langsam, aber kontinuierlich an Knochenmasse. Die statistischen Kurven zeigen aber auch, dass für einen Teil der Bevölkerung ab einem bestimmten Lebensabschnitt die Abnahme der Knochendichte besonders dramatisch verläuft. Dieser Teil der Bevölkerung sind Frauen nach dem 50. Lebensjahr. Warum sehen wir hier einen solch hohen Prozentsatz von »Fast Losers«, also von Menschen, die besonders rasch ihre Knochenmasse abbauen? Verantwortlich für diesen Effekt sind Hormone. Oder genauer gesagt: deren Mangel. Frauen kommen etwa um das 50. Lebensjahr herum in die Wechseljahre. Dies bedeutet, dass die Eierstöcke

DIE ZEIT WIRD KOMMEN, DA UNSERE NACHKOMMEN SICH WUNDERN, DASS WIR SO OFFENBARE DINGE NICHT GEWUSST HABEN.

LUCIUS ANNAEUS SENECA (4 V. CHR. – 65 N.CHR.)

ihre Funktion einstellen. Der Eisprung bleibt aus, die Monatsblutungen versiegen und die Östrogenspiegel sinken ab. Das kann zu einer ganzen Reihe unterschiedlicher Beschwerden führen. Auf ein Organsystem wirkt sich dieser Östrogenmangel aber ganz besonders negativ aus: auf das Skelett. Frauen nach den Wechseljahren haben ein deutlich erhöhtes Risiko, an Osteoporose zu erkranken. Ganz besonders erhöht sich die Gefahr, wenn die Wechseljahre bereits sehr früh, also vor dem 45. Lebensjahr eintreten.

MEDIKAMENTÖSE THERAPIEN

Von einigen Medikamenten weiß man, dass sie sich ungünstig auf den Knochen auswirken.

- Hier sind an allererster Stelle Cortisonpräparate zu nennen. Vor allem bei schweren rheumatischen oder anderen entzündlichen Erkrankungen müssen diese häufig über Jahre hinweg eingenommen werden und führen dann zu einem deutlichen Verlust an Knochensubstanz.
- Patienten, die einen Herzinfarkt hatten, erhalten häufig gerinnungshemmende Medikamente wie Heparin, Marcumar oder neuere Blutverdünner. Diese Präparate müssen oftmals über viele Jahre eingenommen werden und begünstigen dann eine Osteoporose.
- Und schließlich werden Frauen mit Brustkrebs inzwischen in vielen Fällen sogenannte Aromatasehemmer zur Absenkung ihrer Östrogenspiegel verordnet. Eine derartige antihormonelle Therapie schützt zwar vor dem erneuten Auftreten von Brustkrebs, lässt den Knochen aber schneller entkalken.

Wenn die Einnahme derartiger Medikamente erforderlich ist, sollte möglichst bereits vor Behandlungsbeginn und anschließend in halbjährlichen Abständen die Knochendichte überprüft werden, damit gegebenenfalls rechtzeitig Gegenmaßnahmen ergriffen werden können.

KNOCHENSTABILITÄT UND HORMONE

Geschlechtshormone sind verantwortlich für Sexualität und Fortpflanzung. Der Knochen beziehungsweise das Skelettsystem gehören im allgemeinen Bewusstsein ja nicht unbedingt zu den Sexualorganen.

Dennoch lässt sich auch dieser Zusammenhang vor dem Hintergrund der Fortpflanzung verstehen. Während seiner Entwicklung im Mutterleib benötigt das werdende Kind große Mengen an Kalzium für den Aufbau seines eigenen Skelettsystems. Die benötigten Mengen sind dabei zumeist höher, als die Mutter sie mit der Nahrung aufnehmen kann. Frauen mobilisieren daher während der Schwangerschaft Kalzium aus ihren körpereigenen Reserven. Das Reservoir dafür ist der Knochen. Hier sind 99 Prozent des körpereigenen Kalziums gespeichert. Dass dem so ist, dafür sorgen die Östrogene. Ziel ist, dem heranwachsenden Kind eine möglichst gute Entwicklung zu garantieren.

Mit den Wechseljahren ist die Fortpflanzungsfähigkeit beendet. Die Östrogene sinken. Damit geht aber auch eine zunehmende Entkalkung des Knochens einher. Das wiederum bewirkt eine vermehrte Knochenbrüchigkeit. Nichts anderes steckt hinter dem Krankheitsbild Osteoporose.

Wie diagnostizieren?

Dass der Knochen entkalkt, tut – wie schon gesagt – nicht weh. Schmerzen und Beschwerden treten bei der Osteoporose erst auf, wenn die Knochen brechen oder die Wirbelkörper zusammensintern. Das gilt es zu vermeiden. Daher ist die Frühdiagnostik so wichtig. Die Knochendichtemessung steht dabei im Vordergrund.

Bildgebende Verfahren

- DXA-Messung: Sozusagen der Goldstandard in der Knochendichtemessung. Dabei werden Energiestrahlen unterschiedlicher Intensität durch das Skelett hindurchgeschickt. Aus der Menge der Strahlung, die durch den Knochen gelangt, kann dann die Knochendichte errechnet werden. Die Strahlenbelastung ist dabei äußerst gering. Gemessen wird der Knochenmineralgehalt (Bone Mineral Density, BMD) an der Lendenwirbelsäule und am Schenkelhals, also an genau jenen Stellen, an den sich eine Osteoporose auch klinisch auswirkt. Aus den Werten wird dann jeweils ein T-Score und ein Z-Score errechnet. Der T-Score vergleicht die gemessene Knochendichte mit den Werten eines knochengesunden jungen Erwachsenen, also mit der durchschnittlichen maximalen Knochendichte, die etwa mit Ende 20 erreicht ist. Der Z-Score vergleicht die Werte mit den Durchschnittswerten der jeweiligen Altersgruppe. Für die Diagnosestellung entscheidend ist der T-Score. Liegen die BMD-Werte niedriger als -2,5, so liegt eine Osteoporose vor. Werte zwischen -1,5 und -2,5 sind charakteristisch für eine Osteopenie, also für die Vorstufe der Osteoporose.

- Quantitative Computertomographie (qCT): Im Gegensatz zur DXA-Messung erlaubt diese Methode eine Unterscheidung zwischen spongiösem und kortikalem Knochen. Bei bestimmten Fragestellungen kann dies hilfreich sein. Ansonsten ist das qCT sehr viel teurer und aufwendiger als die DXA-Messung. Darüber hinaus ist es auch mit einer hohen Strahlenbelastung verbunden.
- Quantitative Ultraschallmessung (qUS): Ultraschallmessungen zur Feststellung der Knochendichte wurden eine Zeit lang als Screeninguntersuchung zur Osteoporose empfohlen. Heute sollten sie eigentlich keine Rolle mehr spielen. Das DXA-Verfahren (siehe links) benötigt nur wenig mehr Aufwand, ist nur unwesentlich teurer und ebenfalls nahezu strahlungsfrei. Dafür erlaubt es aber eine sehr genaue Diagnose.

Röntgenuntersuchungen sind übrigens für die Feststellung einer Osteoporose ungeeignet. Bevor sich hier Veränderungen zeigen, muss der Knochen bereits mehr als 30 Prozent seiner Knochenmasse verloren haben. Gelegentlich fällt aber bei einer konventionellen Röntgenaufnahme auf, dass die Knochen schon deutlich entkalkt sind. In diesen Fällen sollte die Diagnose unbedingt durch eine zusätzliche DXA-Messung gesichert werden.

Laboruntersuchungen

Laboruntersuchungen stehen bei der Diagnose der Osteoporose nicht an erster Stelle. Es gibt unter den standardmäßig überprüften Blutwerten keinen Marker, der für die Osteoporose typisch wäre. Dies gilt insbesondere für das Serumkalzium. Normale Kalziumwerte im Blut sind in keiner

Weise ein Beleg dafür, dass die Kalziumkonzentration im Knochen ebenfalls ausreichend ist. Durchaus sinnvoll ist dagegen die Bestimmung der Vitamin-D-Spiegel. Hier sollte das Vitamin D in seiner aktiven Form (25 (OH) Vitamin D3) bestimmt werden.
Falls durch eine DXA-Messung eine Osteoporose bestätigt wurde, sind allerdings zusätzliche Bestimmungen spezifischer Marker des Knochenstoffwechsels sinnvoll. Dazu gehört das Parathormon, ein Hormon der Nebenschilddrüse, das für die Aufrechterhaltung des Kalziumgleichgewichtes im Körper verantwortlich ist. Wichtig ist auch die Fragestellung, ob zu wenig neuer Knochen aufgebaut wird oder aber der bestehende Knochen zu schnell abgebaut wird. Auch hierfür gibt es Marker.

- Die Alkalische Phosphatase (Knochen AP) sowie das Osteocalcin geben Auskunft über den Knochenaufbau.
- Den markanten Hinweis auf einen vermehrten Knochenabbau liefern in erster Linie Kollagenabbauprodukte wie das Desoxypyridinin und sogenannte »Crosslinktelopeptide«.

Da die Therapie der Osteoporose in den letzten Jahren sehr viel differenzierter geworden ist, lohnt sich die Bestimmung solcher Laborwerte. Denn es leuchtet ein, dass sie hilfreich sind. Sie machen es leichter, zu entscheiden, ob man eher ein Medikament gibt, das den Knochenaufbau fördert, oder vorzugsweise eines, das den Knochenabbau hemmt.

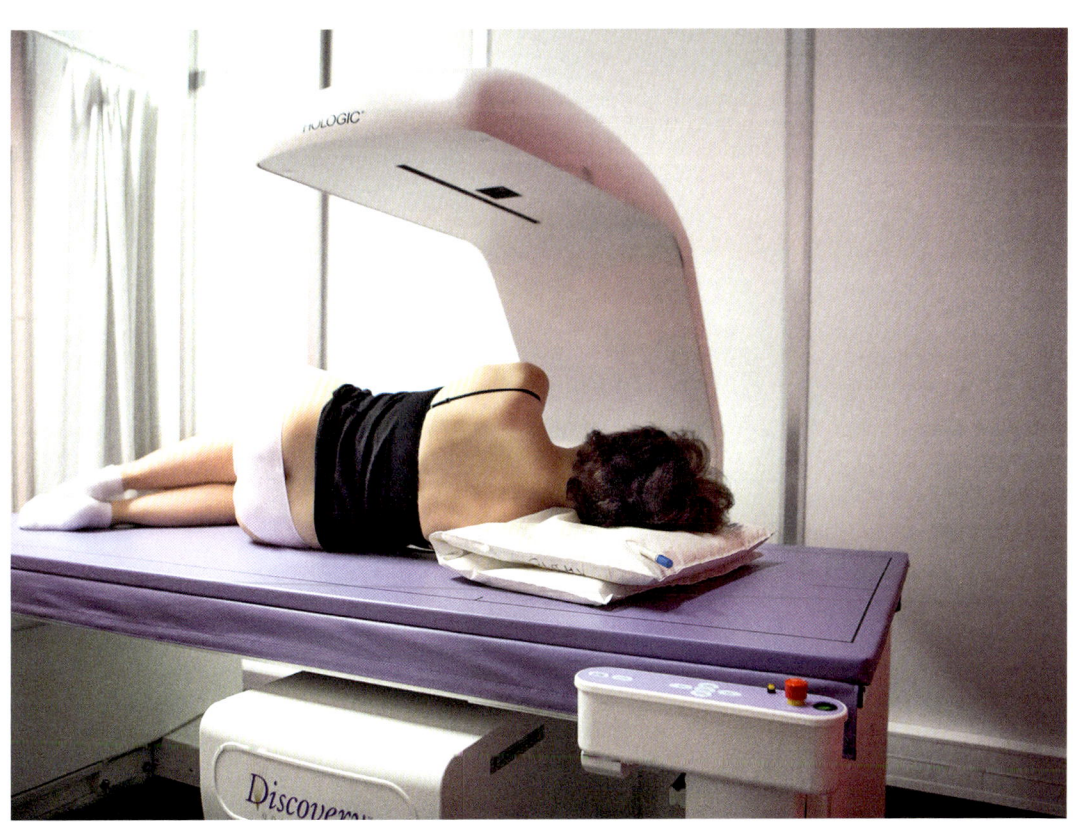

SIND SIE OSTEOPOROSE-GEFÄHRDET?

Dieser Test erlaubt eine erste Einschätzung Ihres Risikos für Osteoporose. Beraten Sie sich darüber hinaus aber immer auch mit Ihrem Arzt, der Test kann die persönliche professionelle Betreuung selbstverständlich nicht ersetzen!

	trifft zu	trifft nicht zu
Familiäre Vorbelastung		
Vater oder Mutter hatten Knochenbrüche ohne ersichtlichen Grund.		
Vater oder Mutter haben/hatten einen Rundrücken.		
Persönliche Daten		
Ich bin älter als 60 Jahre.		
Ich bin untergewichtig oder habe deutlich an Gewicht verloren.		
Ich fühle mich schwach und krank.		
Ich bin sehr schlank.		
Ich hatte einen Knochenbruch nach dem 50. Lebensjahr.		
Bei mir wurde eine niedrige Knochendichte gemessen.		
Körperliche Verfassung		
Ich habe als Kind wenig Sport getrieben.		
Ich treibe keinen Sport und bewege mich wenig.		
Ich bin länger bettlägerig oder auf einen Rollstuhl angewiesen.		
Ich komme weniger als eine halbe Stunde täglich an die Sonne.		
Frauensache		
Die Menopause begann bei mir vor dem 45. Lebensjahr.		
Meine Eierstöcke mussten früh operativ entfernt werden.		
Ich bin Mutter mehrerer Kinder.		
Männersache		
Bei mir wurde ein niedriger Testosteronspiegel gemessen.		

	trifft zu	trifft nicht zu
Ernährung		
Ich verzehre selten Milch, Milchprodukte und Käse.		
Ich esse selten frisches grünes Gemüse.		
Ich esse (nahezu) täglich Fleischgerichte.		
Ich esse häufig Fastfood und Fertiggerichte.		
Ich verwende häufig und gerne Zucker.		
Lebensstil		
Ich bin Raucher (täglich 1 Schachtel oder mehr).		
Ich trinke mehr als 4 Tassen Kaffee am Tag.		
Ich trinke mehr als 1 Liter Cola am Tag.		
Ich trinke täglich mehr als 2 alkoholische Getränke.		
Krankheiten		
Ich habe eine Überfunktion der Schilddrüse.		
Ich habe eine chronische Nieren- oder Lebererkrankung.		
Ich habe eine entzündliche Darmerkrankung.		
Ich bin Diabetiker.		
Ich habe oft Verdauungsprobleme (Blähungen, Durchfall).		
Medikamente		
Ich musste länger als ein halbes Jahr Prednison, Heparin, Marcumar oder Cortison einnehmen.		
Ich musste länger als ein halbes Jahr Psychopharmaka, Tranquilizer oder Mittel gegen Epilepsie einnehmen.		

GESAMTPUNKTZAHL: _____

AUSWERTUNG

Rund 5-mal zutreffend

Ihr Risiko ist offenbar nicht deutlich erhöht. Dennoch sollten Sie das Thema nicht aus den Augen verlieren und Ihren Arzt im Zweifelsfall darauf ansprechen.

8-mal und öfter zutreffend

Ihr Risiko ist hoch. Besprechen Sie ein detailliertes Vorsorgeprogramm mit dem Arzt. Knochendichtemessungen mittels DXA alle zwei Jahre sind zu empfehlen.

Quelle: OSD Osteoporose Selbsthilfegruppen Dachverband e. V.

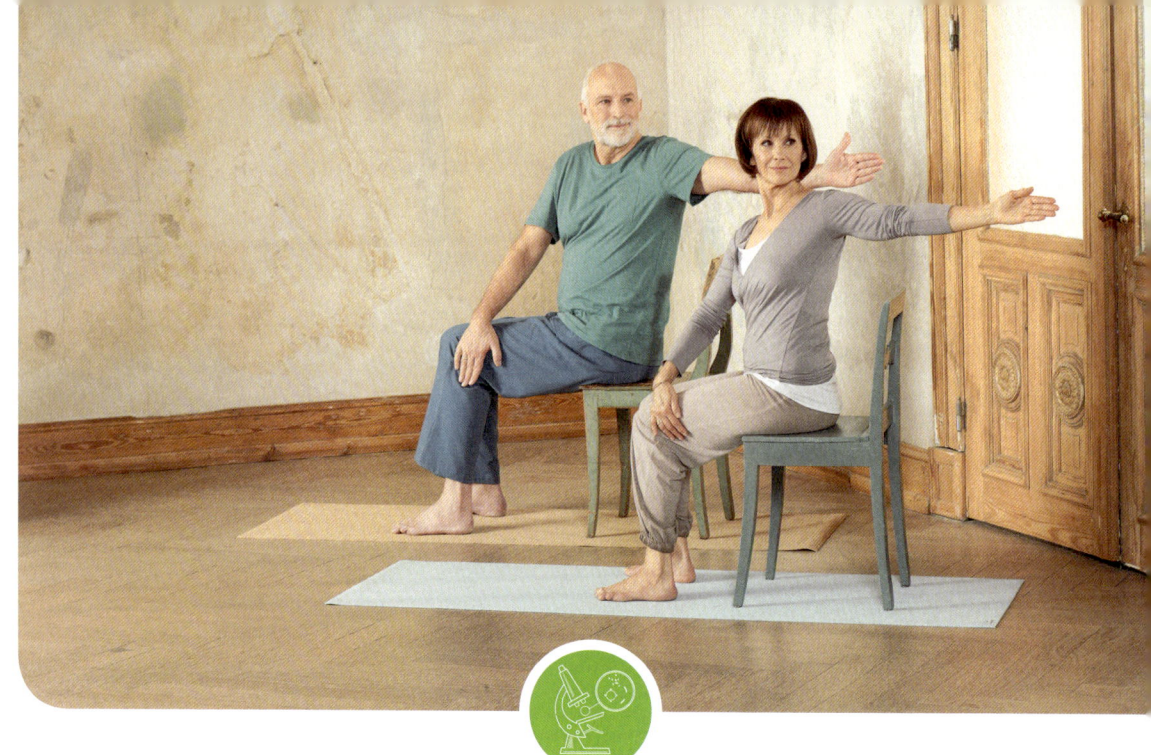

DER OSTEOPOROSE WIRKUNGSVOLL VORBEUGEN

Starke Knochen bis ins hohe Alter: Das ist kein Zufall, sondern man kann und sollte schon in jüngeren Jahren darauf hinarbeiten.

U nsere Knochen sind weit mehr als nur das Stützsystem unseres Körpers. Sie sind aktive Organe, die an zahlreichen Vorgängen im Körper teilnehmen. Im Zusammenhang mit der Osteoporoseprophylaxe interessiert uns besonders das enge Zusammenspiel der Knochen mit den Muskeln sowie ihr Eingebundensein in das Hormonsystem.

Wieder einmal heißen die zwei »Zauberwörter« Ernährung und Bewegung. Während die richtige Ernährung hilft, stabilisierende Substanzen in den Knochen einzubauen, ist ein Training vor allem der Rückenmuskeln unverzichtbar für ein gut funktionierendes Skelett.

Medikamente dagegen kommen in der Regel erst dann zum Einsatz, wenn die Knochen bereits instabil sind und eine weiter fortschreitende Schädigung verhindert werden soll.

KALZIUMZUFUHR

Knochen besteht im Wesentlichen aus Kalzium. Wenn bei einer Osteoporose der Knochen entkalkt, verliert er hauptsächlich dieses Mineral. Daher lautete die Regel Nummer eins über viele Jahre hinweg: Vermehrt Kalzium zuführen, am besten in Form von Nahrungssupplementen. Das sieht man inzwischen etwas kritischer.

Sowohl schwedische als auch amerikanische Studien haben gezeigt, dass bei der hochdosierten Gabe von Kalzium in Form von Tabletten oder Brausepulvern das Herzinfarktrisiko steigt. Offensichtlich lagert durch solche Präparate nicht nur der Knochen Kalk ein, sondern auch die Blutgefäße tun das.

Reichlich in der Nahrung vorhanden

Die gute Nachricht aber lautet: Solche Supplemente sind zumeist auch gar nicht nötig. Die erforderliche Menge an Kalzium lässt sich über die Nahrung gut zuführen. Rund 1000 mg am Tag sollten es sein. Liegt bereits eine Osteoporose vor, so werden 1200 bis 1500 mg empfohlen. Diese Menge über die Nahrung aufzunehmen, ist relativ unproblematisch. Man muss dazu noch nicht einmal unbedingt auf Milch und Milchprodukte setzen. Eine der besten Quellen für Kalzium sind kalziumreiche Mineralwässer, und die verträgt nun wirklich jeder. Allerdings gibt es bezüglich des Kalziumgehaltes der verschiedenen Wässer große Unterschiede. Ein Blick auf das Etikett ist daher wichtig: Mindestens 350 mg Kalzium pro Liter sollten in der Flasche sein.

Für die Praxis bedeutet dies: Mit den empfohlenen zwei Litern, die man täglich trinken sollte, ist bereits der halbe Tagesbedarf gedeckt. Der Rest lässt sich ohne großen Aufwand mit der Nahrung zuführen. Auch lassen sich die Kalziumspiegel sehr gut durch Vitamin D anheben, das die Aufnahme von Kalzium aus dem Darm steigert und gleichzeitig dessen Ausscheidung über die Niere vermindert (siehe Seite 108). Für eine optimale Kalziumversorgung sind ausreichende Vitamin-D-Spiegel daher unverzichtbar. Womit wir bereits beim nächsten Punkt wären. Denn bezüglich des Vitamin D besteht tatsächlich in vielen Fällen ein echter Mangel.

VITAMIN-D-SUPPLEMENTIERUNG

Zu Recht wird Vitamin D auch als Sonnenhormon bezeichnet. Seine Bildung findet vor allem unter UV-Einstrahlung in der Haut statt. Die Zufuhr über die Nahrung spielt dagegen eine untergeordnete Rolle. Das bedeutet aber auch: wenig Sonne, wenig Vitamin D. Und in Nordeuropa leben wir nun einmal nicht in sonnenverwöhnten Ländern. Folglich ist vor allem in der Winterzeit der Vitamin-D-Spiegel bei vielen Menschen zu niedrig.

AUCH MÄNNER KANN ES TREFFEN

Die Osteoporose steht in dem Ruf, eine reine Frauenkrankheit zu sein. Doch Männer erkranken ebenso daran und auch mehr oder weniger aus den gleichen Ursachen. Sie tun dies lediglich etwa zehn Jahre später.

Ein Grund dafür ist die Tatsache, dass Männer meist über mehr Muskeln verfügen als Frauen. Das wirkt sich auf die Knochendichte positiv aus. Der andere Grund ist hormoneller Natur: Osteoporose ist nicht zuletzt eine Hormonmangelerkrankung. Bei Frauen ab 50 erfolgt das Absinken der Geschlechtshormone sehr viel dramatischer als bei Männern gleichen Alters. Die bilden zwar auch nicht mehr ganz so viel Androgene wie in ihrer Jugend. Für die Aufrechterhaltung der Knochenmasse aber reicht es zumeist. Umgekehrt gilt: Wenn bei Männern eine Osteoporose diagnostiziert wird, sollten unbedingt die Androgenspiegel überprüft werden.

Dagegen gibt es letztlich nur zwei wirksame Strategien. Die eine besteht darin, während der Wintermonate für einige Wochen in die Karibik oder zumindest auf die Kanarischen Inseln zu reisen, um dort die fehlende Sonne zu tanken. Das ist zweifellos angenehm, aber leider nicht immer möglich. Im Übrigen werden die Kosten von den Krankenkassen nicht übernommen.

Strategie zwei besteht darin, das fehlende Vitamin D in Form von Nahrungssupplementen zuzuführen. Das wird von den Krankenkassen zwar in der Regel auch nicht erstattet. Die Präparate sind allerdings so preiswert, dass die Haushaltskasse dadurch nur wenig belastet wird. Die minimale Tagesdosis für Vitamin D liegt bei 1000 IE. Für die Einnahme bewährt haben sich auch Depotpräparate, die 20 000 IE enthalten und nur einmal wöchentlich genommen werden müssen. Nehmen Sie die entsprechenden Supplemente mit den Mahlzeiten ein: Vitamin D ist ein fettlösliches Vitamin und wird am besten vom Darm aufgenommen, wenn es ihm zusammen mit ein wenig Fett oder Öl angeboten wird. Grundsätzlich zu empfehlen ist die Messung der Vitamin-D-Spiegel im Blut. Bei Werten unter 30 pg/ml sollte definitiv Vitamin D zugegeben werden. Die idealen Serumspiegel liegen zwischen 50 und 70 pg/ml.

BEWEGUNG

Sport ist immer gut. Das ist inzwischen keine überraschende Neuigkeit mehr. Bei Osteoporose braucht es aber eine ganz besondere Art von Sport, nämlich Kraftsport. Knochen baut man auf über Muskeln. Speziell für die osteoporosegefährdete Wirbelsäule ist dabei die sogenannte paravertebrale Muskulatur von besonderer Bedeutung. Dabei handelt es sich um Muskelstränge, die parallel zur Wirbelsäule verlaufen und diese stabilisieren. Selbst bei Menschen, die durchaus sportlich sind, wird diese Muskulatur häufig vernachlässigt. Sie lässt sich aber durch ein gezieltes Rückentraining wirksam stimulieren.

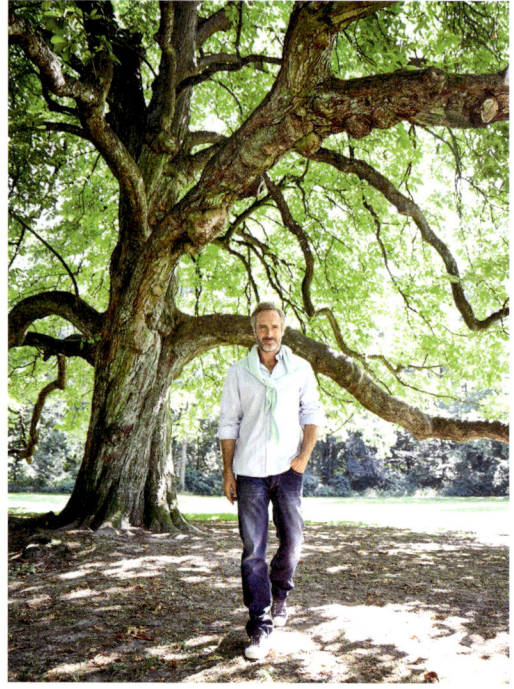

Ein gutes Osteoporosetraining kommt aus der Weltraumforschung. Wir haben bereits darauf hingewiesen, dass längere Aufenthalte in der Schwerelosigkeit des Kosmos zu einem dramatischen Verlust an Knochenmasse führen. Die ehemalige sowjetische Raumfahrtbehörde war mit diesem Problem in erheblicher Weise konfrontiert. Sie beließ ihre Kosmonauten nämlich gerne ganz besonders lange in ihren Raumstationen. Nach der Rückkehr wiesen diese Weltraumfahrer dann häufig eine Knochendichte auf wie ein 80-Jähriger. Das musste dann durch ein gezieltes Aufbauprogramm wieder ausgeglichen werden. Dafür wurde das »Vibrationstraining« entwickelt. Das Prinzip besteht darin, sich auf eine Platte zu stellen, die hochfrequente Schwingungen ausführt. Auf diese Schwingungen antwortet der Körper mit unwillkürlichen Muskelkontraktionen. Dies wiederum überträgt sich auf den Knochen und steigert dessen Dichte.

Das Schöne an dieser Methode ist, dass sie nicht nur schnell und effektiv ist, sondern auch kleine und tief sitzende Muskeln aktiviert, die bei einer bewussten Muskelkontraktion sonst gar nicht angesteuert werden. Selbstverständlich ist ein solches Training nicht nur bei Osteoporose effektiv, sondern auch ganz allgemein zum Muskelaufbau geeignet. Entsprechende Anbieter für ein solches Vibrationsraining finden Sie per Suchmaschine schnell im Internet.

HORMONERSATZTHERAPIE

Die Wechseljahre der Frau werden zumeist mit psychovegetativen Beschwerden in Zusammenhang gebracht. Hitzewallungen, Schlafstörungen und Stimmungsschwankungen stehen ganz oben auf der Liste, wenn vom »klimakterischen Syndrom« die Rede ist. Was weniger bekannt ist: Der Hormonmangel führt auch zu teilweise gravierenden organischen Veränderungen. Das gilt ganz besonders für das Skelettsystem. Die Tatsache, dass die klassischen osteoporotischen Veränderungen der Wirbelsäule im Volksmund auch als »Witwenbuckel« bezeichnet werden, macht bereits deutlich, wie sehr diese Erkrankung in ganz besonderer Weise ältere Frauen nach den Wechseljahren betrifft.

Umgekehrt bedeutet es aber auch: Frauen, die nach den Wechseljahren die fehlenden Hormone ersetzen, bereiten damit nicht nur den lästigen Hitzewallungen ein Ende, sie beugen auch höchst effektiv der Osteoporose vor. Im Gegensatz zu früher vertretenen Lehrmeinungen ist dabei bereits eine sehr niedrige Östrogenzufuhr ausreichend. Der Knochen freut sich ganz offensichtlich über jedes einzelne Molekül des weiblichen Geschlechtshormons.

MEDIKAMENTE ZUR BEHAND-LUNG DER OSTEOPOROSE

In diesem Ratgeber geht es im Wesentlichen um Prävention. Medikamente dienen bei der Osteoporose nicht der Vorbeugung, sondern der Behandlung fortgeschrittener Krankheitsstadien. Dazu

gehören vor allem solche, bei denen es bereits zu Knochenbrüchen gekommen ist. In einem weiteren Sinne ist der Einsatz von Medikamenten dann jedoch auch eine vorbeugende Maßnahme. Wer aufgrund einer Osteoporose bereits einen Knochenbruch erlitten hat, der ist hochgradig gefährdet, auch noch weitere derartige Brüche zu erleiden. Dem gilt es vorzubeugen. Medizinisch spricht man dabei von einer sekundären Prävention. Die folgenden Medikamente stehen für diesen Zweck zur Verfügung.

Bisphosphonate

Sie sind mit Abstand die gebräuchlichsten Medikamente zur Osteoporosebehandlung. Ihre wesentliche Funktion besteht darin, die Aktivität der Osteoklasten (knochenabbauende Zellen) zu stoppen und somit den Knochenabbau zu reduzieren. Viele große Studien haben gezeigt, dass dadurch das Risiko für Knochenbrüche deutlich sinkt. Die Nebenwirkungen sind zumeist relativ gering. Eine steht dabei jedoch besonders im Vordergrund: Gelangen die Bisphosphonate nach dem Schlucken der Tablette zurück in die Speiseröhre, so können sie dort Entzündungen auslösen. Nach der morgendlichen Einnahme sollte man sich daher keinesfalls wieder hinlegen, da dies einen solchen Reflux begünstigt. Das ist eigentlich nicht sehr schwer umzusetzen. Dennoch löst diese, auch in den Beipackzetteln detailliert beschriebene, mögliche Nebenwirkung bei vielen Patienten Ängste aus. Das hat zur Folge, dass die Bisphosphonate häufig nach kurzer Zeit bereits wieder abgesetzt werden. Die mangelnde Patientencompliance, also die fehlende Einnahmezuverlässigkeit, ist inzwischen das größte Problem bei der Bisphosphonatbehandlung. Empfohlen wird zumeist ein Behandlungszeitraum von etwa fünf Jahren. Die Statistiken zeigen aber, dass zwei Drittel aller Patienten bereits nach einem Jahr die Behandlung von sich aus abbrechen. Die Furcht vor einer Schädigung der Speiseröhre steht dabei im Vordergrund. Eine gute Alternative ist daher die intravenöse Gabe von Bisphosphonaten in Form von Spritzen. Dadurch wird eine mögliche Schädigung der Speiseröhre vermieden. Und da die Spritze alle drei Monate durch den Arzt gegeben wird, besteht bei diesen Gelegenheiten auch die Möglichkeit, aktuelle Sorgen und Befürchtungen noch einmal anzusprechen.

Raloxifen

Raloxifen ist ein *selective estrogen receptor modulator*, abgekürzt SERM. Diese Substanzgruppe hat teilweise östrogene, teilweise antiöstrogene Wirkungen. Man kann auch von einem Designerhormon sprechen. Am Knochen wirkt Raloxifen wie ein Östrogen. Das heißt, es hemmt den Knochenabbau und erhöht damit die Knochendichte. In der Brust verhält sich Raloxifen dagegen wie ein Antiöstrogen. Damit besitzt dieses Medikament eine wunderbare »erwünschte Nebenwirkung« – es vermindert das Brustkrebsrisiko. Diese Wirkung ist so ausgeprägt, dass Raloxifen in einigen Ländern, zum Beispiel in Australien, sogar eine eigenständige Zulassung zur Brustkrebsprophylaxe besitzt. Als unerwünschte Nebenwirkung ist dagegen – wie bei den meisten Hormonpräparaten – ein etwas erhöhtes Thromboserisiko zu beachten. Trotz seiner guten Wirkung auf die Knochendichte und dem sehr erfreulichen Zusatznutzen der Brustkrebsvorbeugung wird Raloxifen allerdings sehr viel seltener eingesetzt als die Bisphosphonate. Das mag damit zusammenhängen, dass Osteoporosemedikamente zumeist von Orthopäden verordnet werden und diese sich bei dem Thema Hormone, beziehungsweise hormonähnliche Substanzen, häufig ein wenig unsicher fühlen. Falls Sie als Frau von Osteoporose betroffen sind und eine medikamentöse Therapie benötigen, sprechen Sie Ihren behandelnden Arzt einfach einmal auf diese Alternative an.

Denosumab

Dieses Präparat ist das jüngste in der Reihe von Osteoporosemedikamenten. Es handelt sich dabei um eine Substanz mit der etwas umständlichen Bezeichnung RANK-Ligand-Antagonist. Denosumab hemmt einen Rezeptor für einen wichtigen Entzündungsauslöser, den nukleären Faktor Kappa-B. Wir haben bereits in den ersten Kapiteln gesehen, in wie vielen Bereichen unseres Körpers chronische Entzündungen degenerative Veränderungen begünstigen (siehe ab Seite 22). Das gilt auch für unser Skelettsystem. Und fast immer ist der nukleäre Faktor Kappa-B der Hauptkoordinator bei der Verbreitung entzündlicher Reaktionen. Seine Hemmung im Knochen verhindert damit auch den vermehrten Knochenabbau.
Noch etwas spricht für Denosumab: Es muss nicht geschluckt werden. Einmal pro Halbjahr wird es unter die Haut gespritzt. Nebenwirkungen treten nur sehr selten auf.

Teriparatid

Bei diesem Medikament handelt es sich um ein Fragment des Parathormons, das eine wichtige Rolle bei der Regulation des Kalziumstoffwechsels spielt. Von anderen Osteoporosemedikamenten, die hauptsächlich den Knochenabbau hemmen, unterscheidet sich Teriparatid dadurch, dass es gezielt den Knochenaufbau stimuliert. Osteoblasten und Osteozyten – Zellen, die für die Neuproduktion von Knochengewebe verantwortlich sind – werden durch Teriparatid gezielt angeregt. Für den Knochen ist das eine echte Verjüngungskur. Der Nachteil der Substanz besteht zum einen in dem hohen Preis. Zum anderen in der Tatsache, dass Teriparatid, ähnlich wie Insulin, täglich unter die Haut gespritzt werden muss. Aus diesem Grund kommt es zumeist erst dann zur Anwendung, wenn die anderen Osteoporosepräparate nicht mehr wirksam sind.

BONE HARDENING

Belastungen im richtigen Maß machen uns härter – zur Vorbeugung von Osteoporose machen wir uns hier die enge Verbindung von Muskeln und Knochen zunutze.

TRAINING FÜR MEHR STABILITÄT

Wir alle kennen die Szenen, in denen Karate- und Kung-Fu-Kämpfer dicke Kanthölzer und Ziegelsteine mit einem Handkantenschlag oder einem Schienbeintritt zerschmettern. Vielleicht haben Sie auch »Kill Bill« gesehen, in dem die Heldin sich mit bloßen Händen aus einer in der Erde vergrabenen Kiste befreit, nachdem sie bei einem Kung-Fu-Meister in die Lehre gegangen war …

Immer wieder fragt man sich, warum dabei eigentlich das Holz beziehungsweise der Stein bricht und nicht der Knochen. Das hat zum einen sicherlich etwas mit Atemtechnik, Konzentration und der Fokussierung von Energie zu tun. Davon abgesehen muss aber dennoch der Knochen dieser Kampfsportler über eine außergewöhnliche Härte verfügen. Wie man die erreicht, lässt sich inzwischen auf Internet-Videokanälen bestaunen. Unter dem Stichwort »Bone Hardening« zeigen dort Kampfsportexperten, wie sie ihre Knochen dazu bringen, diesen extremen Belastungen standzuhalten. Sie schlagen und treten dazu immer wieder gezielt gegen harte Gegenstände, zum Beispiel gegen einen Baumstamm. 20-mal und mehr mit voller Wucht das Schienbein gegen einen Holzpfahl zu rammen – das tut schon beim Zuschauen weh. Es soll hier auch nicht als Osteoporoseprävention empfohlen werden. Dennoch muss man sich fragen: Warum resultieren aus solchen Aktivitäten eigentlich harte Knochen? Die Antwort können wir uns inzwischen schon ableiten. Bei den ziemlich brachialen Übungen kommt es im Knochen zu vielen kleinen Bruchstellen, sogenannten Mikrofrakturen – winzigen Schäden an der Knochenstruktur, die vom Körper wieder repariert werden müssen. Die Reparatur erfolgt nach dem bekannten hormetischen Prinzip, nämlich überkompensierend. Der Organismus baut mehr Knochenmasse auf, als vorher da war. Ein solcher Knochen wird dann zunehmend »unkaputtbar«.

Kraft und Knochen

Wie gesagt – man soll es auch nicht übertreiben. Sie müssen jetzt nicht jeden Abend in den Wald laufen, um dort gegen Bäume zu treten und mit der bloßen Handkante dicke Äste klein zu hauen. Aber es gibt auch andere Möglichkeiten, das Skelettsystem dosierten Belastungen auszusetzen. Das geht über die Kontraktion von Muskeln, die ja bekanntlich an den Knochen fixiert sind. Das Zusammenziehen der Muskeln überträgt sich auf den Knochen, und der antwortet, indem er seine Knochenmasse erhöht. Muskeltraining – ob an Geräten im Fitnessstudio, zu Hause mit dem eigenen Körpergewicht oder im Treppenhaus mit dem Wasserkasten – ist Knochentraining. Einen Buchtipp zu diesem Thema finden Sie auf Seite 188.

KNOCHEN – VIEL MEHR ALS EIN GERÜST

Prof. Dr. Dr. Johannes Huber ist promovierter
Theologe, Gynäkologe und Endokrinologe.

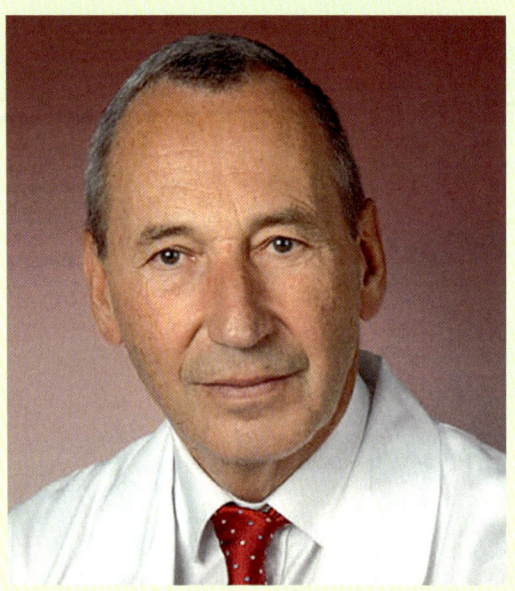

Prof. Huber gilt als Österreichs »Anti-Aging-Papst«. Er ist Vorstandsmitglied der Deutschen Gesellschaft für Anti-Aging-Medizin (GSAAM).

Herr Professor Huber, Sie sind international bekannt als Endokrinologe, Fortpflanzungs- und Anti-Aging-Mediziner. Woher kommt Ihr Interesse für den Knochen?

Prof. Huber: Sehr einfach. Der Knochen ist ein Organ, das in allen drei Bereichen eine entscheidende Rolle spielt. Er ist beteiligt an der Weitergabe des Lebens, er produziert eigene Hormone und er ist ein Reservoir für Stammzellen, die ja das Verjüngungspotenzial unseres Körpers sind. Er ist zudem ein Speicherorgan für Kalzium. Das ist ein Erdalkalimetall, das großzügig Elektronen abgibt und damit Grundstoff für das ist, was Leben ausmacht – nämlich Elektronenfluss. Während der Schwangerschaft und der Stillzeit muss die Mutter ihr werdendes und neugeborenes Kind permanent mit Kalzium versorgen. Dazu ist es nötig, dass sie dieses Element immer wieder aus ihrem Kalziumspeicher, nämlich dem Knochen, mobilisiert. Dies geht durchaus zulasten ihres eigenen Skelettsystems und begünstigt eine Osteoporose. Das Problem gibt es offenbar schon seit Jahrmillionen. Bereits die weiblichen Dinosaurier mussten für die Schale ihrer Eier Kalzium aus ihren Knochen bereitstellen. Und Forscher haben inzwischen festgestellt: Schon die Dinos litten an Osteoporose.

Aber der Knochen ist ja mehr als ein reiner Kalziumspeicher.

Prof. Huber: Er ist sogar sehr viel mehr. Der Knochen ist ein Tresor des Lebens. Neben dem Kalzium fungiert er auch als Heimat vieler Stammzellen, insbesondere solcher, die für die Blutbildung und das Immunsystem verantwortlich sind. Die befinden sich hauptsächlich in den kleinen Nischen zwischen den Verstrebungen des trabekulären Knochens. Bei einer Osteoporose geht zunächst einmal dieser trabekuläre Knochen zugrunde. Das erhöht nicht nur die Knochenbrüchigkeit, das führt auch zu einem zunehmenden Verlust von Stammzellen und beeinträchtigt so die Regenerationsfähigkeit des Körpers. Frauen, die an Osteoporose erkrankt sind, leiden häufig auch an Blutarmut und Immunschwäche. Der Verlust von Knochenmarkstammzellen ist dafür entscheidend mit verantwortlich. Knochen verleiht unserem Körper nicht nur Stabilität. Er regeneriert auch unser Blut.

Und er produziert auch eigene Hormone?

Prof. Huber: So ist es. Eines der wichtigsten ist das Osteocalcin, das von den knochenaufbauenden Zellen, den Osteoblasten, gebildet wird und vielfältige Aufgaben hat. In der Schwangerschaft etwa steuert und überwacht es die Hirnentwicklung des heranwachsenden Babys. Osteocalcin wirkt aber auch auf die Bauchspeicheldrüse und regt dort die Beta-Zellen an, Insulin zu produzieren. Damit greift das Knochenhormon direkt in den Kohlenhydratstoffwechsel ein, der mit zunehmendem Alter schwächer wird und für die sogenannte altersbedingte prädiabetogene Stoffwechsellage mitverantwortlich ist. Im Hoden gibt es für Osteocalcin sogar einen Rezeptor mit dem kryptischen Namen GPR-C6A. Dockt dort das Osteocalcin an, so steigt sowohl die Testosteronproduktion als auch die Spermaentwicklung.

Testosteron stimuliert also nicht nur den Knochenaufbau, sondern Knochen stimulieren auch das Testosteron?

Prof. Huber: Wie gesagt: Der Knochen ist ein Fortpflanzungsorgan. Das gilt durchaus auch für den Mann. Der Aktionsradius des Knochens hat sich im Lichte neuer wissenschaftlicher Erkenntnisse während der letzten Jahre enorm erweitert: Vom Mineralreservoir wurde er zu einem Regulator des Stoffwechsels.

Für Sie ist der Knochen sogar das »Silicon Valley« unseres Körpers.

Prof. Huber: Das Silicon Valley verdankt seinen Namen ja dem Silizium, einem Halbleiter. Solche Halbleiterelemente können elektrische Ströme an- und ausschalten, was sie für die Computerindustrie so bedeutsam macht. Silizium befindet sich aber nicht nur in Computern. Auch unser Knochen nutzt es.

Ist es nicht nur ein weiteres Mineral, das den Knochen stabilisiert?

Prof. Huber: Eben nicht. Neuere Studien zeigen, dass der Knochen genauso die besonderen Fähigkeiten des Siliziums nutzt wie elektronische Geräte. Dazu gehört etwa der piezoelektrische Effekt, die Veränderung der elektrischen Polarisation und somit das Auftreten einer elektrischen Spannung an Silizium enthaltenden Festkörpern, wenn sie elastisch – etwa durch Bewegung – verformt werden. Der Knochen scheint durch solche Effekte seine Osteoblasten, also die knochenaufbauenden Zellen, genau an jene Stellen zu locken, wo eine Reparatur notwendig ist und die Knochenbälkchen regeneriert werden müssen. Dies zeigt einmal mehr, warum Bewegung für unser Skelettsystem so entscheidend ist. Es ist verblüffend zu sehen, wie der Knochen, den wir so lange als ein eher inaktives Organ betrachtet haben, sich modernster »Technologie« bedient, um seine Funktion zu erhalten. Die neuen Erkenntnisse über die vielfältigen Interaktionen des Knochens mit anderen Organsystemen fügen sich aber auch in eine insgesamt zunehmend komplexere Betrachtung unseres Organismus. Unser Körper ist mehr als die Summe seiner Organe, so wie eine Zelle mehr ist als nur die Summe ihrer Zellorganellen. Die isolierte Betrachtung von Körperteilen ergibt nicht die ganze Wahrheit, denn unser Körper ist unglaublich vernetzt.

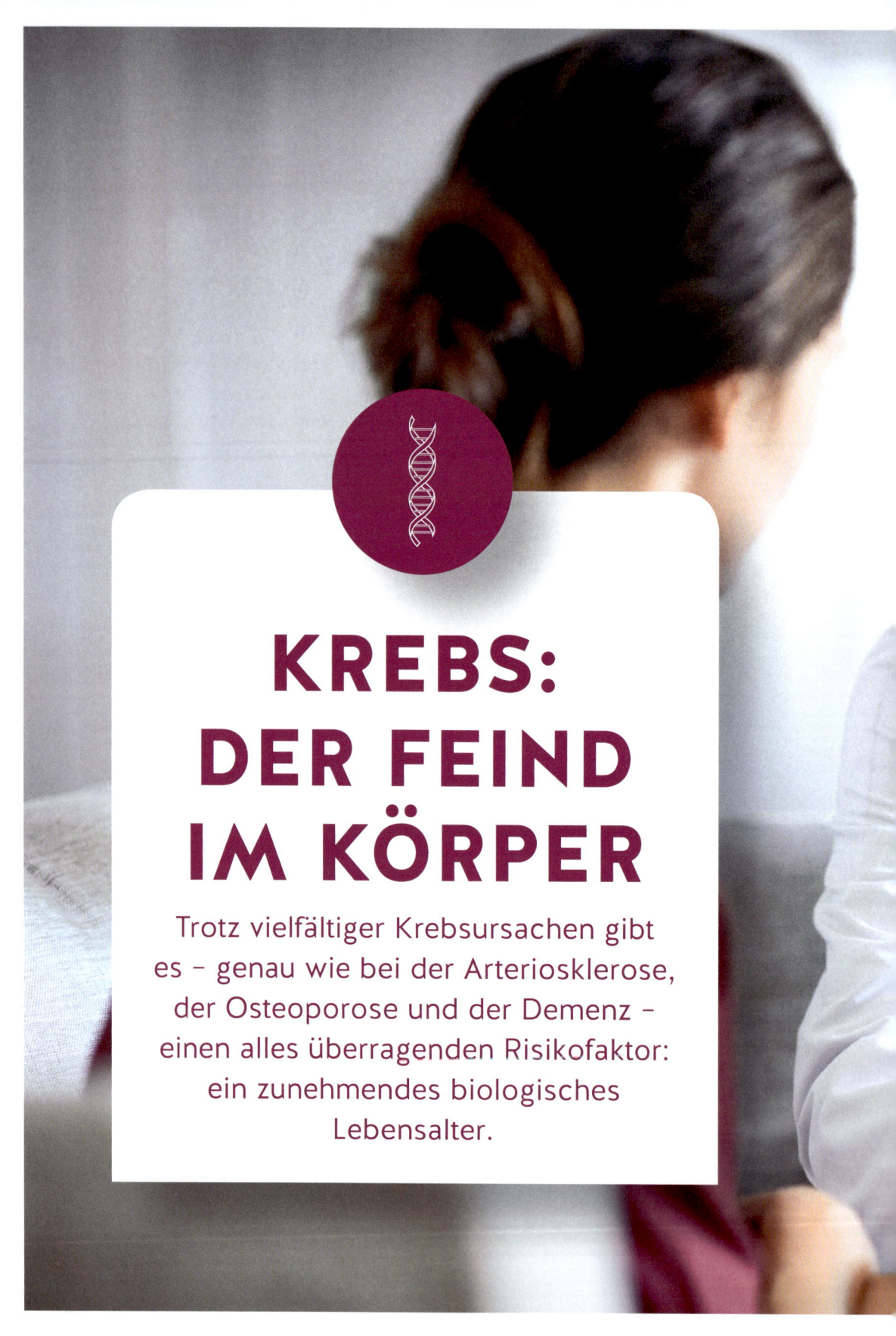

KREBS:
DER FEIND IM KÖRPER

Trotz vielfältiger Krebsursachen gibt es – genau wie bei der Arteriosklerose, der Osteoporose und der Demenz – einen alles überragenden Risikofaktor: ein zunehmendes biologisches Lebensalter.

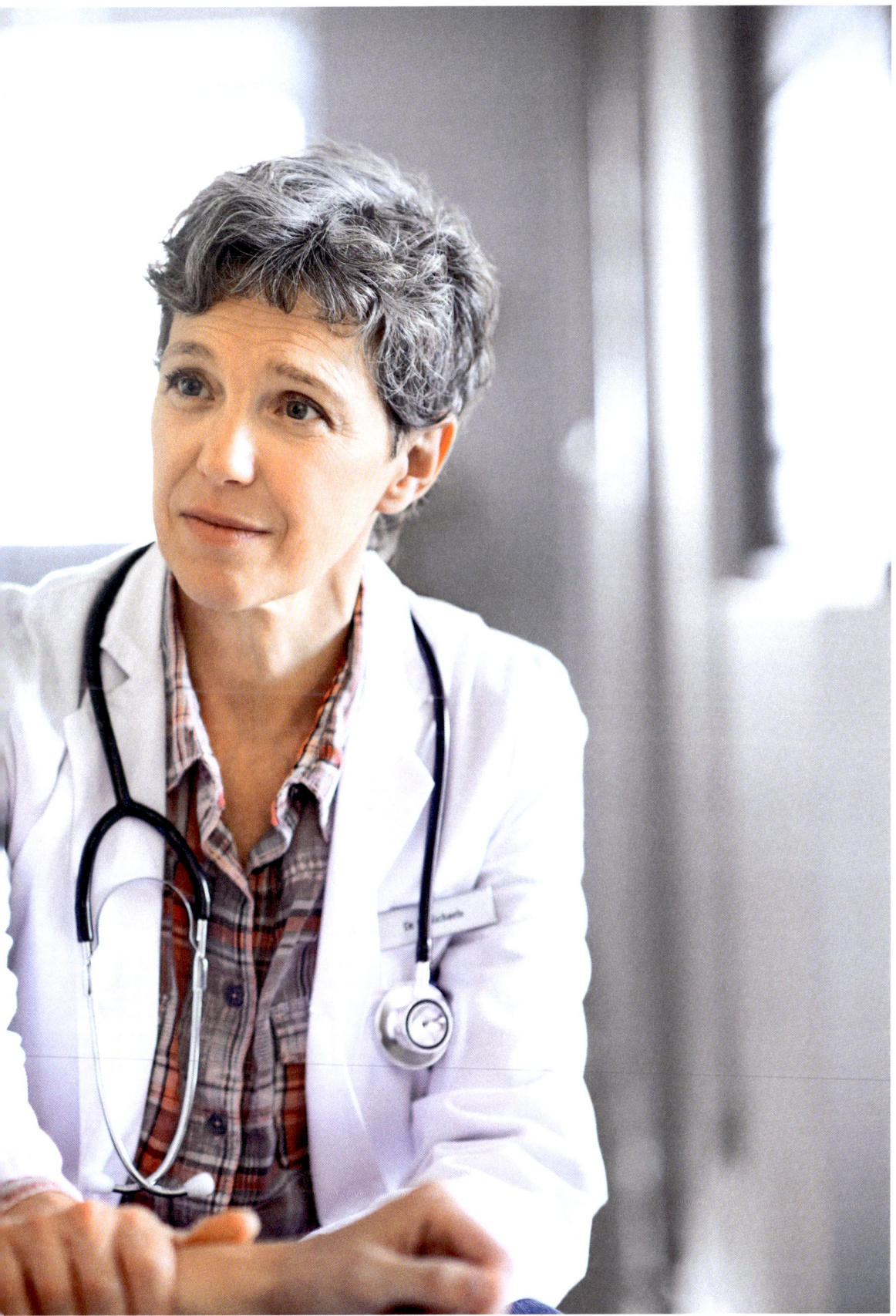

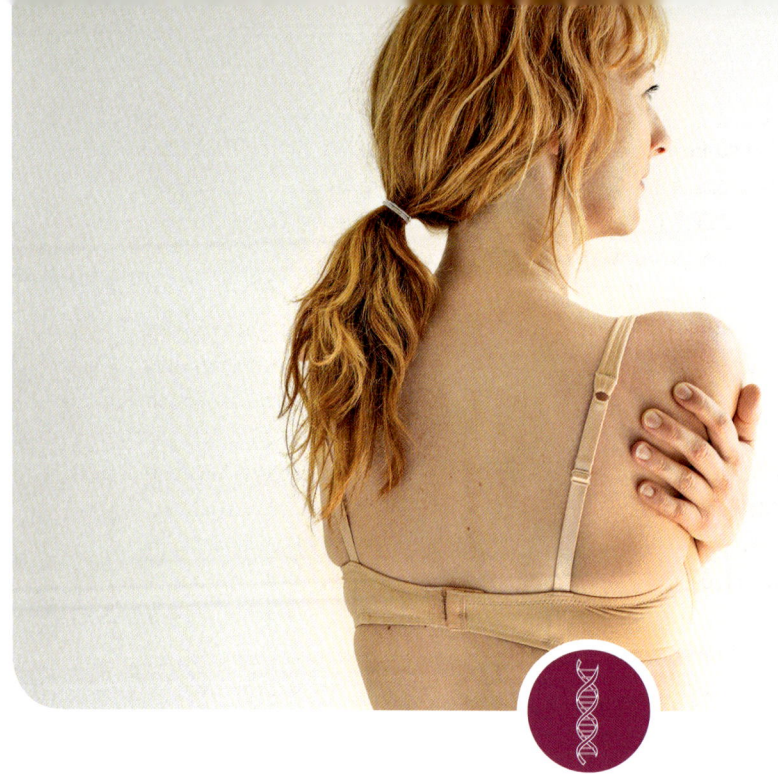

WENN KÖRPERZELLEN KRIMINELL WERDEN

Krebs ist wie ein hinterhältiger Feind, der voller Heimtücke im Körper sein Unwesen treibt. Umso wichtiger ist es besonders mit zunehmendem Alter, die einzelnen Risikofaktoren zu kennen und sie wenn möglich zu umgehen.

F ür die Entstehung von Krebserkrankungen gibt es viele bekannte Risikofaktoren. Wer raucht, erhöht sein Risiko für Lungenkrebs. Wer sich häufig einen Sonnenbrand zuzieht, muss mehr als andere mit Hautkrebs rechnen. Der Verzehr von reichlich Wurstwaren und rotem Fleisch lässt das Darmkrebsrisiko ansteigen. Infektionen mit Humanen Papillomaviren (HPV) sind der Hauptgrund für einen Gebärmutterhalskrebs. Ein Bakterium namens *Helicobacter pylori*

wiederum spielt eine entscheidende Rolle bei der Entstehung von Magenkrebs. Wie sehr jedoch Alter ein Risikofaktor für Krebs ist, lässt sich vielleicht am besten mit einem Zahlenvergleich verdeutlichen. Jeder weiß inzwischen, dass Rauchen das Risiko für Lungenkrebs erhöht. Es steht ja auch auf jeder Zigarettenschachtel. Die Risikoerhöhung ist dabei in der Tat erschreckend. Wer zur Gruppe der starken Raucher gehört – also mehr als 15 Zigaretten täglich inhaliert – der hat gegenüber einem Nichtraucher ein 40-fach erhöhtes Risiko, an Lungenkrebs zu erkranken. Das ist Grund genug, mit dem Rauchen aufzuhören. Wer allerdings 81 Jahre alt ist, der hat im Vergleich zu einem 18-Jährigen ein um das 2000-Fache erhöhtes Risiko, einen Krebs zu bekommen – und das quer durch alle Krebsarten. Grund genug, mit dem Altern aufzuhören?

Es gibt immer noch viele Menschen, die überrascht sind, wenn Krebs als Alterserkrankung bezeichnet wird. Berichten die Medien nicht ständig von Kindern und Jugendlichen, die von dieser schrecklichen Krankheit betroffen sind? In der Tat gibt es einige seltene Arten von Krebs, zum Beispiel bestimmte Formen von Leukämie, die bereits im Kinder- und Jugendalter auftreten können. Insgesamt kommt dies aber glücklicherweise nur selten vor. Dass viele beim Stichwort »Krebs« eher Kinder mit tief liegenden Augen und kahlem Kopf vor sich sehen, liegt an den Gesetzen der Medienwelt. Ein siebenjähriges Mädchen mit Leukämie berührt das Publikum nun mal mehr als ein 70-jähriger Mann mit Prostatakrebs. Statistisch gesehen überwiegt der alte Mann mit der erkrankten Vorsteherdrüse jedoch bei Weitem.

KREBSZELLEN KÜNDIGEN IHRE SOZIALE ROLLE AUF

Dass Altern der Hauptrisikofaktor für Krebs ist, leuchtet ein, wenn man sich folgende Tatsache vor Augen führt: Am Anfang einer Krebserkrankung steht fast immer eine Schädigung der DNA. Mutationen in unserer Erbsubstanz führen dazu, dass Zellen aufhören, im Verbund mit anderen Zellen ihren eigentlich zugedachten Aufgaben nachzugehen. Stattdessen ignorieren sie die Signale ihrer Umwelt und beginnen, sich wahllos zu teilen, was in ihrer Umgebung wiederum enorme Schäden anrichtet. Krebs ist nichts anderes als ein »asoziales Verhalten« von körpereigenen Zellen.

Auslöser der dafür verantwortlichen DNA-Mutationen sind dabei häufig genau diejenigen Prozesse, die wir bereits im ersten Kapitel als die »sieben Säulen des Alters« beschrieben haben: Freie Radikale greifen die DNA an. Chronische Inflammation sorgt für ein Milieu, in der die DNA zunehmend schadensanfällig wird. Wenn sich Telomeren verkürzen, können sie ihrer eigentlichen Aufgabe, dem Schutz der DNA, immer weniger nachkommen. Alterungsfaktoren sind auch Krebsauslöser. Wer Krebs vorbeugen will, muss daher biologisches Altern behandeln.

»Den« Krebs gibt es nicht

Nun haben wir bisher immer ganz allgemein von Krebs gesprochen. Tatsache ist: Es gibt nicht einen Krebs, sondern eine Fülle unterschiedlicher Krebsarten. Bösartige Tumoren gibt es in etwa so viele, wie es verschiedene Gewebe in unserem Körper gibt – also etwas mehr als 200.

Alle diese verschiedenen Krebsarten weisen auch unterschiedliche Eigenschaften auf. Sie haben unterschiedliche Risikofaktoren, unterschiedliche Entstehungsgeschichten, werden durch unterschiedliche Vorsorgeuntersuchungen entdeckt und bedürfen unterschiedlicher Therapien. Diese für 200 verschiedene Krebsarten aufzuzählen, würde den Rahmen dieses Buches sprengen.

WENN DU DEINEN FEIND KENNST UND DICH SELBST KENNST, BRAUCHST DU DAS ERGEBNIS VON 100 SCHLACHTEN NICHT ZU FÜRCHTEN.

SUNZI (544–496 V. CHR.)

Es ist aber auch nicht notwendig. Denn ganz ähnlich, wie wir für das biologische Altern unterschiedlicher Organe gemeinsame molekulare Mechanismen identifiziert haben, so wurden auch für die Entstehung unterschiedlicher Krebsarten Abläufe entdeckt, die sich sehr ähneln. Damit eröffnet sich zunehmend die Möglichkeit einer allgemeinen Krebsprävention.

Noch eine neue, sehr spannende Entwicklung zeichnet sich ab. Krebszellen sind zwar körpereigene Zellen und damit sehr viel schwerer gezielt zu behandeln als etwa Bakterien, die zum Beispiel einen ganz anderen Aufbau ihrer Zellmembran haben. Dennoch unterscheiden sich Krebszellen von anderen körpereigenen Zellen in einem entscheidenden Punkt: Sie nutzen einen anderen Stoffwechselweg. Auch das gibt uns ganz neue Möglichkeiten, auf Krebszellen gezielt einzuwirken und Krebserkrankungen vorzubeugen.

Schauen wir uns zunächst einmal an, wie Krebs überhaupt entsteht. Dabei unterscheiden wir im Wesentlichen drei Phasen, und in allen drei Phasen ist eine Vorbeugung möglich.

Erstens: Krebsinitiation

Wie der Name bereits sagt, ist dies der Anfang jeder Krebserkrankung. Eine einzelne Zelle erleidet eine Mutation – also eine Schädigung ihrer DNA –, die schwerwiegende Störungen nach sich zieht. Eine ganz besonders dramatische Störung besteht dann, wenn die Zelle die Fähigkeit erwirbt, sich unkontrolliert zu teilen. Diese Fähigkeit besitzt prinzipiell jede einzelne Körperzelle. Sie wird allerdings durch eine ganze Reihe von Kontrollmechanismen, zum Beispiel durch sogenannte Tumorsuppressorgene, unterdrückt. Das bedeutet allerdings auch, dass eine entsprechende Schädigung in einem Tumorsuppressorgen diese Fähigkeit reaktiviert. Die Zelle vergisst dann, dass sie in einem sozialen Verbund lebt, und beginnt, sich wieder so hemmungslos zu teilen wie ein Einzeller am Anfang der Evolution. Auslöser für eine solche

Krebsinitiation ist häufig der Kontakt mit krebsauslösenden Substanzen. Das können Viren sein oder Tabakrauch, ein Übermaß an UV-Strahlung oder karzinogene Stoffe in unserer Nahrung. Dementsprechend ist auch klar, wie eine angemessene frühzeitige Prävention aussieht: Sie besteht in der Vermeidung von Karzinogenen. Konkreter: aufhören mit dem Rauchen, keinen Sonnenbrand riskieren, verschimmelte oder auf dem Grill verkohlte Nahrungsmittel meiden … und gegen den durch Humane Papillomaviren ausgelösten Gebärmutterhalskrebs gibt es inzwischen sogar eine Impfung.

In vielen Fällen ist für die Krebsinitiation jedoch kein klar definiertes Karzinogen verantwortlich. Die verhängnisvollen Mutationen entstehen vielmehr durch körpereigene Prozesse. Vor allem durch solche, die auch für den allgemeinen Alterungsprozess verantwortlich sind. Oxidativer Stress schädigt unterschiedliche Zellstrukturen, darunter die sensible DNA. Reparaturprozesse funktionieren im Alter nicht mehr so präzise wie in jungen Jahren. Immer häufiger entgehen Tumorzellen daher der Aufmerksamkeit des körpereigenen Abwehrsystems.

Nun ist die Krebsinitiation kein seltenes Ereignis. Täglich wird die DNA in unseren Körperzellen millionenfach durch freie Radikale geschädigt. Auch einzelne Krebszellen entstehen täglich zu Hunderten. Wir alle tragen sie in unserem Körper. Dass daraus glücklicherweise nur selten eine wirkliche Krebserkrankung wird, haben wir vor allem den Reparatur- und Abwehrmechanismen unseres Organismus zu verdanken. Diese lassen sich ganz gezielt unterstützen.

So stimuliert zum Beispiel Sport das Abwehrsystem ganz allgemein. Sehr speziell werden durch Sport vor allem die sogenannten *Natural Killer Cells* auf den Plan gerufen. Die Abwehrzellen mit dem martialischen Namen sind darauf spezialisiert, körpereigene Tumorzellen zu entdecken und unschädlich zu machen.

Zweitens: Tumorpromotion

In dieser zweiten Phase der Krebsentstehung hat es die geschädigte und genetisch veränderte Zelle bereits geschafft, sich zu teilen. Aus ihr ist ein kleiner Zellverbund entstanden, in dem alle Tochterzellen die gleiche Mutation von der Mutterzelle übernommen haben, natürlich auch deren Fähigkeit, sich unkontrolliert zu teilen. Auch dies bedeutet noch nicht, dass daraus eine Krebserkrankung entstehen muss. Viele dieser sogenannten Mikrokarzinome entwickeln sich nicht weiter. Sie werden vom umgebenden Gewebe abgekapselt oder gehen aufgrund von Nährstoffmangel zugrunde. Wenn Pathologen Obduktionen vornehmen, so finden sie vor allem bei älteren Menschen sehr häufig kleine Krebsherde, die jedoch nie zu gesundheitlichen Problemen geführt haben. Von Männern über 70 ist bekannt, dass mehr als die Hälfte von ihnen derartige Kleinstkrebsherde in ihrer Prostata haben. Dass die meisten davon auch klein bleiben und klinisch keine Bedeutung bekommen, weist darauf hin, dass in diesem Stadium noch präventive Maßnahmen greifen.

Drittens: Tumorprogression

Diese Phase ist vor allem dadurch gekennzeichnet, dass der Krebs nun Anschluss an das Blut- und Lymphsystem bekommt. Schon ab einem Durchmesser von etwas mehr als einem Millimeter ist es einem Tumor nicht mehr möglich, seine Nährstoffe einfach aus der Umgebung aufzunehmen. Da sich bösartige Tumore durch eine hohe Zahl von Zellteilungen und damit auch durch einen hohen Energiebedarf auszeichnen, brauchen sie nun dringend Anschluss an das Gefäßsystem. Andernfalls würden sie im wahrsten Sinne des Wortes verhungern. Um diesen Anschluss zu bekommen, schickt der Tumor Botenstoffe in seine Umgebung aus, die die Bildung neuer Blutgefäße bewirken. Eine andere Strategie besteht darin, bereits bestehende Gefäße in Richtung des Tumors umzuleiten. Diese sogenannte Tumor-

SPORT SCHÜTZT

Eine große Studie in Finnland untersuchte mehr als 25000 Frauen über einen Zeitraum von 5 Jahren. Es zeigte sich, dass diejenigen Frauen, die sich sportlich betätigten, deutlich seltener an Brustkrebs erkrankten. Bei Studienteilnehmerinnen, die wöchentlich etwa 4 Stunden Sport trieben, war die Rate an Brustkrebs um 37 Prozent gesunken. Eine ähnliche Studie an der Universität von Südkalifornien zeigte sogar eine Abnahme der Brustkrebshäufigkeit um mehr als 50 Prozent. Gäbe es Sport in Tablettenform, er wäre wahrscheinlich der Verkaufsschlager schlechthin in unseren Apotheken

neoangiogenese zu unterbinden, ist in den letzten Jahren ein interessanter Ansatzpunkt in der Behandlung von Krebserkrankungen geworden. Der Ansatz kann aber auch für die Prävention genutzt werden. Denn auch in diesem bereits fortgeschrittenen Stadium der Tumorentstehung gibt es noch reichlich Möglichkeiten, um zu verhindern, dass aus dem bereits deutlich gewucherten Krebsverband tatsächlich eine Krebserkrankung wird. Der Schlüssel zur Prävention im Stadium der Tumorpromotion und -progression ist vor allem in unserer Ernährung zu finden. Dort gibt es eine ganze Reihe hochpotenter Anti-Krebs-Substanzen. Wie in der Anti-Aging-Medizin allgemein, so setzt man aber auch in der Krebsprävention inzwischen nicht mehr so sehr auf die lange favorisierten antioxidativen Vitamine. Die wirksamsten »Cancer Fighter« sind offenbar einige sekundäre Pflanzenstoffe. Die wirken im Wesentlichen über das Prinzip Hormesis (siehe Seite 129).

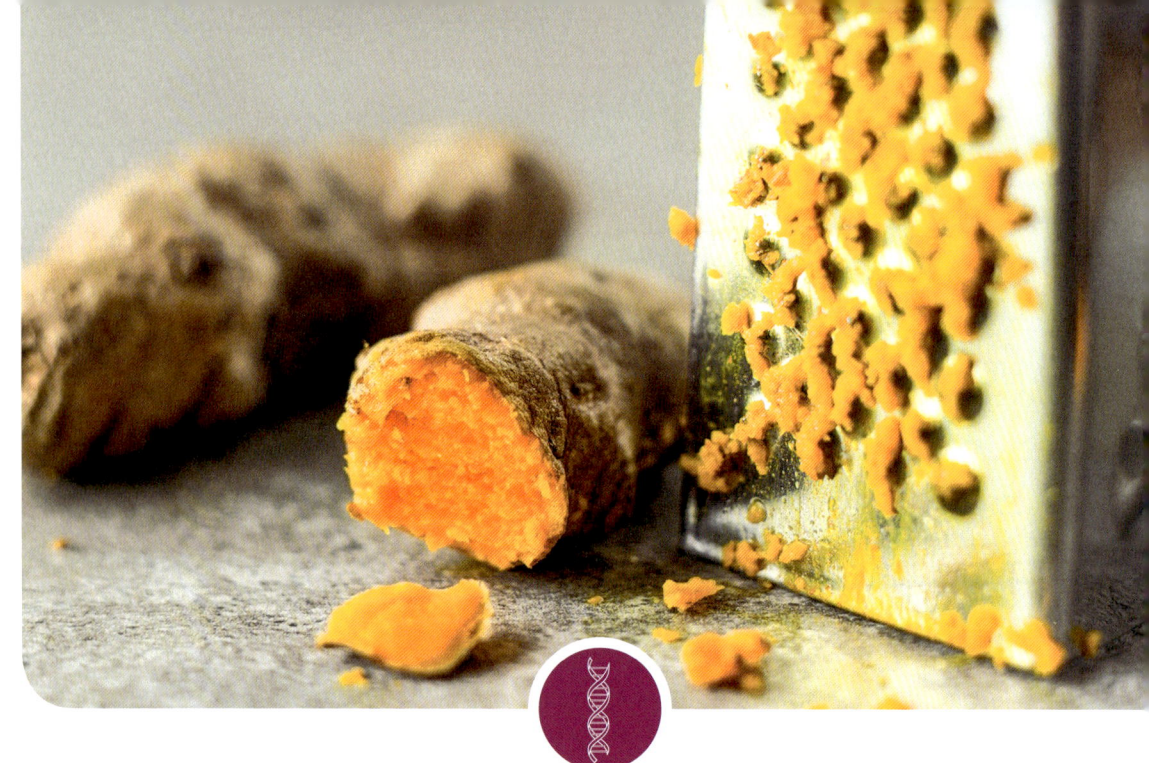

VORBEUGUNG UND FRÜHERKENNUNG

Ernährung, Bewegung und Normalgewicht: Dies sind neben dem Meiden von Risikofaktoren und einer guten ärztlichen Vorsorge die Bereiche, in denen Sie selbst viel zur Krebsvorbeugung tun können.

Wenn es um die richtige Anti-Krebs-Ernährung geht, kommen die Kleinen ganz groß heraus: Unter den Mikronährstoffen, besonders unter den sekundären Pflanzenstoffen, findet sich eine Fülle von krebspräventiven, also wirkungsvoll vorbeugenden Substanzen. Davon eine möglichst hohe Zahl in unsere tägliche Ernährung einzubauen, ist die wahrscheinlich beste Prävention gegen Krebs überhaupt. Das Schöne ist: Sie müssen dafür nicht in die Apotheke, sondern können sich einfach nach Herzenslust auf dem Wochenmarkt eindecken, denn die wertvollen Pflanzenstoffe stecken besonders reichlich in Gemüse – und das wächst auch bei uns immer mehr über sein Dasein als »Beilage« hinaus. Außerdem werden Sie am gut sortierten Gewürzstand beziehungsweise der Gewürzabteilung fündig. Einige Buchempfehlungen zum Thema finden Sie im Serviceteil auf Seite 188.

KREBSSCHUTZ DURCH SIRT-FOODS

Eine Gruppe von Enzymen ist für die DNA-Reparatur besonders wichtig. Wir haben sie bereits kennengelernt: die Sirtuine. Sie verlängern das Leben und helfen, Krebs zu verhindern.

DAS GEHEIMNIS DES BROKKOLI

Schädigungen und Mutationen der DNA sind, wie auf Seite 125 bereits gesagt, kein seltenes Ereignis in der Körperzelle. Deshalb hat unser Körper ein ganzes Arsenal von Überwachungs- und Reparatursystemen entwickelt. Die überprüfen die DNA permanent, entdecken defekte Basenpaare und tauschen diese aus. Sind die Schäden bereits zu groß, um repariert zu werden, greift das umgebende Gewebe zu drastischeren Maßnahmen. Es zwingt die Zelle in die Apoptose, den programmierten Zellselbstmord (siehe Seite 54). Weil dieser aber immer eine Gratwanderung darstellt, ist es besser, die Reparaturmechanismen zu stärken – mit einer gezielten Stimulierung der Sirtuine (siehe Seite 59). Lebensmittel, die eine hohe Konzentration dieser Pflanzenstoffe besitzen, werden inzwischen auch als SIRT-Food bezeichnet.

Die Stars der Anti-Krebs-Küche

Ein solches SIRT-Food ist zum Beispiel der vielseitig verwendbare, wunderbar schmeckende Brokkoli. Sein wesentlicher Inhaltsstoff in unserem Zusammenhang ist das Sulforaphan, ein hochwirksames Anti-Krebs-Molekül. Brokkoli gehört zur großen Familie der Kohlarten. Die zeichnen sich insgesamt durch eine Vielzahl schwefelhaltiger Inhaltsstoffe aus, sogenannte Glucosinolate. Das klingt erst einmal nicht sonderlich verlockend, bewirkt aber – mittels Hormesis-Effekt – einen sehr effektiven Krebsschutz.

Ein weiteres SIRT-Food, das in den letzten Jahren immer größere Beachtung gefunden hat, ist Kurkuma (Gelbwurz). In Indien gilt es als heiliges Gewürz. Es verleiht Currymischungen ihre gelbe Farbe und das charakteristische Aroma. Man kann es aber auch pur verwenden, ob als fein gemahlenes Pulver oder als frische Wurzel (siehe Bild linke Seite). Der Hauptbestandteil von Kurkuma, das Curcumin, wird inzwischen als wesentlicher Grund dafür angesehen, dass in Indien die Krebsraten deutlich niedriger sind als in der westlichen Welt.

Grüner Tee gehört ebenfalls zu jenen Nahrungsmitteln, denen eine besondere gesundheitliche Wirkung zugesprochen wird. In China und Japan hat grüner Tee den Beinamen »Langes-Leben-Tee«. Auch hier sieht man wieder einmal, wie sehr Anti-Aging und Krebsprophylaxe inzwischen zusammenhängen. Der grüne Tee wirkt nicht nur lebensverlängernd, sondern auch krebsvorbeugend. Sein Hauptinhaltsstoff, das Epigallo-Catechin-Gallat, wirkt dabei nachgewiesenermaßen auf alle drei Stadien der Krebsentstehung. Vor allem aber hemmt es die Tumorneoangiogenese. Damit lassen sich sogar noch in einem relativ fortgeschrittenen Stadium der Tumorprogression kleine Krebsherde zum Absterben bringen. Und das Hauptwirkprinzip heißt auch in diesem Fall: Hormesis (siehe hierzu auch Seite 59).

KALORIEN UND KREBS

Für die Makronährstoffe (Kohlenhydrate, Fett, Eiweiß) gilt das Gegenteil wie für Vitamine, sekundäre Pflanzenstoffe und Co. Hier sollten wir eher reduzieren. Denn Krebszellen freuen sich über Adipositas, also starkes Übergewicht.

Dass ein 81-Jähriger ein 2000-fach erhöhtes Krebsrisiko gegenüber einem 18-Jährigen hat (siehe Seite 125), gilt für Normalgewichtige. Liegt in diesem Alter ein deutliches Übergewicht vor, steigt das Krebsrisiko um das 4000-Fache. Krebszellen lieben den besonderen Stoffwechsel, der in einem übergewichtigen Organismus herrscht.

Das viel zitierte metabolische Syndrom umfasst klassischerweise vier Erkrankungen: Adipositas, Fettstoffwechselstörung, Diabetes und Bluthochdruck. Schon seit Langem wird diskutiert, ob man diesem »tödlichen Quartett« nicht einen fünften Mitspieler hinzufügen muss: Krebs.

Gefährliche Wachstumssignale

Das metabolische Syndrom umfasst auf den ersten Blick sehr unterschiedliche Erkrankungen, sie haben aber eine gemeinsame Ursache: eine zunehmende Abstumpfung der Zellen gegen Insulin (Insulinresistenz). Das wiederum führt dazu, dass immer größere Mengen von Insulin von der Bauchspeicheldrüse ausgeschüttet werden (Hyperinsulinämie). Nun ist Insulin nicht nur verantwortlich für die Regulation des Zucker- und Fettstoffwechsels. Es ist auch ein Wachstumshormon. Weitere, chemisch sehr ähnlich aufgebaute Wachstumsfaktoren sind der Insulin-Like-Growth-Faktor 1 (IGF1), ein direktes Stoffwechselprodukt des Wachstumshormons HGH (siehe ab Seite 42). Wachstumshormon und Wachstumsfaktoren senden Wachstumssignale, leider auch an Krebszellen. Permanent erhöhte Insulin- und IGF1-Spiegel steigern also das Krebsrisiko.

Übergewicht zu vermeiden ist eine Empfehlung, die wir immer wieder hören. Bei Herz-Kreislauf-Erkrankungen und Diabetes ist der Zusammenhang ja auch bereits seit Langem bekannt. Da viele Krebskranke im Endstadium ihres Leidens oft stark an Gewicht verlieren und einen ausgezehrten Eindruck machen (Tumorkachexie), glauben allerdings immer noch viele, Übergewicht habe mit Krebs nichts zu tun.

DEN KREBS AUSHUNGERN

In der Tat ist es erschreckend zu sehen, wie der Krebs im fortgeschrittenen Stadium unseren Körper aushungert. Aber es gibt eine vielversprechende Strategie gegen den Krebs in seinen Anfangsstadien. Da haben nämlich wir selbst die Möglichkeit, den »Feind in unserem Körper« auszuhungern. Die Erkenntnisse darüber sind relativ neu. Sie beruhen auf Forschungsergebnissen, die gezeigt haben, dass Krebszellen einen fundamental anderen Stoffwechselweg nutzen als gesunde Körperzellen. Genau dies könnte der Schwachpunkt sein, an dem man sie wirkungsvoll treffen kann.

Neue wissenschaftliche Erkenntnisse haben oft eines gemeinsam: Meistens sind sie gar nicht so neu. In vielen Fällen hat bereits irgendjemand anderes irgendetwas Ähnliches schon zu einem früheren Zeitpunkt formuliert. So auch hier. Bereits im Jahr 1924 beschrieb der deutsche Biochemiker und spätere Nobelpreisträger Otto von Warburg (1883–1970), dass Krebszellen offenbar einen völlig anderen Stoffwechsel haben als normale Körperzellen. Prinzipiell stehen jeder Zelle zwei Arten von Energiegewinnung zur Verfügung. Die evolutionsbiologisch älteste und noch immer von vielen Einzellern benutzte besteht darin, Zucker zu Milchsäure zu vergären. Später kam dann eine sehr viel effektivere Methode dazu: die Verbrennung von Wasserstoff unter Zuhilfenahme von Sauerstoff. Dieser Prozess findet in besonderen Zellorganellen statt, den Mitochondrien (siehe Seite 47). Dies hat zwei große Vorteile: Zum einen ist die Energieausbeute sehr viel effektiver. Zum anderen lassen sich neben der Glukose auch noch andere Energiequellen nutzen, vor allem Fette und Eiweiße.

Otto von Warburg war nun aufgefallen, dass viele Krebszellen, obwohl sie über Mitochondrien verfügen, den alten Stoffwechselweg der Vergärung bevorzugen. Schon vor 90 Jahren spekulierte er darüber, ob man diese charakteristische Eigenschaft von Krebszellen in der Therapie nutzen könnte. Doch fand diese sogenannte Warburg-Hypothese lange Zeit kaum Beachtung. Mehr als ein Dreivierteljahrhundert später bekamen Warburgs Untersuchungen eine ganz neue Bedeutung. Die 1990er-Jahre waren das Jahrzehnt der genetischen Forschung (siehe Seite 55) Auch unabhängig vom großen *Human Genome Project* waren Forscher in aller Welt aktiv, um Gene zu identifizieren, die für unterschiedlichste Körperfunktionen verantwortlich sind.

Im Labor des renommierten deutschen Krebsforschungszentrums in Heidelberg (DKFZ) hatte in der Arbeitsgruppe des späteren Medizinnobelpreisträgers Harald zur Hausen ein junger Biologe namens Johannes F. Coy die Aufgabe, ein Gen zu entschlüsseln, dessen verminderte Aktivität offensichtlich zu einer Schädigung von Nerven beitrug. Das gelang dem Doktoranden mit einer neuen, selbst entwickelten Methode. Dem von ihm entdeckten Gen gab er in guter wissenschaftlicher Tradition den etwas umständlichen Namen Transketokelase-Like-1-Gen (TKTL1).

Das wäre alles nicht so aufregend, wenn Johannes Coy nicht später auf einen anderen Zusammenhang gestoßen wäre: TKTL1 ist auch das Gen, das Krebszellen nutzen, um ihren Stoffwechsel von Verbrennung auf Vergärung umzuschalten. Damit ist es eventuell die Achillesferse der Krebszelle. Coy beschäftigte sich intensiv mit der Frage: Warum nutzen Krebszellen diese eher altertümliche Form der Energiegewinnung durch Zuckervergärung, wenn ihnen doch auch die wesentlich effizientere Methode der Sauerstoffverbrennung in den Mitochondrien zu Verfügung steht?

- Zum einen entstehen ja bei der Energiegewinnung in den Mitochondrien mithilfe von Sauerstoff sogenannte freie Radikale. Die stellen für die empfindlichen und sich rasch teilenden Krebszellen eine große Bedrohung dar. Bei der Vergärung von Zucker fallen sie nicht an.
- Zum anderen werden für die Sauerstoffzufuhr immer auch Blutgefäße benötigt. Sich von der Sauerstoffzufuhr unabhängig zu machen, bedeutet für kleine Krebsherde, dass sie zumindest eine gewisse Zeit auch ohne Anschluss an das Blutgefäßsystem wachsen können.
- Ebenfalls von Bedeutung scheint zu sein: Auch bei der Zuckervergärung fällt ein Abfallprodukt an, die Milchsäure. Sie wird von der Krebszelle höchst kreativ für eigene Zwecke genutzt. Zum einen hüllt sich die Krebszelle in die Milchsäure wie in einen Schutzmantel und entgeht damit dem körpereigenen Abwehrsystem. Zum anderen zerstört sie mit der Milchsäure das umgebende gesunde Gewebe (Matrixdegeneration), was ihr das infiltrierende Wachstum in die Umgebung erleichtert.

Das Umschalten auf die Vergärung von Zucker bringt der Krebszelle also viele Vorteile. Es macht sie aber auch verwundbar: Wenn Zucker zur einzigen Energiequelle wird, dann wird der Entzug von Zucker für die Krebszelle zu einem existenziellen Problem. Das lässt sich sowohl in der Prävention wie auch in der Behandlung bereits fortgeschrittener Krebserkrankungen nutzen.

Anti-Krebs-Programm

Für die Prävention heißt es also, den Krebszellen möglichst wenig ihrer bevorzugten und einzigen Energiequelle anzubieten, indem man den Zuckeranteil in der Nahrung reduziert. Gleichzeitig sollten viele sekundäre Pflanzenstoffe mit krebspräventiver Wirkung in die Nahrung eingebaut werden (siehe Seite 129). Wird darüber hinaus auch noch regelmäßig Sport getrieben (siehe Seite 51), hat man schon ein ordentliches Anti-Krebs-Paket geschnürt.

Dieses hochwirksame Programm ist letztlich nichts anderes als das, was dieses Buch als allgemeine Anti-Aging-Therapie empfiehlt.

Nicht nur zur Prävention

All diese Ratschläge gelten im Übrigen nicht nur für die Prävention. Studien an Patienten mit weit fortgeschrittenen Krebserkrankungen zeigen, dass sie ihre Behandlung wesentlich effektiver gestalten, wenn sie die oben beschriebenen Erkenntnisse in ihre Therapie einfließen lassen. Konkret bedeutet dies: Während einer Chemo- und Strahlentherapie zwei Tage lang konsequent fasten. Durch den totalen Entzug von glukosehaltigen Nahrungsmitteln werden Krebszellen gezwungen, ihre Vergärung aufzugeben und wieder auf Verbrennung umzustellen. Das macht sie empfindlich. Zum einen verlieren sie ihren schützenden Milchsäuremantel. Zum anderen werden sie wieder zum Opfer von freien Radikalen. Denn genau die sind es, die vor allem im Rahmen einer Strahlentherapie den Krebszellen den Garaus machen.

Was umgekehrt jedoch auch bedeutet, auf eine vielleicht gut gemeinte, aber inzwischen völlig veraltete »Komplementärtherapie« zu verzichten. Die Gabe antioxidativer Vitaminsupplemente während einer Strahlen- oder Chemotherapie bringt mehr Schaden als Nutzen. Es sind eben jene freien Radikale, die bei einer solchen Therapie in hohen Konzentrationen entstehen, die das Aus für den Tumor bedeuten.

Interdisziplinäre Zusammenarbeit

Viele Mechanismen, die für den allgemeinen Alterungsprozess verantwortlich sind, spielen auch eine wichtige Rolle bei der Krebsentstehung. Krebs ist sozusagen die bösartige Variante des Alterns. Positiv ausgedrückt: Wer das vorzeitige biologische Altern behandelt, der hat den Krebsschutz gleich mit im Gepäck.

WICHTIG: FRÜHERKENNUNG

Prävention und Früherkennung gehören zusammen. Die Früherkennung hat zum Ziel, Krebserkrankungen in einem möglichst frühen, noch heilbaren Stadium zu entdecken. Das sollte keinesfalls vernachlässigt werden, denn 100 Prozent Schutz bietet natürlich keine Prävention. Die wichtigsten Untersuchungen:

Für Frauen: *Gebärmutterhalskrebs – ab 20 sollte einmal im Jahr die Untersuchung des äußeren und inneren Genitales erfolgen. Darüber hinaus wird der Abstrich aus dem Gebärmutterhals entnommen.*
Brustkrebs – ab 30 erfolgt jährlich das Abtasten der Brüste und der Achselhöhlen. Ab 50 sollte alle zwei Jahre eine Mammografie erfolgen.
Für Männer: *Prostatakrebs – ab 45 erfolgt jährlich die Abtastung der Prostata vom Enddarm aus. Bei verdächtigen Befunden wird zusätzlich ein Ultraschall gemacht.*
Für Frauen und Männer: *Hautkrebs – ab 35 kann durch Dermatologen inzwischen die Inspektion des gesamten Körpers auf entsprechende Veränderungen erfolgen. Dickdarmkrebs – ab dem 50. Lebensjahr kann jährlich einmal ein Test auf verborgenes Blut im Stuhl durchgeführt werden. Ab dem 55. Lebensjahr empfiehlt sich eine Darmspiegelung (Koloskopie). Ist diese unauffällig, muss sie erst nach zehn Jahren wiederholt werden.*
Selbstverständlich ist die Teilnahme an allen Früherkennungsuntersuchungen freiwillig. Empfehlenswert sind sie auf jeden Fall, zumal die Krankenkassen sie bezahlen.

KREBS - KEIN UNAUSWEICHLICHES LOS

Dr. rer. nat. Johannes F. Coy ist Biologe und Krebsforscher. Hier weiht er uns in sein Wissen rund um Krebszellen, ihre Ernährungsweise und unsere Chancen ein.

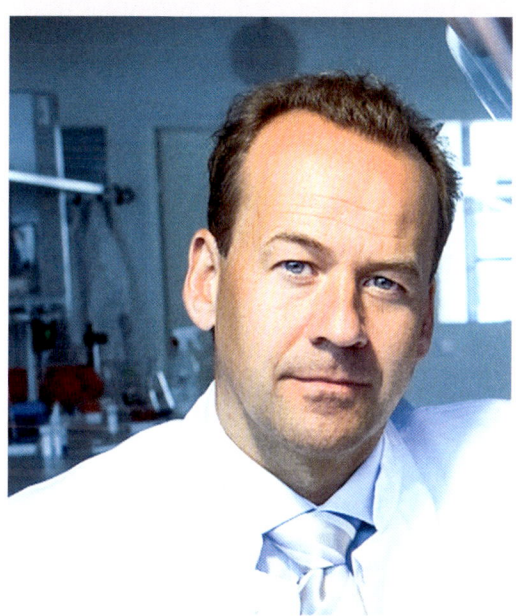

Dr. Coy arbeitete viele Jahre lang im Deutschen Krebsforschungsinstitut (DKFZ) in Heidelberg, wo er das TKTL1-Gen entdeckte. Dr. Coy ist Mitglied des wissenschaftlichen Beirates der Deutschen Gesellschaft für Anti-Aging-Medizin (GSAAM). Siehe auch Buchtipp »Anti-Krebs-Ernährung« Seite 188.

Dr. Coy, im Kampf gegen Krebs setzt die Medizin klassischerweise auf radikale Operationen, aggressive Chemotherapien und intensive Bestrahlungen. Da erscheint es fast unglaubwürdig, dass wir über die Ernährung auch etwas erreichen können. Das sehen Sie anders. Wieso?

Dr. Coy: Die überragende Bedeutung der Ernährung für die Krebsentstehung ist ja nichts, was ich persönlich erfunden hätte. Dazu gibt es seit Jahrzehnten gute, umfassende Studien. Die Weltgesundheitsorganisation (WHO) geht inzwischen davon aus, dass Ernährungsfaktoren für etwa 30 Prozent aller Krebsfälle verantwortlich sind. Ich sage lediglich: Der Effekt geht noch wesentlich weiter. Das hat viel damit zu tun, dass Krebszellen einen fundamental anderen Energiestoffwechsel haben als normale Körperzellen.

Da Krebszellen fast ausschließlich Zucker verstoffwechseln, setzen Sie im Kampf gegen Krebs hauptsächlich auf einen konsequenten Zucker- beziehungsweise Kohlenhydratentzug in der Ernährung. Hat das lediglich eine Bedeutung in Bezug auf die Vorsorge gegen Krebsentstehung oder ist das auch für Patienten von Bedeutung, die bereits an Krebs erkrankt sind?

Dr. Coy: Nicht nur die Entstehung von Krebs, sondern auch der Therapieerfolg und die Rückkehr einer Krebserkrankung werden durch die Ernährung maßgeblich beeinflusst. Mit einer zucker- und kohlenhydratreduzierten, ketogenen Diät erreichen wir ganz besonders die fortgeschrittenen, aggressiven Tumoren, da die Zuckerabhängigkeit erst bei fortgeschrittenen Tumorstadien entsteht. Das primäre Ziel der ketogenen Diät ist nicht das

Absterben der Krebszellen durch einen Zuckerentzug, sondern die Änderung des Stoffwechsels der agressiven Krebszellen von Vergärung auf Verbrennung.

Manche Krebszellen sterben durch die ketogene Diät ab, weil sie nicht mehr in der Lage sind, auf den Verbrennungsstoffwechsel zurückzuschalten. Die meisten Krebszellen können aber diesen Wechsel zurück auf Verbrennung machen, womit die Invasivität und Metastasierung und damit die Ausbreitung gehemmt wird und zusätzlich sogar noch die Wirkung von Chemo- und Strahlentherapien erhöht wird. Neueste Studien, bei denen man Krebsherde mit Mikrosonden direkt am Patienten untersucht hat, haben bewiesen, dass diese unter einer ketogenen Diät ihren Stoffwechsel tatsächlich verändern und der Zuckervergärungsstoffwechsel gehemmt wird. Sie verschwinden damit zwar nicht ganz, aber sie wachsen deutlich weniger aggressiv und metastasieren nicht. Wir verwandeln damit fortgeschrittene Krebsstadien in eine *Steady State*-Erkrankung. Ein Krebs, der sich nicht weiter ausbreitet, an dem verstirbt man in der Regel auch nicht. Er wird zu einer chronischen Erkrankung. Das ist ein entscheidender Durchbruch für das weitere Überleben.

Und schließlich macht eine derartige Diät den Krebs auch zunehmend empfindlich gegen Angriffe von außen: Die Wirksamkeit von Chemo- und Strahlentherapien wird verbessert. Die Bedeutung einer ketogenen Diät liegt damit vor allem in der Therapieunterstützung von bereits fortgeschrittenen, aggressiven Tumoren. Eine moderate Einschränkung von Zucker und Kohlenhydraten ist im Gegensatz zur ketogenen Diät über einen längeren Zeitraum anwendbar und sinnvoll, um eine massive Erhöhung des Blutzuckerspiegels und die dadurch ausgelösten Wachstumssignale für Krebszellen in Form von Insulin und Insulin-Growth-Faktor-1 (IGF-1) zu vermeiden, sodass auch die Bildung von Tumoren gehemmt werden kann.

Zucker und Kohlenhydrate spielen neben sekundären Pflanzenstoffen und Vitaminen in Ihrem Konzept eine entscheidende Rolle. Sie propagieren dabei nicht nur den weitgehenden Verzicht auf Zucker, sondern auch die Verwendung anderer Zuckerarten. Welche sind das denn?

Dr. Coy: Eine Alternative ist zum Beispiel die Galaktose. Das ist ein Zucker, den wir bereits als Babys mit unserer ersten Nahrung, der Muttermilch, aufnehmen. Galaktose bildet zusammen mit Glukose die Laktose, den Milchzucker. Aus diesem Zucker können Tumorzellen so gut wie keine Energie gewinnen. Statt Zucker und Stärke zu konsumieren, die recht schnell Glukose freisetzen, ist es darüber hinaus sinnvoll, Trehalose zu verwenden. Diese setzt gleichmäßig und lang anhaltend Glukose (Traubenzucker) als Energiequelle für Gehirn und Muskeln frei, ohne den Blutzuckerspiegel stark zu erhöhen.

Nun können wir uns ja nicht das ganze Leben von Muttermilch ernähren, um Galaktose aufzunehmen. Viele vertragen als Erwachsene ja auch aufgrund einer Laktoseintoleranz gar keine Milch mehr.

Dr. Coy: Das ist durchaus richtig. Man kann inzwischen aber auch die Galaktose von der Laktose trennen und einzeln einsetzen. Weitere empfehlenswerte Zucker sind neben der Trehalose auch die Isomaltose, die auch einen deutlich langsameren Anstieg des Blutzuckerspiegels verursacht als Haushaltszucker. Da neben der Zuckermenge auch die Schnelligkeit des Anstiegs und die Höhe des Blutzuckerspiegels eine große Bedeutung als Wachstumsfaktoren für Krebszellen haben, sind die Zucker Galaktose, Trehalose und Isomaltose besser geeignet als normaler Haushaltszucker. Über das Internet oder spezielle Zentren kann man diese alternativen Zucker problemlos beziehen.

Sind Zuckerersatzstoffe oder Stevia ebenfalls Alternativen?

Dr. Coy: Prinzipiell durchaus, da sie eine gute Süßkraft und keine oder wenig Kalorien aufweisen. Man muss allerdings aufpassen, dass man sein Gehirn mit solchen Substanzen nicht täuscht. Das registriert zunächst einmal nur die Tatsache »süß« und reagiert auf die erwartete Zuckerenergie mit den entsprechenden Stoffwechselumstellungen. Heißhungerattacken können eine der unerwünschten Folgen sein. Das lässt sich vermeiden, wenn man Süßstoffe mit den gesunden Zuckern wie Galaktose, Trehalose oder Isomaltose kombiniert.

Reduktion von Zucker und die vermehrte Zufuhr von sekundären Pflanzenstoffen sind gegenwärtig die hauptsächlichen Empfehlungen der Ernährungsmedizin zur Krebsvorbeugung. Vitamine, lange Zeit die Lieblinge der Anti-Aging-Medizin, spielen inzwischen kaum noch eine Rolle. Zu Recht?

Dr. Coy: Das muss man ein wenig differenzierter sehen. Es kommt darauf an, welche Vitamine man verwendet und in welcher Form. Vitamin E zum Beispiel wurde jahrelang lediglich in Form des Alpha-Tocopherols gegeben und dazu oftmals noch in einer synthetischen Form, die verunreinigt war mit unwirksamen, blockierenden Tocopherol-Formen. Vitamin E ist aber keine Einzelsubstanz, sondern eine Gruppe von Wirkstoffen, zu denen nicht nur die vier Tocopherole, sondern auch vier verschiedene Formen von Tocotrienolen gehören. Insbesondere die Tocotrienole haben eine krebspräventive Wirkung. In den gängigen Vitaminpräparaten kommen sie allerdings nicht vor. Führt man lediglich das synthetische Alpha-Tocopherol zu, kann es sogar sein, dass es die Tocotrienole aus dem Körper verdrängt. Anders ausgedrückt: Vitamin E als synthetische Einzelsubs

tanz bringt mehr Schaden als Nutzen. Vitamin E in seiner ganzen natürlichen Bandbreite von natürlichen, nichtsynthetischen Tocopherolen und natürlichen, nichtsynthetischen Tocotrienolen hat präventive Effekte. Das gilt auch für die Krebsvorbeugung. Aufgrund dessen empfehlen einige Krebsfachgesellschaften die Einnahme von natürlichen Tocotrienolen für die Prävention von Krebs.

Durch Ernährung dem Krebs vorbeugen, indem man Gene manipuliert – das wirft auch ein völlig neues Licht auf die Genetik. Unsere Gene sind demnach alles andere als nur ein starrer Bauplan. Können wir tatsächlich unsere Gene gezielt verändern?

Dr. Coy: Sie haben recht, unser Konzept der Genetik hat sich in den letzten Jahren radikal verändert. Gene als unveränderlicher Bauplan waren im Laufe der Evolution offenbar nicht hilfreich. Deshalb musste ein zweiter genetischer Code erfunden werden, mit dem der Organismus gezielt auf eine sich verändernde Umwelt reagieren kann. Er nutzt dabei vor allem den chemischen Mechanismus der Methylierung, um Gene gezielt zu aktivieren oder zu deaktivieren. Derartige epigenetische Veränderungen lassen sich durch den Lebensstil, insbesondere auch durch die Ernährung gezielt herbeiführen.
Interessant ist dabei vor allem, dass das TKTL1-Gen, also jenes Gen, das Tumorzellen nutzen, um ihren Energiestoffwechsel umzustellen, zu den Genen gehört, die einer besonders starken epigenetischen Beeinflussung unterliegen. Die alte Formel »Ich bin genetisch belastet, also kann ich jetzt auf meine Krebserkrankung warten« gilt nicht mehr. Krebs kann man vorbeugen. Und wenn ich genetisch belastet bin, so kann ich sogar dieses genetische Risiko direkt durch Ernährung und Lebensstil beeinflussen. Das ist eine enorme Chance für jeden Einzelnen.

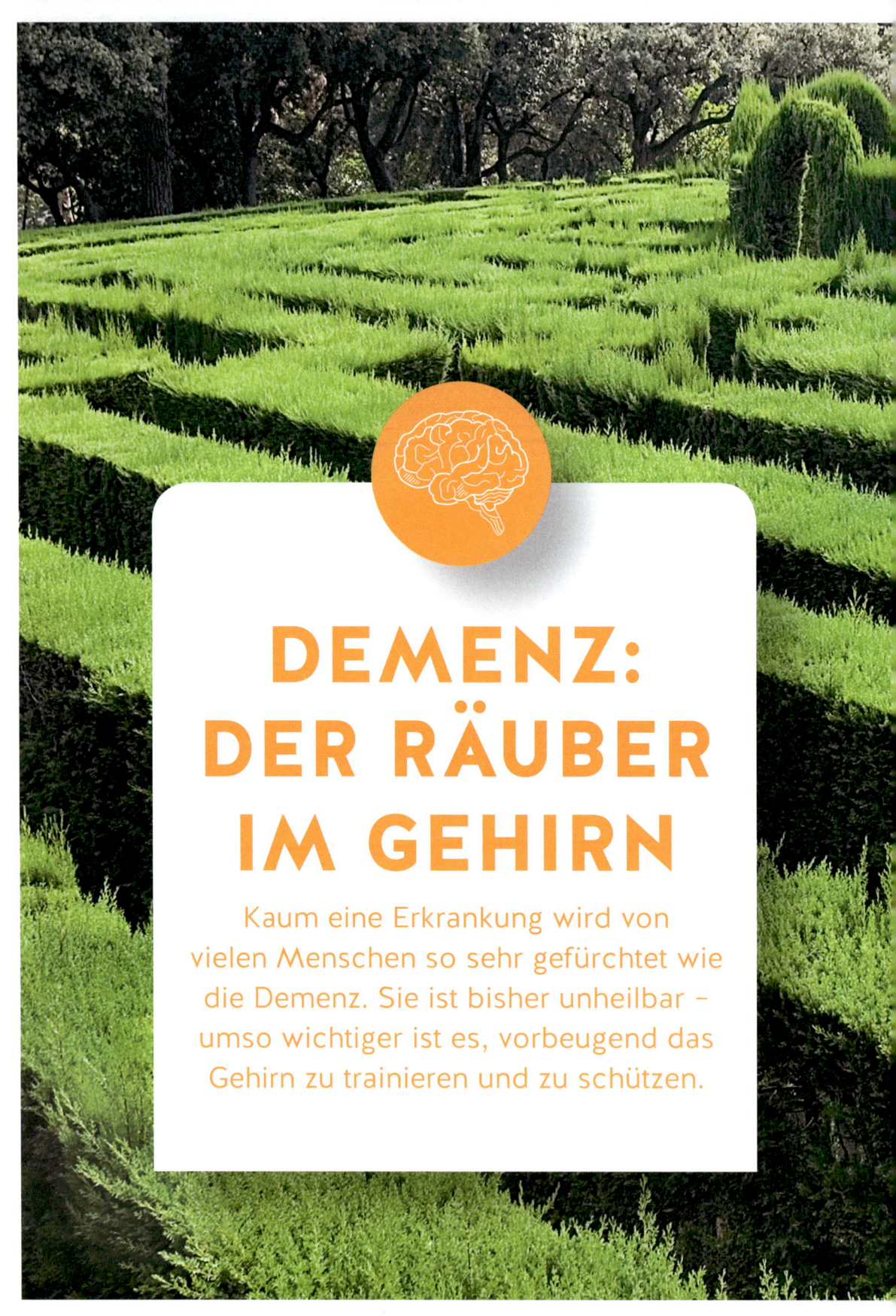

DEMENZ: DER RÄUBER IM GEHIRN

Kaum eine Erkrankung wird von vielen Menschen so sehr gefürchtet wie die Demenz. Sie ist bisher unheilbar – umso wichtiger ist es, vorbeugend das Gehirn zu trainieren und zu schützen.

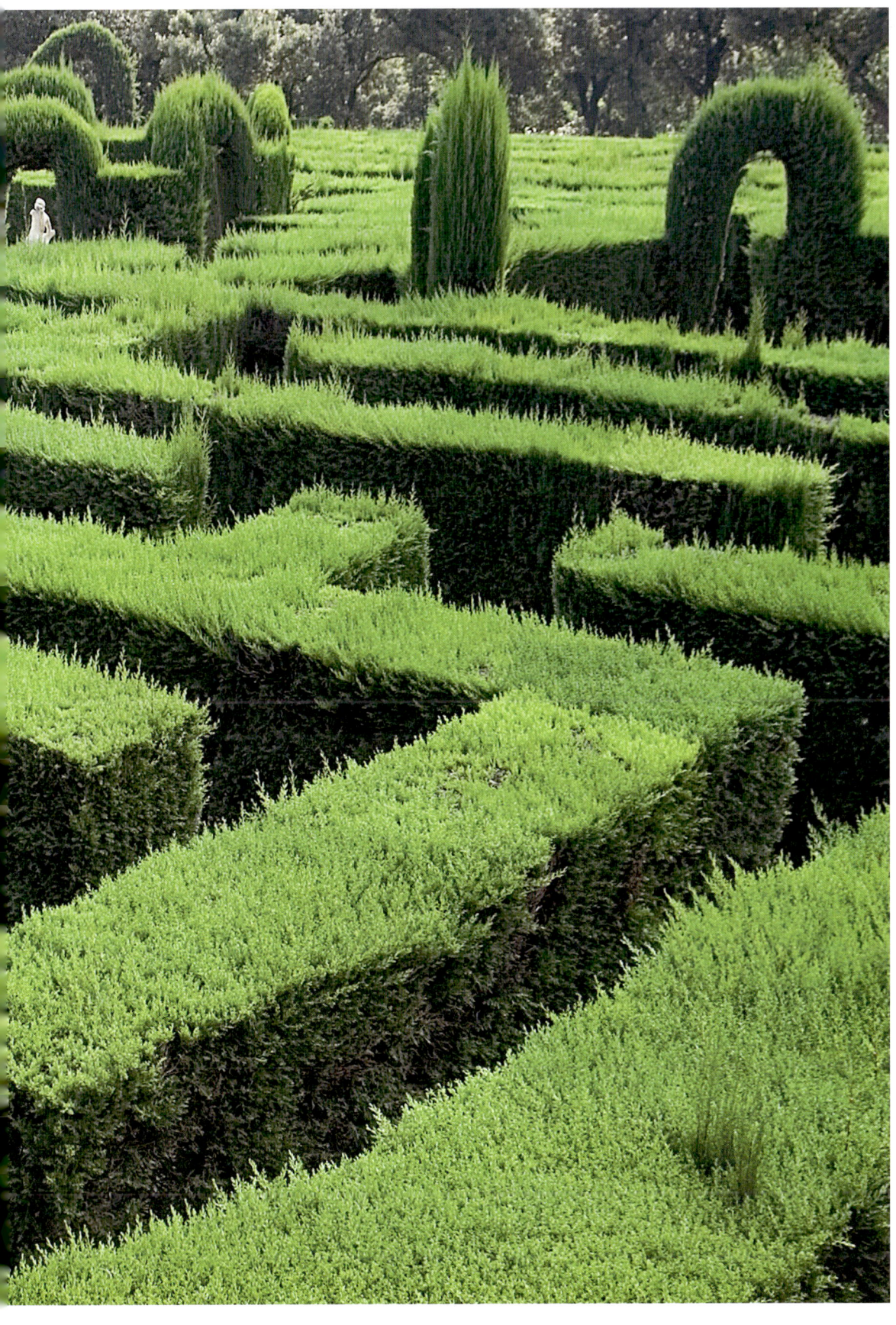

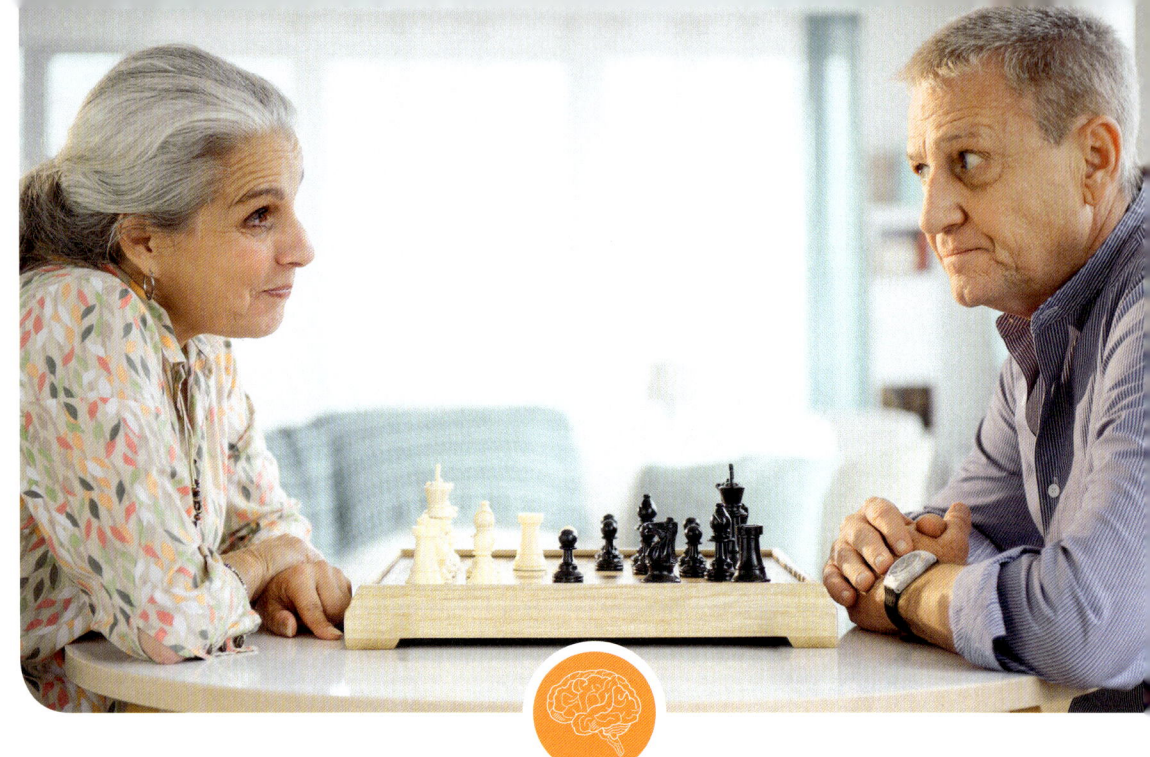

DAS BEDROHLICHE SCHWINDEN DER GEISTIGEN KRAFT

Demenzen werden immer häufiger, weil wir immer älter werden. Denn noch mehr als für die anderen in diesem Buch beschriebenen Erkrankungen ist ein zunehmendes biologisches Lebensalter der Hauptrisikofaktor für die Demenz.

V or welchen Krankheiten fürchten sich die Deutschen am meisten? Noch vor 20 Jahren fiel die Antwort auf diese Frage sehr eindeutig aus: Krebs stand ganz oben auf der Liste. Danach kam lange nichts. Das hat sich geändert. Inzwischen fürchten sich die Deutschen mehrheitlich vor einer weiteren schweren Erkrankung, die zunehmend in den Medien, auch in Romanen und Fernsehkrimis, eine Rolle spielt: der Demenz. Diese Furcht ist

alles andere als unbegründet. Kam die Diagnose Krebs früher in vielen Fällen einem Todesurteil gleich, lassen sich heute mehr als die Hälfte aller Krebsfälle heilen. Nicht so die Demenz. Trotz jahrelanger intensiver Forschungen gibt es bis heute keine wirksame Therapie gegen den schleichenden Gedächtnisverlust. Der Abbau der geistigen Fähigkeiten verläuft mehr oder weniger schnell, umkehrbar ist er jedoch nicht. Auf den ersten Talkshow-Gast, der uns berichtet »Ich hatte

Alzheimer und bin geheilt« warten wir wahrscheinlich noch sehr lange. Deshalb ist ein frühzeitiges Vorbeugen umso wichtiger.

Aber es sind nicht nur die fehlenden Heilungsaussichten, welche die Demenz so bedrohlich machen. Vielmehr verbindet sich mit dieser Krankheit zusätzlich die andere große Sorge, neben der Gesundheit auch noch die Würde zu verlieren. Was wir sind, sind wir vor allem durch den reichen Schatz an Wissen, Erfahrungen, Fähigkeiten und Erinnerungen, die wir in unserem Gehirn gespeichert haben. Geht uns dies verloren, so verlieren wir uns zunehmend selbst, unsere Persönlichkeit löst sich immer mehr auf. Das ist für die Betroffenen ein furchtbares Schicksal. Es ist aber häufig auch eine enorme Belastung für deren Angehörige und Freunde.

Nicht zuletzt ist Demenz auch eine nicht zu unterschätzende Bürde für unser Sozialsystem. Die Kosten für Pflege und Betreuung, die bei dieser sich häufig über viele Jahre hinziehenden chronischen Erkrankung anfallen, sind enorm.

DIE »JAHRHUNDERT-EPIDEMIE«

In Deutschland leiden zurzeit etwa 1,5 Millionen Menschen an einer Demenz. Davon sind 98 Prozent älter als 65 Jahre. Unter den 80-Jährigen ist bereits jeder Vierte von Demenz betroffen. Mit 90 Jahren liegt das Risiko, an Demenz zu erkranken, zwischen 40 und 50 Prozent.

Es gibt Neurologen, die behaupten: Dement wird irgendwann jeder, er muss nur lange genug leben. Da kann die Voraussage der Weltgesundheitsorganisation (WHO), wonach jedes zweite im Jahr

ALLES NIMMT UNS DAS ALTER, SOGAR DEN VERSTAND.

VERGIL (70–19 V. CHR.)

2000 in der westlichen Welt geborene Mädchen 100 Jahre alt werden wird, auch sehr schnell zu einem Albtraum werden. Das »Deutsche Ärzteblatt« lag wahrscheinlich nicht falsch, als es die Demenz in einer Titelgeschichte zur »Krankheit des Jahrhunderts« erklärte.

Alzheimers Entdeckung

So sehr die Demenz seit Jahren die öffentliche Diskussion beherrscht – als medizinisch definiertes Krankheitsbild ist sie noch relativ jung. Es dauerte bis zum Jahr 1906, bis der fränkische Neurologe Alois Alzheimer in einer Fachzeitschrift erstmals seine Beobachtung über jene »eigenartige Erkrankung der Hirnrinde«, veröffentlichte, die später seinen Namen tragen sollte.

Auslöser für Alzheimers Interesse an der zu seiner Zeit noch unbekannten Erkrankung war eine Patientin, die 1901 erstmals in die »Frankfurter Heilanstalt« eingeliefert wurde, in welcher er damals als junger Neurologe praktizierte.

Die 51 Jahre alte Auguste Deter brachte ihr Umfeld zunehmend zur Verzweiflung. Sie fühlte sich verfolgt, versteckte Dinge im Haus, konfrontierte ihren Mann und ihre Nachbarn mit unhaltbaren Vorwürfen und war nicht mehr in der Lage, auch nur die einfachsten Aufgaben im Haushalt zu verrichten. Alois Alzheimer interessierte sich für den Fall und nahm sich der Frau an. Er musste allerdings rasch feststellen, dass bei dem »Fall Auguste D.« alle ärztliche Kunst vergebens war. Der Zustand der Patientin verschlechterte sich kontinuierlich. Bald schon wusste sie ihren eigenen Namen nicht mehr und vegetierte schließlich dem Ende entgegen.

Das kam im April 1906. Alois Alzheimer war inzwischen in eine Klinik nach München gewechselt. Doch das Interesse an dem merkwürdigen Fall der Frau, deren Gehirn nach und nach verlöschte, hatte er nie verloren. Deshalb ließ er sich nach dem Tod von Auguste Deter deren Gehirn in die bayerische Landeshauptstadt schicken, um es dort zu obduzieren. Bei der mikroskopischen Untersuchung stieß er auf zwei charakteristische Veränderungen, die auch heute noch jedem Pathologen die Diagnose »Morbus Alzheimer« bestätigen:

- Zwischen den Nervenzellen fanden sich zahlreiche zu kleinen Klümpchen verklebte Bestandteile eines Eiweißes (Beta-Amyloid). Ganz offensichtlich wurde dadurch die Informationsübertragung innerhalb des Gehirns gestört. Heute werden diese Beta-Amyloid-Plaques auch als die »Grabsteine unseres Gedächtnisses« bezeichnet.

- In den Nervenzellen selbst entdeckte Alzheimer eine weitere Auffälligkeit. Hier war ebenfalls ein Eiweiß, das Tau-Protein, verändert. Es lagerte sich im Zellplasma zu Bündeln (Neurofibrillen) aneinander. Somit wurde auch die Signalübertragung innerhalb der Zelle gestört.

Noch heute liefern sich Neurobiologen heftige Auseinandersetzungen über die Frage, welche der beiden Veränderungen für die Entstehung einer Demenz die wichtigere ist. Auf Fachkongressen stehen sich die »Amyloidisten« und die »Tauisten« häufig unversöhnlich gegenüber. Letztendlich sind die Veränderungen aber wohl nur die zwei Seiten derselben Medaille; immer mehr stellt sich heraus: Es bringt nur wenig Nutzen, sich allein auf die Beseitigung dieser pathologischen Eiweißverbindungen zu konzentrieren. Sie sind wohl eher die Folgen einer fortgeschrittenen Demenz als deren Ursache. Erste kleinere Studien mit Präparaten, welche die Menge an Amyloid-Plaques bei Alzheimerpatienten reduzierten, führten jedenfalls kaum zu einer Besserung der Hirnfunktion. Ein renommierter Alzheimerforscher brachte die enttäuschenden Ergebnisse anlässlich einer Konferenz auf den drastischen Nenner: »Wenn Sie auf einem Friedhof die Grabsteine abräumen, stehen deshalb ja auch nicht die Toten wieder auf.«

DIE UNTERSCHIEDLICHEN FORMEN DER DEMENZ

Die Bedeutung der Blutgefäße geht weit über das ab Seite 70 Beschriebene hinaus. Wir haben uns inzwischen angewöhnt, den Begriff »Morbus Alzheimer« gleichbedeutend mit Demenz zu verwenden. Das ist nicht ganz korrekt. Es gibt nämlich nicht *die* Demenz, sondern eine Vielzahl unterschiedlicher Demenzen. Neurologen unterscheiden inzwischen mehr als 100 verschiedene Demenzformen. Der Morbus Alzheimer ist unter ihnen die häufigste. Die zweithäufigste Form – und mit etwa 30 Prozent alles andere als selten – ist bereits die vaskuläre Demenz. Sie geht aus von den Blutgefäßen. Sind diese durch arteriosklerotische Veränderungen geschädigt, so kann es sein, dass die arteriosklerotischen Plaques der Gefäßwand aufbrechen, ihren Inhalt freisetzen, kleine Gerinnsel bilden und somit die nachfolgenden Gefäße verstopfen. Prinzipiell ist dies das exakt gleiche Geschehen, das wir auch bei einem Herzinfarkt sehen. Nur führt es in diesem Fall zu einem Hirninfarkt – beziehungsweise zu vielen kleinen Hirninfarkten, denen dann nach und nach immer mehr Gehirngewebe zum Opfer fällt.

Bei der vaskulären Demenz stehen also nicht so sehr die Amyloid-Plaques und Neurofibrillen (siehe links) im Vordergrund, vielmehr handelt es sich um eine Multiinfarkt-Demenz: Durch kleine und kleinste Hirninfarkte geht allmählich immer mehr Hirngewebe zugrunde. Das führt zunehmend zu geistigen Einbußen.

Klinisch lassen sich die beiden beschriebenen Formen von Demenz kaum unterscheiden. Früher konnte erst der Pathologe die tatsächliche Ursache im Nachhinein bestimmen, wenn er das Gehirn des Verstorbenen obduzierte. Heute helfen bildgebende Verfahren, wie das MRT, dabei, zwischen den beiden Demenzformen zu unterscheiden. Große Konsequenzen hat dies allerdings nicht. Wirklich behandeln lassen sich beide Formen kaum. Selbstverständlich gibt es auch zahlreiche sogenannte Mischformen – bei Patienten, die sowohl eine Alzheimer- als auch eine vaskuläre Demenz haben. Für die Prävention können wir hier allerdings bereits generell festhalten: Gefäßschutz ist Hirnschutz.

Wie diagnostizieren?

Biomarker
Es gibt zurzeit keine für eine Demenz charakteristischen Blutwerte. Allerdings lassen sich in der Rückenmarksflüssigkeit die für eine Alzheimerdemenz charakteristischen Eiweißstoffe (Amyloide und Tau-Proteine) nachweisen. Dazu ist eine Lumbalpunktion notwendig, bei der unter örtlicher Betäubung einige Milliliter Rückenmarkflüssigkeit im Bereich der Lendenwirbelsäule entnommen werden. Überschreiten die darin nachgewiesenen Proteine einen bestimmten Wert, liegt die Wahrscheinlichkeit für eine Alzheimererkrankung bei 80 Prozent.

Bildgebende Verfahren
Mithilfe einer Positronen-Emissions-Tomografie (PET-Scan) lassen sich Amyloid-Ablagerungen im Gehirn schon frühzeitig erkennen. Eine deutliche vermehrte Zahl derartiger Amyloid-Plaques erhöht das Risiko für das Auftreten einer Demenz um etwa 80 Prozent.

Genetische Marker
Bereits mehrfach wurde auf die Bedeutung sogenannter Polymorphismen, also individueller genetischer Unterschiede, hingewiesen (siehe Seite 58 und 107). Für die meisten großen Zivilisations- und Alterserkrankungen spielen derartige Polymorphismen keine entscheidende Rolle. Das ist bei der Demenz anders. Der Nachweis des sogenannten APO-E-4-Polymorphismus zeigt ein dreifach bis vierfach erhöhtes Risiko für eine Demenz an, hat also hier durchaus Relevanz.

Eigenverantwortung ist gefragt
All die beschriebenen Untersuchungen werden zurzeit von ärztlichen Fachverbänden und auch von der Deutschen Alzheimergesellschaft nicht empfohlen. Zumindest nicht als allgemeine Vorsorgeuntersuchungen. Dahinter steht die Überlegung, dass Demenz nicht heilbar ist und damit eine frühe Diagnose nichts am Verlauf ändert. Derartige Tests würden lediglich Ängste und Verunsicherungen auslösen.
Das kann man auch anders sehen. Eine Therapie mag weiterhin nicht existieren, doch eine Prävention ist durchaus möglich. Präventionsmaßnahmen werden von Menschen, die um ihre konkrete persönliche Gefährdung wissen, erfahrungsgemäß sehr viel effektiver umgesetzt als von denjenigen, für die Demenz lediglich eine abstrakte Bedrohung ist. Der Ratschlag, den ich meinen Patienten gebe, lautet daher: Überlegen Sie sich vorher gut, wie Sie reagieren und was Sie tun, wenn ein entsprechender Test eine deutliche Risikoerhöhung zeigt. Löst das in Ihnen hauptsächlich Sorgen und Ängste aus? Dann verzichten Sie darauf. Oder haben Sie ein klares Programm, wie Sie im Falle eines positiven Ergebnisses Ihren Lebensstil ändern und den Kampf gegen die Demenz aufnehmen? Dann lassen Sie sich testen. Medizin im 21. Jahrhundert ist keine Medizin der allgemeinen Gebote und Verbote. Sie ist eine personalisierte Medizin, die den Menschen in seiner Individualität ernst nimmt.

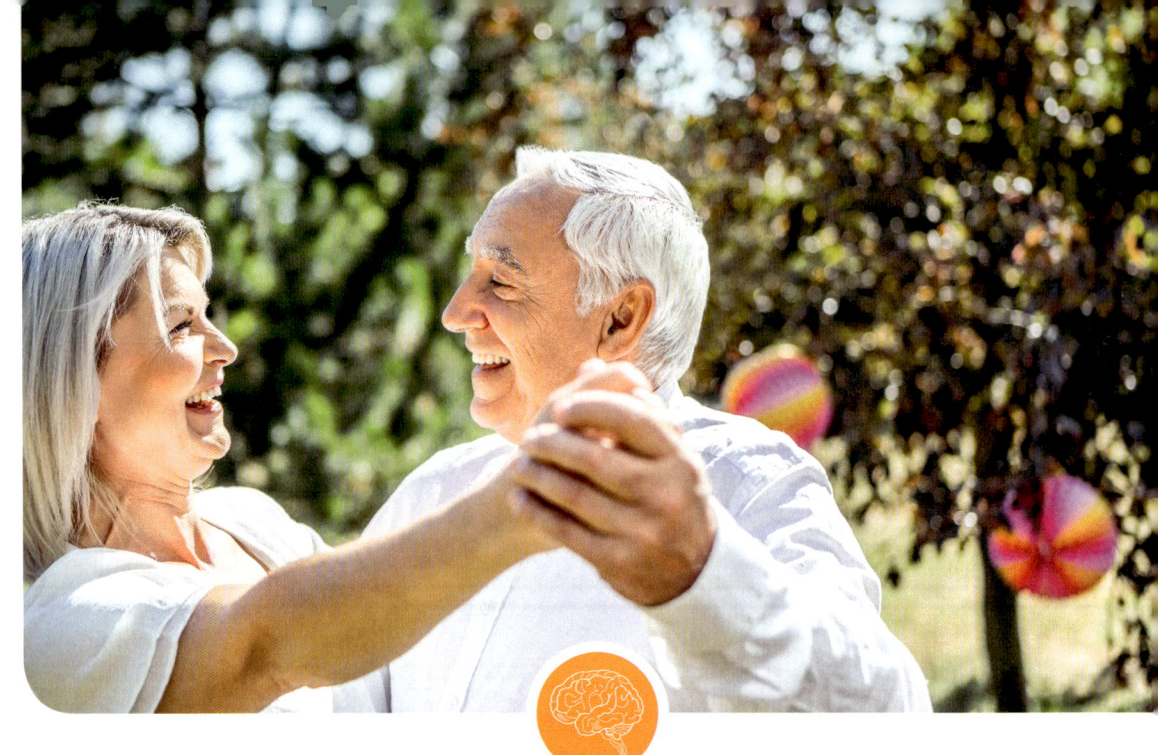

DAS GEHIRN SCHÜTZEN

Solange keine wirksamen Therapien gegen die Demenz in Sicht sind, wird eine andere Strategie umso wichtiger, nämlich unser Gehirn gar nicht erst zu einem Friedhof von Nervenzellen werden zu lassen.

F ür die Vorbeugung einer Demenzerkrankung kennen wir inzwischen eine ganze Menge sinnvoller Maßnahmen. Eine wirkliche Heilung der Demenz wird es in absehbarer Zukunft nicht geben. Eine Prävention gegen das dramatische Nachlassen der Geisteskraft ist aber sehr wohl möglich. Auf den folgenden Seiten schauen wir uns an, wie diese aussieht. In Anlehnung an die wirkungsvolle Prävention von Herz-Kreislauf-Erkrankungen (siehe ab Seite 88) können wir zunächst einmal feststellen: Alles, was wir dort zur Prävention kardiovaskulärer Risiken empfohlen haben, gilt auch für die Demenz-

vorbeugung. Was gut für das Herz ist, das ist auch gut für das Gehirn.

Das hat einen einfachen Grund: Unser Gehirn ist ein ungeheuer energieintensives Organ. Es macht zwar nur zwei Prozent unseres Körpergewichtes aus, verbraucht aber 20 Prozent der zugeführten Kalorien. Ein solcher »Energiefresser« benötigt die bestmögliche Versorgung mit Sauerstoff und Nährstoffen. An die kommt das Organ nur heran, weil es mit einem enorm dichten Netz von Blutgefäßen durchzogen ist. Der Umkehrschluss drängt sich unmittelbar auf: Sind diese Blutgefäße geschädigt, indem sie zum Beispiel zunehmend verkalken, so ist auch die Versorgung unseres Gehirns mit Blut und Energie reduziert. Dass dies zu Funktionseinbußen führt, ist leicht nachvollziehbar.

DEN DENKAPPARAT TRAINIEREN

Die Gefäße und mit ihnen das Hirn zu schützen, bedeutet konkret:

- Bluthochdruck behandeln,
- überhöhte Cholesterinspiegel absenken,
- Blutzucker gut einstellen.

Darüber hinaus wissen wir natürlich, wie wichtig der Faktor Bewegung für die Herzgesundheit ist. Das gilt auch für die Hirngesundheit. Die Bedeutung ausreichender Bewegung für unser zentrales Nervensystem geht dabei allerdings weit über die Gesunderhaltung der Blutgefäße hinaus.

Lange bestand in der Wissenschaft Einigkeit darüber, dass das Gehirn nicht in der Lage ist, neue Nervenzellen zu bilden. Bei der Geburt stehen uns rund 100 Milliarden Neuronen zur Verfügung. Man ging davon aus, dass diese sich zwar untereinander neu verknüpfen, aber nicht neu nachwachsen können. Ist eine Nervenzelle einmal abgestorben, so ist der Verlust unwiederbringlich, so weit die lange Zeit gängige Lehrmeinung.

Diese musste inzwischen jedoch korrigiert werden. Unser Gehirn ist sehr wohl in der Lage, Nervenzellen nachzubilden. Zumindest in einigen Regionen. Interessanterweise findet diese Neubildung von Nervenzellen vor allem im Hippocampus statt. Dabei handelt es sich um eine etwa daumengroße Struktur im Schläfenbereich unseres Großhirns. Ihren Namen verdankt sie der Tatsache, dass ihre äußere Form der eines Seepferdchens ähnelt (siehe Abbildung Seite 144).

Der Hippocampus ist vor allem für das Verarbeiten neuer Eindrücke und das kurzfristige Speichern von Informationen zuständig. Er ist sozusagen das Arbeitsgedächtnis unseres Gehirns. Geht es darum, Informationen langfristig zu speichern, so werden diese Gedächtnisinhalte in andere Hirnareale verschoben. Bei der Alzheimerdemenz ist der Hippocampus in ganz besonderer Weise betroffen. Das erklärt auch, warum demente Patienten zwar häufig noch in der Lage sind, alte Erinnerungen abzurufen, sie sich Neues aber einfach nicht mehr merken können. Der Hippocampus ist nun auf der einen Seite sehr störanfällig, auf der anderen Seite gehört er aber auch zu den wenigen Hirnarealen, die sich regenerieren können, indem sie neue Nervenzellen bilden. Für diese Neubildung braucht es vor allem eines: Bewegung.

Muskeln und Nervensystem: eine innige Verbindung

Noch die kleinste Bewegung, die wir aktiv ausführen, beruht darauf, dass sich Muskeln zusammenziehen. Das können sie aber nur, wenn sie von Nerven stimuliert werden. Es gibt eine enge Muskel-Nerven-Verbindung. Muskeln produzieren dafür einen speziellen Signalstoff, den Nervenwachstumsfaktor BDNF (*Brain-derived neurotrophic factor*). Diese Substanz regt zunächst einmal die Nervenzellen in unmittelbarer Umgebung der Muskeln dazu an, Ausläufer zu bilden und sich mit ihnen zu verknüpfen. Der Effekt geht aber noch wesentlich weiter. Über das Blut gelangt BDNF auch ins Gehirn. Dort fördert es sowohl die vermehrte Vernetzung der Neuronen untereinander als auch die Produktion neuer Nervenzellen im Bereich des Hippocampus. Vom Bodybuilding zum Brainbuilding.

Sport: Spaß, Vielseitigkeit und soziale Kontakte

Gibt es eine Sportart, die besonders gut für die Demenzprophylaxe geeignet ist? Zunächst gilt für Sport ganz allgemein ein Grundsatz, der leider immer wieder vernachlässigt wird: Die beste Sportart ist die, die am meisten Spaß macht. Nur Dinge, die wir gerne tun, betreiben wir auch

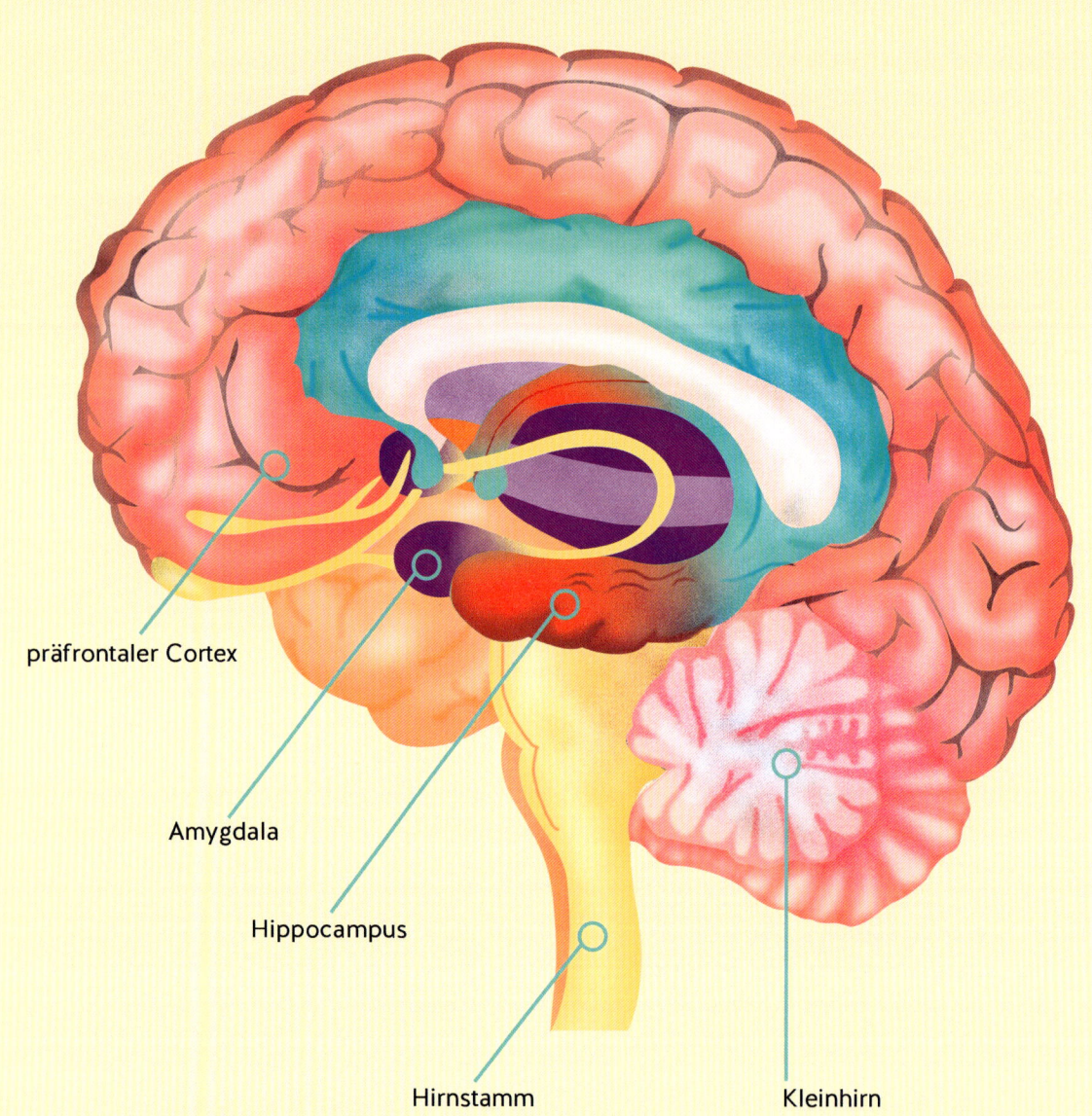

präfrontaler Cortex

Amygdala

Hippocampus

Hirnstamm

Kleinhirn

langfristig. Es nutzt wenig, mit irgendeinem Sport anzufangen, den der Arzt empfiehlt, dem aber der Sporttreibende nur wenig abgewinnen kann. Das endet dann ganz schnell wieder auf dem Sofa. Außerdem wichtig: Je abwechslungsreicher die Sportart, je mehr Fähigkeiten dabei geschult werden, desto besser. Tennis zum Beispiel besteht eben nicht nur aus Laufen und Schlagen. Der ankommende Ball muss bezüglich seiner Bahn, seiner Höhe und seiner Geschwindigkeit präzise eingeschätzt werden, um ihn richtig zu treffen. Das Zurückschlagen erfordert eine genaue Koordination von Auge und Hand. Und auch der Gegner muss beobachtet werden: Gelingt es mir, seinen Schlag zu antizipieren, so bin ich schneller am Ball. All dies sind komplexe Aufgabenstellungen, die das Gehirn deutlich mehr fordern als ein eher eintöniges Traben auf dem Laufband oder das leicht stupide Stemmen von Gewichten.

Eine höchst empfehlenswerte Aktivität ist auch das Tanzen. Jeder Tanz hat seine eigene Schrittfolge, die gelernt und bei Bedarf abgerufen werden muss. Die Bewegung muss außerdem koordiniert werden mit der Musik, die wieder in ganz anderen Gehirnarealen verarbeitet wird. Und schließlich tanzt man für gewöhnlich mit einem Partner oder in einer Gruppe. Auch da sind Abstimmung und Eingehen auf die anderen gefragt.

Sport in der Gruppe – am besten zusammen mit Freunden – bringt ohnehin einen zusätzlichen Gewinn. Zum einen macht es einfach mehr Spaß, Dinge gemeinsam zu tun. Zum anderen sind soziale Kontakte – wir werden darauf noch genauer eingehen – ein ganz wesentlicher zusätzlicher Schutz vor Demenz. Beides miteinander zu verbinden, Bewegung und das Zusammensein mit anderen, bietet somit einen doppelten Schutz.

Mit »Brainbuilding« vorbeugen

Besteht nicht auch die Möglichkeit, das Gehirn als Organ direkt – wie einen Muskel – zu trainieren? Natürlich ist unser Gehirn kein Muskel. Aber es verhält sich in vieler Hinsicht ähnlich. Ein effektives Trainingsprogramm besteht somit darin, das Gehirn immer wieder dosiert zu belasten. Wie man das tut, ist bekannt: nachdenken, Neues entdecken, knifflige Aufgaben lösen, lebenslanges Lernen. Umgekehrt gilt: Wer all das vermeidet, lässt seine grauen Zellen verkümmern. »Use it or lose it« heißt die bekannte Devise: Was nicht gebraucht wird, geht verloren. Das gilt für Muskelfasern genauso wie für Nervenzellen.

Wie bei vielen präventiven Maßnahmen fängt man damit am besten zeitig an. Große Studien belegen: Menschen, die bereits früh viel lernten und eine gute Schulbildung genossen haben, erkranken sehr viel seltener beziehungsweise sehr viel später an Demenz als andere. Das hat zum einen damit zu tun, dass diejenigen, die schon als Kinder und Jugendliche geistig rege waren, das Lernen sozusagen zur lebenslangen Angewohnheit machen. Ihr Gehirn verlangt nach geistiger Nahrung wie ein knurrender Magen nach Essen.

Noch etwas kommt hinzu: Bei der Osteoporose haben wir gesehen, wie wichtig es ist, schon in der frühen Jugend seine »Peak Bone Mass«, sein Maximum an Knochenmasse aufzubauen. Ist diese hoch, so führt auch der altersgemäße Verlust an

DER WEG ZUM ZIEL BEGINNT AN DEM TAG, AN DEM DU DIE HUNDERTPROZENTIGE VERANTWORTUNG FÜR DEIN TUN ÜBERNIMMST.

DANTE ALIGHIERI (1265–1321)

Knochenmasse nicht dazu, dass die kritische Schwelle unterschritten wird, bei der es dann zu einem Knochenbruch kommt. Fürs Gehirn gilt Ähnliches: Wer frühzeitig sehr viele Nervenzellen miteinander verknüpft, der kann auch im Alter den Verlust einiger dieser Zellen kompensieren, ohne deshalb die Schwelle zu unterschreiten, an der eine Demenz droht. Er hat sich sozusagen ein neuronales Polster für das Alter geschaffen.

Geistig aktiv bleiben

Das oben Gesagte bedeutet keinesfalls, dass wir nicht auch im Alter noch viel für unser Gehirn tun können. Neurologen zeigen immer wieder in eindrucksvollen Studien, wie sehr unser zentrales Nervensystem seine Plastizität, also seine Formbarkeit behält. Wir kennen Menschen, die auch im Rentenalter eine neue Sprache oder ein neues Musikinstrument lernen. Manche beginnen jetzt sogar ein Studium. An den Universitäten sind inzwischen manche Fachbereiche voll mit Angehörigen der »Silver Generation« – Menschen, die sich in ihrem Ruhestand entscheiden, eine zweite akademische Karriere zu starten oder einfach ihre Interessen zu vertiefen.

Man kann sein Gehirn aber auch außerhalb von Hochschulen trainieren. Zum einen sind der Buchhandel und das Internet inzwischen voll von Angeboten, und durch »Neurojogging« oder »kognitives Training« seine Gehirnfunktion nicht nur zu erhalten, sondern sogar gezielt zu verbessern. Die Qualität dieser Angebote ist dabei im Allgemeinen gar nicht schlecht. Einige der internetbasierten Programme (etwa »Lumosity«, eine ansprechend gemachte Website mit über 25 kognitiven Spielen) wurden von angesehenen Neurowissenschaftlern entwickelt und bieten ein beachtliches Niveau. Trainiert werden dabei ganz unterschiedliche Gehirnfunktionen (Aufmerksamkeit, Merkfähigkeit, Problemlösung und weitere). Wie bei einem guten sportlichen Training wird dabei die Schwere der Aufgabe ständig dem aktuellen Leistungsniveau angepasst. Der Teilnehmer kann seine eigene Leistungssteigerung kontinuierlich mitverfolgen. Das motiviert zusätzlich.

Worüber Neurowissenschaftler allerdings streiten, ist die Frage: Wenn ich mich bei einer dieser Aufgaben verbessere, habe ich dann tatsächlich mein Gehirn als Ganzes verbessert oder bin ich lediglich in der Lage, diesen spezifischen Test besser zu bewältigen? Vieles deutet darauf hin, dass wohl Letzteres der Fall ist. Sie schaden sich mit solchen Programmen auf keinen Fall, die Frage ist lediglich: Profitiert man langfristig nicht mehr davon, eine neue Sprache, ein Musikinstrument zu erlernen oder in einem Kurs gemeinsam mit anderen zu kochen, zu werken, zu singen, Skat oder Theater zu spielen …? Denn auch die Tatsache, dass man vor seinem Computer oder einem Buch meistens allein sitzt, spricht eher gegen ein medienbasiertes Gehirntraining.

Unser Gehirn liebt den Austausch und das Neue

Neue neurobiologische Forschungen belegen vor allem eines: Was am meisten vor Demenz schützt, ist neben dem Sport das Zusammensein mit anderen Menschen. Unser Gehirn ist ein soziales Organ. Nichts liebt es mehr als den Austausch mit anderen Gehirnen. Dadurch wird es offensichtlich auch am meisten gefordert. Sich auf andere Menschen einzulassen, mit ihnen Gedanken auszutauschen, ihre Gefühle zu erspüren – all das sind hochkomplexe kognitive Herausforderungen, die unser Gehirn immer wieder neu stimulieren. Ganz besonders trifft das natürlich zu, wenn wir uns mit Menschen austauschen, die nicht einfach nur alles abnicken, was wir sagen. Unterhaltungen, die im Wesentlichen darin bestehen, sich gegenseitig in seinen altbekannten Meinungen, Beurteilungen und Vorurteilen zu bestätigen – so wie es am Stammtisch oft praktiziert wird –, sind für unser Gehirn keine Herausforderung mehr. Zu viel Harmonie kann auch abstumpfen.

DER BEDARF FORMT DAS NERVENSYSTEM

Dass Bäume kein Gehirn haben und die Seescheiden ihres wieder verlieren, zeigt uns eindrucksvoll, wie eng Gehirnfunktion und Bewegung zusammenhängen.

EIN FESTER PLATZ IM LEBEN ...

Auch Pflanzen verfügen über Sinnesrezeptoren und Nervenzellen. Sie müssen ihre Umwelt wahrnehmen, auf unterschiedliche Reize reagieren und sich äußeren Gegebenheiten anpassen. Für all das benötigen sie aber kein zentrales Nervensystem. Denn Pflanzen laufen ja nicht herum. Würde ein Baum morgens losziehen, um auf Nahrungssuche zu gehen, bräuchte er dazu einen Bewegungsapparat. Der wiederum müsste zentral von einer Ansammlung von Nervenzellen gesteuert werden. Auf seiner Wanderung durch die nähere und weitere Umgebung würde dieser Baum viel mehr Sinnesreize aufnehmen und verarbeiten müssen, als das an einem festen Standort erforderlich ist. Mehr Eindrücke zu verarbeiten bedeutet ebenfalls, mehr Nervenzellen miteinander zu verknüpfen. Genau das zeichnet ein Gehirn aus. Und schließlich möchte unser umherwandernder Baum ja abends auch wieder nach Hause. Dazu muss er sich den Weg merken, spätestens dann kommt er nicht mehr um ein Gehirn herum. Der Baum hat dieses Problem auf seine Weise gelöst: Er bleibt einfach dort, wo er ist, und verzichtet auf ein Gehirn.
Während es umherlaufende Bäume nur in Büchern gibt, sind umherschwimmende Seescheiden Realität. Sie gehören – wie wir Menschen übrigens auch – zu den Chordatieren, verfügen über ein Rückenmark und ein

bisschen Gehirn. Das brauchen sie auch, denn beim Schwimmen durch die Ozeane ist ja einiges zu beachten. Da muss man aktiv Nahrung suchen und aufpassen, nicht selbst gefressen zu werden. Der Lichteinfall und die Wassertemperatur müssen registriert und verarbeitet werden und schließlich heißt es auch, ständig in Bewegung zu bleiben und damit die vorhandenen Neurone zu nutzen. Irgendwann gibt die Seescheide dieses Leben auf. Findet sie an einem hübschen Felsen eine geschützte Stelle, die ihr eine optimale Wassertemperatur und ein ausreichendes Nahrungsangebot bietet, so lässt sie sich dort nieder – für immer. Das Erste, was sie in diesem sesshaften Leben tut, ist etwas ganz Erstaunliches: Sie fängt an, ihr eigenes Gehirn zu verdauen. Das braucht sie jetzt nämlich nicht mehr. So wenig, wie ein Baum eines braucht. Die Seescheide hat ihren Platz im Leben gefunden und kann sich auf Nahrungsaufnahme und Verdauen konzentrieren. Ein Gehirn braucht sie dazu nicht mehr.

Dahinvegetieren auf dem Sofa

Man muss diese Parallele jetzt nicht überbewerten. Aber wir alle kennen Menschen, die auch ihren festen Platz im Leben gefunden haben: auf dem Sofa vor dem Fernseher. Von dort bewegen sie sich kaum noch weg und lassen im Wesentlichen nur noch ihre Verdauungsorgane arbeiten. Ihr Gehirn löst sich zwar nicht auf wie bei der Seescheide. Merklich zurückgebildet wird es aber doch.

»Warum?« Kinder sind die besten Gehirntrainer

Geradezu ein geistiger Jungbrunnen ist für unser Gehirn der Umgang mit Kindern. Versuchen Sie einmal, einem Dreijährigen, der sich gerade fragend und forschend die Welt erschließt, so fundamentale Fragen zu beantworten wie die, warum der Himmel blau und das Gras grün ist und warum man keinen gelben Schnee essen sollte. Sie werden schnell erkennen, wie sehr Sie Ihr eigenes Gehirn aktivieren müssen, um das eines Dreikäsehochs zufriedenzustellen.

Großeltern sind ein wahrer Segen für die Entwicklung von Enkeln. Umgekehrt sind Enkel das wahrscheinlich beste Anti-Aging-Programm für die kognitive Fitness ihrer Großeltern!

Es sind also nicht immer nur die neuesten Medikamente und Nahrungssupplemente oder die letzten technischen Errungenschaften, die im Kampf gegen den Verschleiß bedeutsam sind. Häufiger sind es ganz einfache und seit Jahrtausenden bewährte Strategien.

BESONDERS WICHTIG: ENTZÜNDUNGEN REDUZIEREN!

Im ersten Kapitel dieses Buches wurden mit den »sieben Säulen des Alterns« auch die wesentlichen molekularen Grundlagen des Alterns beschrieben. Die dort allgemein empfohlenen Maßnahmen haben sämtlich auch einen positiven Effekt für die Demenzprävention. Für eine der genannten Maßnahmen gilt dies in besonderer Weise: die Reduktion von Entzündungsprozessen.

Im Gehirn eines an Demenz Erkrankten geht viel zugrunde beziehungsweise gerät in Unordnung: Nervenzellen sterben ab, Proteinspaltprodukte sammeln sich zu Abfallhaufen (Beta-Amyloid-Plaques), Eiweiße denaturieren. Da bekommt das körpereigene Immunsystem viel zu tun. Denn das ist nicht nur für die Abwehr externer Feinde zuständig, sondern auch für die Beseitigung internen Zellmülls. Angesichts der Müllberge in einem Alzheimergehirn ist es mit dieser Aufgabe aber deutlich überfordert. Es kommt zu chronisch entzündlichen Veränderungen. Die Folgen davon kennen wir bereits: mehr Zellschäden, mehr Störungen in der Informationsübertragung zwischen den Nervenzellen, schnelleres biologisches Altern. Die beste Therapie gegen chronische Entzündungen haben wir aber auch schon kennengelernt: eine vermehrte Zufuhr von Omega-3-Fettsäuren, welche die Basis für antiinflammatorische Zytokine (siehe Seite 23) bilden. Nicht zuletzt ist auch die Einnahme antientzündlicher Medikamente von Bedeutung, wie zum Beispiel niedrig dosiertes Aspirin (siehe Seite 25).

Medikamente – wann ist ihr Einsatz sinnvoll?

Wenn es um die Einnahme von Medikamenten zur Prophylaxe geht, sind Mediziner zu Recht kritisch, denn Medikamente haben bekanntlich auch Nebenwirkungen. Deshalb empfiehlt man ihre Anwendung auch nur ungern, solange keine wirkliche Erkrankung vorliegt. Außerdem sollten natürlich gute Studien den Nutzen einer Medikamenteneinnahme belegen.

Bezüglich der Demenz ist dabei Folgendes festzuhalten: Wer einen Morbus Alzheimer erst behandelt, wenn die Erkrankung bereits voll ausgeprägt ist, kommt definitiv zu spät. Es gibt zurzeit keine Therapie gegen Alzheimer. Nur eine wirksame Vorbeugung. Dass antientzündliche Medikamente vorbeugend wirken, zeigen vor allem Studien, die ursprünglich gar nicht zur Demenzprophylaxe gedacht waren. In Deutschland nehmen Millionen von Menschen über Jahre hinweg antientzündliche Medikamente, um zum Beispiel rheumatische Erkrankungen zu behandeln. Studien an diesen Menschen zeigen deutlich, dass sie damit auch ihr Demenzrisiko reduzieren. Antientzündliche Medikamente in niedriger Dosierung (siehe auch Seite 25) sind also nicht nur Herzschutz – sie sind auch ein guter Hirnschutz.

BLAUER DUNST FÜR GRAUE ZELLEN?

Nach allem, was wir inzwischen über Hormesis wissen – zum Beispiel in Bezug auf moderaten Alkoholkonsum –, drängt sich die Frage auf: Hat nicht auch das Rauchen positive Effekte, zumindest wenn man es nicht übertreibt?

DIE NACHTEILE ÜBERWIEGEN

Die Frage macht einem als Präventivmediziner ein wenig Bauchschmerzen. Nach dem Hormesis-Prinzip müsste in der Tat auch gelegentlicher Zigarettenkonsum gesundheitsfördernd sein. Leichter Stressreiz, hyperkompensierende Reparaturen, verbesserter Schutz gegen zukünftige Schäden – wir kennen das Prinzip inzwischen gut. In der Tat gibt es mittlerweile einige Studien, die nahelegen, dass sich moderater Nikotinkonsum nicht nur negativ auswirkt. Insbesondere in der Prävention neurodegenerativer Erkrankungen – und hier vor allem bei der Alzheimerdemenz – scheint Nikotin eine gewisse Schutzwirkung zu haben. Gerne wird in diesem Zusammenhang an Altbundeskanzler Helmut Schmidt erinnert, der als Kettenraucher nicht nur ein erstaunliches Lebensalter erreicht hat, sondern auch bis zu seinem Tod durch seine messerscharfe analytische Intelligenz und Rhetorik beeindruckte. Das Beispiel ist aber falsch gewählt. Der Zigarettenkonsum von Helmut Schmidt ging definitiv über jedes hormetische Maß hinaus. Die Gründe für seine gute Gesundheit sind anderswo zu suchen.

Wenn wir vonseiten der Präventivmedizin trotz aller neuen Erkenntnisse zum Thema Hormesis von jedem Zigarettenkonsum abraten, so hat das vor allem drei Gründe.

- Es gibt in Bezug auf Nikotin (im Gegensatz zum Alkohol) keine wirklich guten Untersuchungen, die zeigen, ob und bis zu welcher Grenze ein moderater Zigarettenkonsum eventuell positive Auswirkungen hat.
- Rauchen hat ein hohes Suchtpotenzial. Nur wenige, die zum Glimmstängel greifen, begnügen sich mit zwei oder drei Zigaretten täglich. Natürlich besitzt auch Alkohol ein Suchtpotenzial. Dennoch schaffen es sehr viele Menschen, bei den inzwischen empfohlenen zwei bis drei alkoholischen Drinks pro Tag zu bleiben. Unter den Rauchern dagegen stellen die »Genussraucher«, die nur gelegentlich eine Zigarette rauchen, nachweislich eine Minderheit dar.
- Die ausgeprägte Anti-Rauch-Kampagne der letzten Jahre mit Rauchverboten und Werbeeinschränkungen hat Wirkung gezeigt. Immer weniger Menschen, erfreulicherweise auch immer weniger Jugendliche, rauchen. Das hat nachprüfbar positive Wirkungen auf die Gesundheit der Gesamtbevölkerung. Seit die Zahl der Raucher sinkt, sinkt auch die Zahl der an Lungenkrebs und Herzinfarkt Erkrankten. Rauchen ist nicht mehr schick, und das ist auch gut so. Es gibt so viele andere Möglichkeiten, das Hormesis-Prinzip sinnvoll zu nutzen. Das Rauchen müssen wir dazu nicht wieder ins Programm aufnehmen.

ALTERSGEWINN: GEDANKENTIEFE

Prof. Dr. Ernst Pöppel ist einer der führenden Hirnforscher
in Deutschland. Hier weiht er uns in seine Gedanken über Weisheit,
Neugier und Neustart ein.

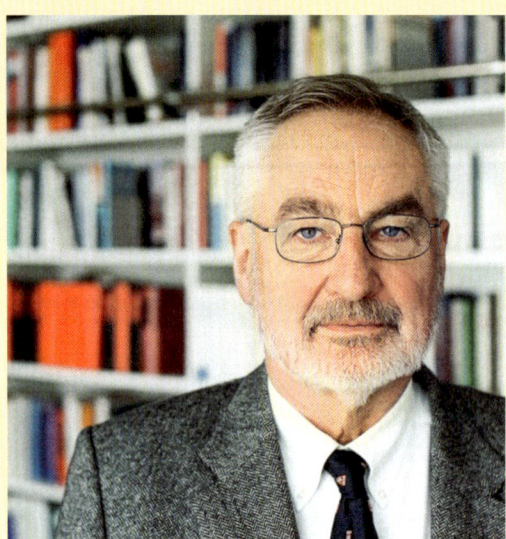

*Insbesondere seine Arbeiten über die Sinnes-
physiologie haben Prof. Pöppel weltweites
Ansehen gebracht. Er war mehrere Jahrzehnte lang Inhaber des Lehrstuhls für medizinische Psychologie an der Ludwig-Maximi-
lians-Universität München. Mit Dr. Beatrice
Wagner hat er eine Reihe populärwissen-
schaftlicher Bücher zum Thema Hirnfor-
schung veröffentlicht.*

**Herr Professor Pöppel, Altern bedeutet
einen schleichenden Organverlust. Für
unser Gehirn gilt das ganz besonders. Deshalb ist die Demenz auch die Alterserkrankung schlechthin. Ist das richtig?**

Prof. Pöppel: Das ist überhaupt nicht richtig.
Zutreffend ist, dass einige Funktionen des
Gehirns mit dem Altern abnehmen. Die Lern-

geschwindigkeit etwa reduziert sich bereits
ab der Pubertät. Aber ein gutes Gehirn zeichnet sich nicht nur durch die Schnelligkeit aus,
mit der wir Informationen verarbeiten, sondern auch durch Gründlichkeit. Und natürlich
durch die Menge an Wissen, die wir zur
Verfügung haben. Die beiden letzten Faktoren
nehmen mit dem Alter eher zu. Dahinter steht
ein Phänomen der Hirnorganisation. Reaktionen auf Reize oszillieren im Abstand von 30
bis 40 Millisekunden, dazwischen eintreffen-
de Reize werden gesammelt und gebündelt.
Damit lassen sich Zusammenhänge herstellen
und das Gehirn erstickt nicht in Details. Bei
älteren Menschen jedoch verlangsamen sich
die neuronalen Oszillationen im Gehirn auf 60
bis 70 Millisekunden. Das Gehirn verarbeitet
mehr, bevor es zu einem Entschluss gelangt.
Gleichzeitig gibt es mit dem Älterwerden auch
mehr zu bedenken. Die kristalline Intelligenz,
die sich aus dem lebenslang gesammelten
Wissen und den Erfahrungen zusammensetzt,
vergrößert sich stetig.

**Ist der Begriff der Weisheit noch eine Voka-
bel, die man nutzen kann, um Zustände
unseres Gehirns zu beschreiben?**

Prof. Pöppel: Die sogenannte Weisheit des
Alters könnte mit den veränderten Oszillationen zu tun haben. Die Wahrnehmung wird
genauer und man bedenkt mehr Einzelheiten.
Allerdings gehört für mich zur Weisheit auch
die Unabhängigkeit des Denkens. Die fällt uns
mit dem Älterwerden leichter, weil man mehr
Zusammenhänge überblickt. Eine reiche

Vergangenheit erlaubt es uns, die Gegenwart besser zu verstehen und die Zukunft kreativer zu gestalten, da wir ja immer Erinnerungen in die Zukunft projizieren.

Was ist Weisheit eigentlich genau?

Prof. Pöppel: Zwar hat jeder von uns eine Vorstellung, was der Begriff bedeuten könnte. Aber es wird schwierig, wenn wir ihn definieren wollen. Für unser Buch »Je älter, desto besser« haben wir verschiedene Denker, Philosophen, Gelehrte zum Thema Weisheit zu Wort kommen lassen, jeder definierte es anders. Das heißt, der Begriff ist kernprägnant und randunscharf. Sie selbst können auch überlegen, was Weisheit für Sie bedeutet.

Nun gibt es ja nicht nur Erinnerungen, die uns bereichern. Manche bedrücken und belasten uns auch.

Prof. Pöppel: Durchaus richtig. Deshalb ist das Vergessen nicht nur negativ zu sehen. Im Gegensatz zu dem, was die Psychoanalyse behauptet, müssen wir nicht alles, was uns verletzt und bedrückt, unentwegt zelebrieren und uns selbst wieder in Erinnerung rufen. Stattdessen sollten wir dem Gehirn auch eine Chance geben, unschöne Erfahrungen zu verdrängen. Selektives Vergessen ist wie eine Art kreative Müllbeseitigung.

Gibt es weitere Fähigkeiten unseres Gehirns, die mit dem Alter eher zunehmen?

Prof. Pöppel: Im Alter gelingt es uns zum Beispiel besser, das explizite und das implizite Wissen miteinander zu verbinden. Das explizite Wissen ist das lexikalische Wissen. Es besteht aus Fakten, über die wir uns problemlos mit anderen Menschen austauschen können. Das implizite Wissen betrifft nur uns selbst. Hierzu gehören die autobiografischen Bilder, unser Körperwissen, unser intuitives Wissen und unsere Emotionen. Mit dem Älterwerden kann es leichterfallen, diese beiden Wissensformen, die in unserem Kopf verankert sind, zu begreifen, zu akzeptieren und miteinander zu verbinden.

Haben Sie ganz konkrete Vorschläge, wie man im Alter seine geistigen Fähigkeiten erhält oder sogar noch ausbaut?

Prof. Pöppel: Das Wichtigste ist: All diese genannten Fähigkeiten stellen sich nicht einfach von allein ein. Die entscheidende Eigenschaft, damit wir sie nutzen können, ist die intrinsische Motivation. Sie haben vielleicht auch schon die Erfahrung gemacht, dass manche Menschen mit 80 mental jünger sind als viele mit 50. Dies ist genetisch nicht zu erklären. Wer gerne denkt und lernt und wer sein Gehirn regelmäßig beansprucht, hält es besser in Schuss als derjenige, der es schont. Hinzu kommt eine wichtige Zutat, die uns antreibt: Neugierig bleiben und Neues beginnen. Der ideale Zeitpunkt dafür ist übrigens gekommen, wenn man seine Erwerbstätigkeit beendet und in den Ruhestand geht. Dann sind wir nicht mehr dem Druck unterworfen, Geld verdienen zu müssen und eine Karriere voranzubringen.

Es heißt also: Neustart statt Ruhestand?

Prof. Pöppel: Im Englischen heißt es ja »retirement«, wenn man sich aus dem Berufsleben zurückzieht oder zurückziehen muss. Das Wort kann man auch anders übersetzen, »tire« heißt auch Reifen und »re-tire« bedeutet dann, dass man neue Reifen aufzieht – damit man neu starten kann. Auch diesbezüglich haben wir inzwischen ja viele neue Möglichkeiten und Freiheiten. Mein Vorschlag lautet: Überlegen Sie sich, was Ihnen immer schon wichtig war – und trauen Sie sich, es zu tun

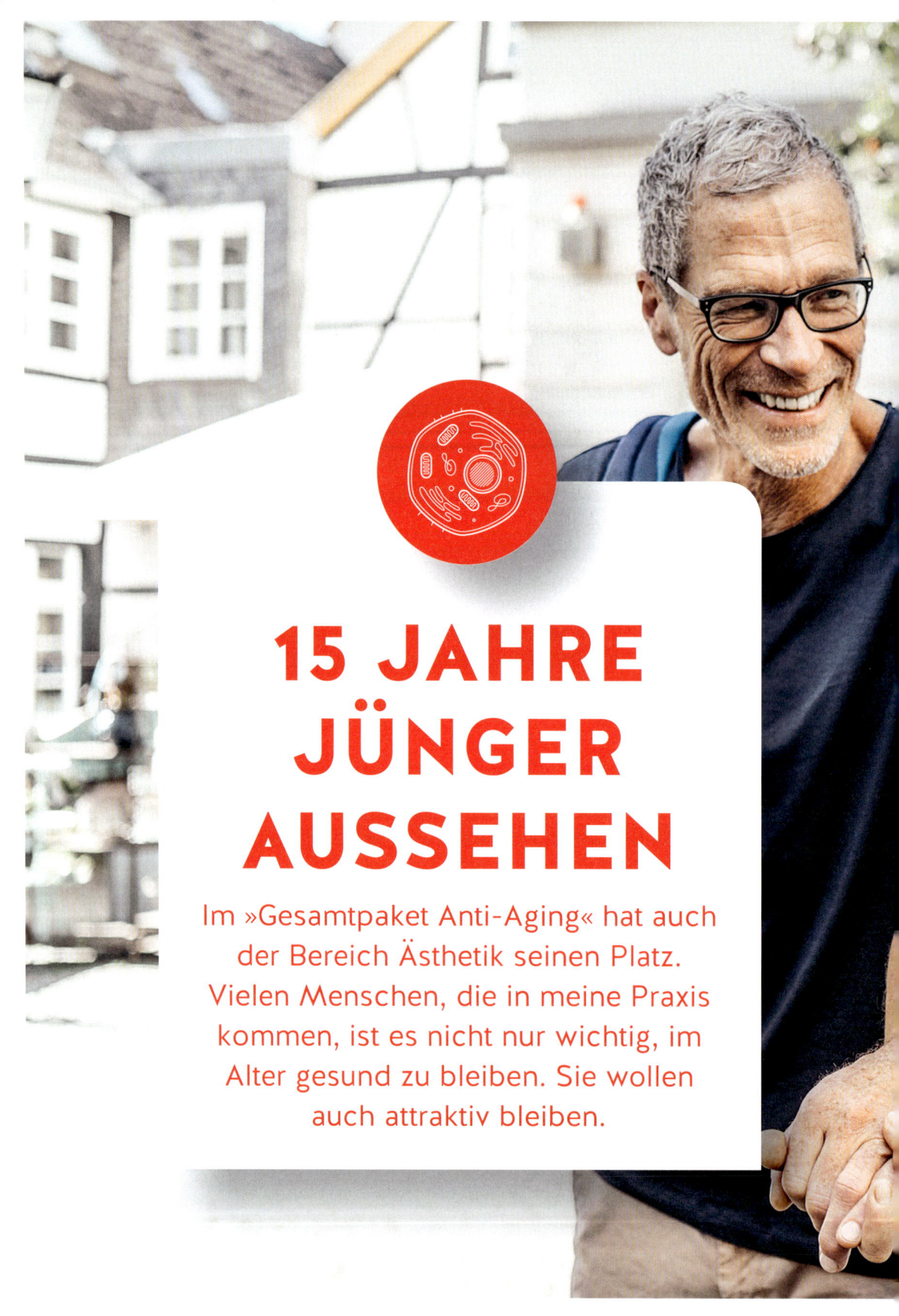

15 JAHRE JÜNGER AUSSEHEN

Im »Gesamtpaket Anti-Aging« hat auch der Bereich Ästhetik seinen Platz. Vielen Menschen, die in meine Praxis kommen, ist es nicht nur wichtig, im Alter gesund zu bleiben. Sie wollen auch attraktiv bleiben.

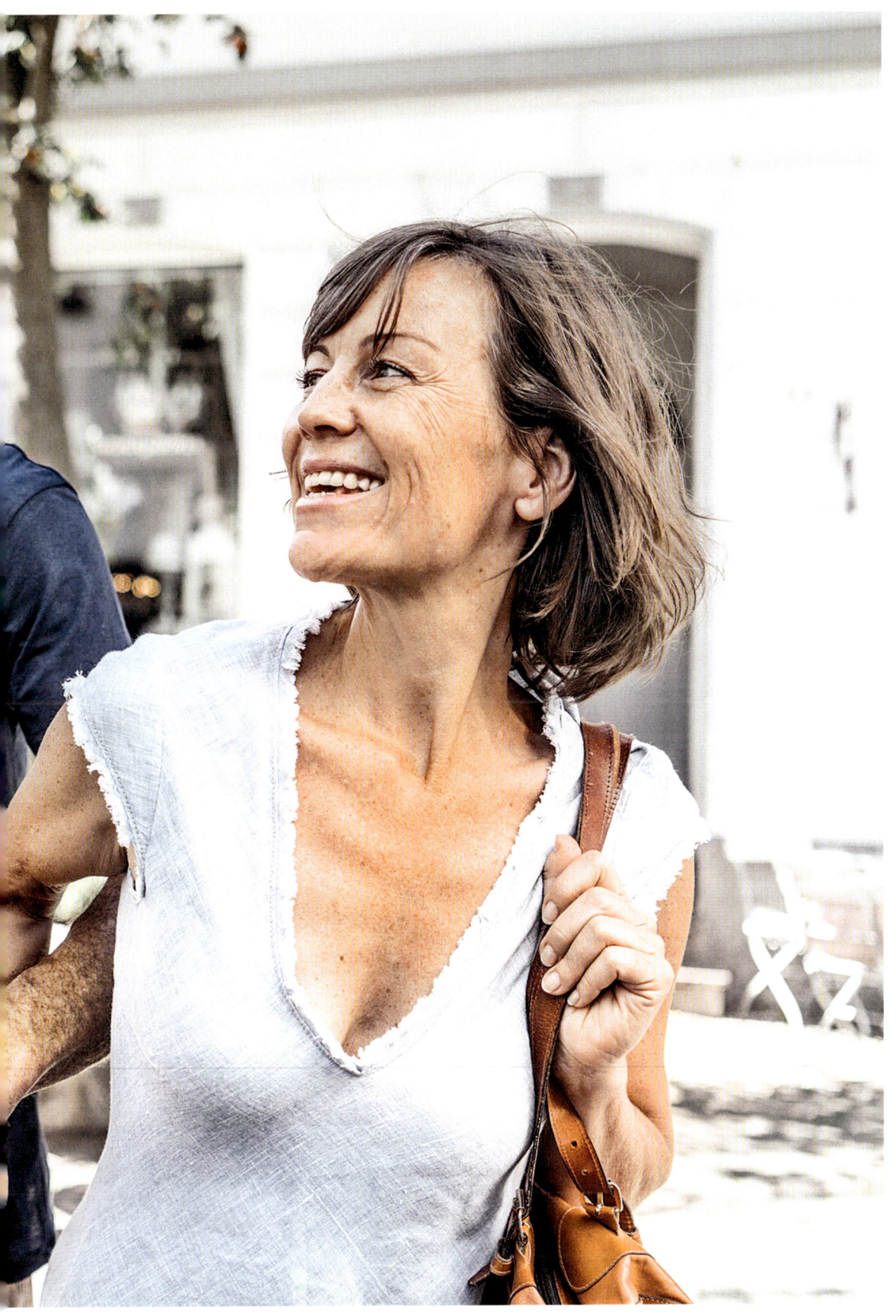

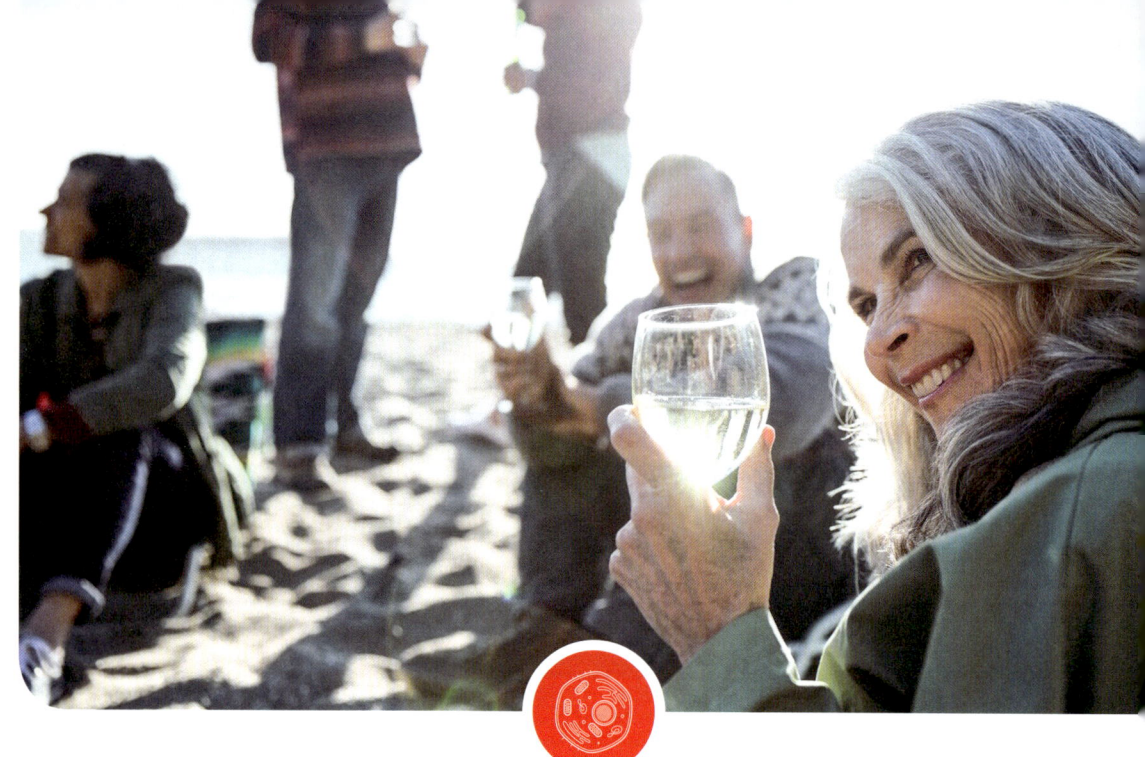

ATTRAKTIV ALTERN –
EIN VERBREITETER WUNSCH

Sich rundum wohlfühlen: Dazu braucht es natürlich zuallererst Gesundheit. Doch tut es der Seele und damit dem ganzen Menschen gut, wenn man auch jetzt noch gern in den Spiegel schaut ...

In diesem Ratgeber geht es darum, 15 Jahre länger zu leben, und das bei guter Gesundheit. Braucht es dafür ein gesondertes Kapitel über Ästhetik? Erhöht es denn meine Lebenserwartung, wenn ich meine Stirnfalten glätte? Schützt es mich vor irgendwelchen Erkrankungen, wenn ich gegen die Knitterfalten an der Oberlippe vorgehe? Sind – verglichen mit Herzinfarkt, Krebs oder Demenz – Haarausfall oder Cellulite nicht eher untergeordnete Probleme?

Die Fragen sind durchaus berechtigt. Dennoch bedeutet, auf sein Äußeres zu achten, ja auch nicht, einem albernen Jugendwahn zu verfallen oder unerreichbaren Schönheitsidealen hinterherzuhecheln. Es bedeutet lediglich, nicht nur seine inneren Organe, sondern auch sein äußeres Erscheinungsbild zu pflegen. Dahinter steht der Wunsch, sich in seiner Haut wohlzufühlen. Genau wie das Sorgen für die eigene Gesundheit bedeutet es letztendlich schlicht Wertschätzung für sich selbst.

Die meisten pflegen ihr Äußeres sowieso schon, indem sie regelmäßig zum Friseur oder zur Kosmetikerin, vielleicht auch zur Maniküre gehen. Inzwischen gibt es aber auch weitere Anlaufstellen, wenn es darum geht, die Attraktivität zu erhalten oder aufzufrischen: Viele Ärzte widmen sich zunehmend dem »Behandlungsziel Schönheit«. Sie haben dabei den großen Vorteil, dass sie sowohl Techniken als auch Wirkstoffe anwenden können, die traditionellen Anbietern im Beautybereich nicht zur Verfügung stehen.

Die »Ästhetisierung der Medizin« geht dabei durch alle Fachbereiche. Die Chirurgie hat einmal damit angefangen, in Kriegslazaretten die Verletzten so gut wie möglich wieder zusammenzuflicken oder zumindest Leben zu retten. Heute beschäftigt sich ein großer Teil der Chirurgen damit, Brüste aufzubauen, Fett abzusaugen und Nasen zu korrigieren. In Zahnarztpraxen stand noch vor 50 Jahren die Behandlung von Karies im Vordergrund. Erfolgreiche Dentisten haben als Schwerpunkt ihrer Tätigkeit inzwischen längst das Bleachen gelb gewordener Zähne oder das Begradigen schief stehender Zahnreihen entdeckt. Die Dermatologen waren lange Zeit diejenigen Ärzte, die es mit wenig appetitlichen Haut- und Geschlechtskrankheiten aufnahmen. Heutzutage sind sie die »Beauty-Docs«, die in praxisparallelen Instituten mit Botulinumtoxin und Fillern auch noch der kleinsten Falte zu Leibe rücken.

Bei vielen Ärzten steht also die Herstellung beziehungsweise Wiederherstellung von Schönheit inzwischen ganz oben auf dem Programm. Bevor wir uns nun anschauen, was da inzwischen alles möglich ist, sollten wir uns aber zuvor noch einer fundamentalphilosophischen Frage widmen.

WAS IST EIGENTLICH SCHÖNHEIT?

Künstler, Schriftsteller und Philosophen arbeiten sich seit Jahrhunderten an dieser Frage ab. Dabei wurden durchaus originale Antworten vorgeschlagen. Zu einer allgemeingültigen Definition hat es aber nicht gereicht. Die kommt jetzt von einer ganz anderen Seite. Die »wissenschaftliche Attraktivitätsforschung« versucht, mit den experimentellen Methoden der modernen Naturwissenschaft dem Geheimnis der Schönheit auf den Grund zu gehen. Sie ist dabei zu Ergebnissen gelangt, die romantisch gestimmte Gemüter zwar ein wenig enttäuschen, die vor dem Hintergrund evolutionsbiologischer Erkenntnisse aber sehr plausibel sind. Danach ist Schönheit – im Sinne von körperlicher Attraktivität – vor allem ein biologisches Zeichensystem. Wir empfinden an unserem Gegenüber vor allem jene Merkmale als schön, die eine gute Gesundheit signalisieren.

Das klingt zunächst ein wenig abstrakt und bedarf somit einer näheren Erläuterung. Schönheit – so die These der wissenschaftlichen Attraktivitätsforschung – ist zunächst einmal kein biologisches Kriterium. Die Natur interessiert sich nicht für Schönheit, sondern für den Erhalt der Art. Wenn ein männlicher Pfau sein Rad schlägt, dann beeindruckt er die Henne nicht durch den ästhetischen Reiz seiner aufgestellten Federn. Er vermittelt ihr vielmehr eine biologische Botschaft hinsichtlich seiner »reproduktiven Fitness«. Anders ausgedrückt: Je größer das Rad, umso gesünder und potenter der Pfau. Das ist es, was die Henne interessiert. Mit einem, der vor Gesundheit und Testosteron nur so strotzt, verschmilzt Frau Pfau gerne ihre Gene für die nächste Generation. Bei Menschen ist das nicht viel anders. Da stehen zum

DIE ZEIT MAG WUNDEN HEILEN, ABER SIE IST EINE MISERABLE KOSMETIKERIN.

MARK TWAIN (1835–1910)

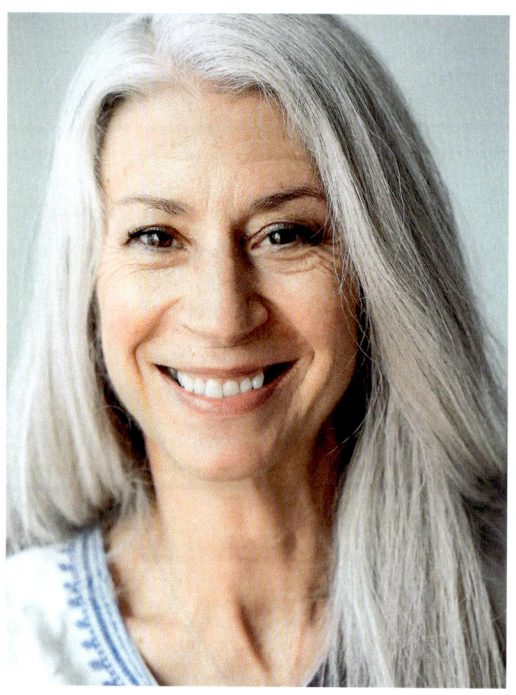

Volles Haar

Haare sind für Frauen ein Attraktivitätssymbol ersten Ranges. Die Kopfbehaarung möglichst gekonnt zur Schau zu stellen – dafür wird in unterschiedlichsten Ländern und Kulturen viel Zeit, Geld und Fantasie investiert. Wie erotisch aufgeladen das Thema Haare ist, zeigt sich nicht zuletzt auch daran, dass unter bestimmten Umständen Frauen ihre Haare eben nicht mehr offen zeigen dürfen. In vielen europäischen Ländern war es über Jahrhunderte hinweg üblich, dass Frauen nach der Heirat ihre Haare nicht länger in der Öffentlichkeit zeigten – sie waren dann »unter der Haube«. Das unter Musliminnen verbreitete Kopftuch, das sogar schon bei jungen Frauen die Haare bedeckt, soll ebenfalls das weibliche Haar vor lüsternen Blicken verbergen.

Warum nun geht von der Kopfbehaarung der Frauen so ein starker erotischer Reiz aus? Offenbar deshalb, weil Haare eng mit den Sexualhormonen und damit der Fortpflanzungsfähigkeit verknüpft sind. Das lässt sich am besten belegen, wenn man sich einmal anschaut, welche hormonellen Veränderungen bei Frauen zu einem Verlust der Haare führen. Da steht an allererster Stelle eine Verschiebung des Östrogen-Androgen-Gleichgewichtes (siehe auch Seite 39). Östrogene sind Wachstumsfaktoren für die Haare einer Frau. Sinken die Östrogenspiegel ab, so werden auch die Haare weniger und dünner. Umgekehrt wirken sich Androgene alles andere als günstig auf das Haupthaar aus. Viele Männer mit einer hohen Stirn können davon ein Lied singen. Aber auch Frauen besitzen männliche Geschlechtshormone, die im weiblichen Organismus durchaus ihre Bedeutung haben. Wird die Konzentration der Androgene jedoch zu hoch, so lichtet sich die Behaarung genau wie bei den Männern. Beide Veränderungen – zu niedrige Östrogenspiegel und zu hohe Androgenspiegel – bringen aber auch den weiblichen Zyklus durcheinander und reduzieren damit die Fortpflanzungsfähigkeit.

Beispiel bei den meisten Frauen auch noch immer die großen Männer mit breiten Schultern, schmalem, knackigem Hinterteil und einem Waschbrettbauch hoch im Kurs. Wer so aussieht, der brachte in früheren Zeiten als Jäger das meiste Wild nach Hause und verfügte offenbar auch über genügend Potenz, um bei der Erzeugung des Nachwuchses erfolgreich zu sein.

Heute ist für den Erhalt der Familie die körperliche Fitness nicht mehr ganz so entscheidend. Die meisten Männer verdienen ihren Lebensunterhalt inzwischen damit, vor einem Computer zu sitzen. Da sind Muskeln nicht mehr so wichtig. Evolutionsbiologisch geprägtes Verhalten ändert sich allerdings so schnell nicht. Das ist auch der Grund, warum der Schreibtischkrieger mit Bauchansatz noch immer nicht zum Sexsymbol geworden ist. Was die Frauen betrifft, sind bezüglich der körperlichen Attraktivität vor allem drei Kriterien von entscheidender Bedeutung. Alle drei sind ebenfalls eng mit Gesundheit und Fortpflanzungsfähigkeit verknüpft.

Das gilt auch für eine weitere hormonelle Störung. Sowohl eine Über- als auch eine Unterfunktion der Schilddrüse kann zu Haarausfall führen. Beide Störungen stellen zugleich ein ernsthaftes Problem für eine Schwangerschaft dar.

Haarausfall ist also immer auch ein biologisches Zeichen, das vor allem auf eine hormonelle Störung hinweist. Eine üppige Haarpracht signalisiert dagegen der Umwelt und potenziellen Sexpartnern: Meine Hormone sind top.

Ebenmäßige Haut

Neben vollen Haaren ist ein möglichst makelloses Hautbild ein ungemein wichtiger Aspekt für die Attraktivität. Es gibt Schönheitsmerkmale, die allzu übertrieben nicht mehr attraktiv wirken oder sich sogar in ihr Gegenteil verkehren, etwa volle Lippen und ein üppiger Busen. Bei der Haut ist das anders. Schöne Haut kann man nicht übertreiben. Das ist auch der Grund, warum bei einem professionellen Fotoshooting nicht nur tief in die Schminkkiste gegriffen wird, sondern bei der Nachbereitung der Fotos auch noch die kleinste Unebenheit der Haut digital kaschiert wird. Warum hat das Hauterscheinungsbild eine so große Bedeutung? Auch hier ist die Ursache wieder darin zu sehen, dass Haut biologische Zeichen versendet. Mehr noch: Die Haut ist geradezu ein Spiegel unserer Gesundheit. Heutzutage dominieren unter den Erkrankungen diejenigen, denen auch dieses Buch gewidmet ist: Alterserkrankungen wie Arteriosklerose, Osteoporose, Demenz oder Krebs. Das war früher anders. Vor 150 Jahren wurden nur wenige Menschen sehr alt. Die meisten starben damals an ganz anderen Erkrankungen – hauptsächlich an Infektionskrankheiten. Viele Infektionskrankheiten bewirken aber auch charakteristische Veränderungen an der Haut. Wer an einem auffälligen Ausschlag litt, Bläschen oder offene Geschwüre mit sich herumtrug, dem kam man lieber nicht zu nahe, schon um sich nicht anzustecken. Makellose Haut ist nun umgekehrt wie ein Aufruf: Paare dich mit mir! Ich bin gesund und habe keine krank machenden Mikroben in mir. Dieses Signal hat auch heute noch eine starke Wirkung auf uns.

ZEICHEN VON JUGENDLICHKEIT

Immer wieder hört man, wir lebten in einem Zeitalter des Jugendwahns. Das mag so sein, auch wenn es geschichtlich gesehen älteren Menschen wohl noch niemals so gut ging wie heute. Der allgemeine Trend lautet inzwischen ja: Alt werden – jung bleiben. Wer sich so verhält, der folgt dabei nicht nur einem Medientrend. Er folgt vor allem einem biologischen Programm. Denn auch Jugendlichkeit ist eng gekoppelt an jene beiden Faktoren, die wir als die entscheidenden für die körperliche Attraktivität identifiziert haben: Gesundheit und Fortpflanzungsfähigkeit.

Dass Gesundheit eher ein Privileg der Jugend ist, muss an dieser Stelle nicht noch einmal besonders betont werden. Das ganze Buch handelt davon, dass biologisches Altern der Hauptrisikofaktor für Krankheiten ist. Altern hat aber auch Einfluss auf die Fortpflanzungsfähigkeit. Das betrifft Frauen in deutlich höherem Maße als Männer. Zeichen des Alters sind auch immer Zeichen nachlassender Fortpflanzungsfähigkeit. In unserem biologisch geprägten Gehirn werden daher Zeichen von Jugendlichkeit mit Attraktivität verknüpft. Jugend und Alter spiegeln sich in erster Linie in unserem größten Organ, das auch die Kontaktstelle zwischen Innen- und Außenwelt darstellt, nämlich unserer Haut.

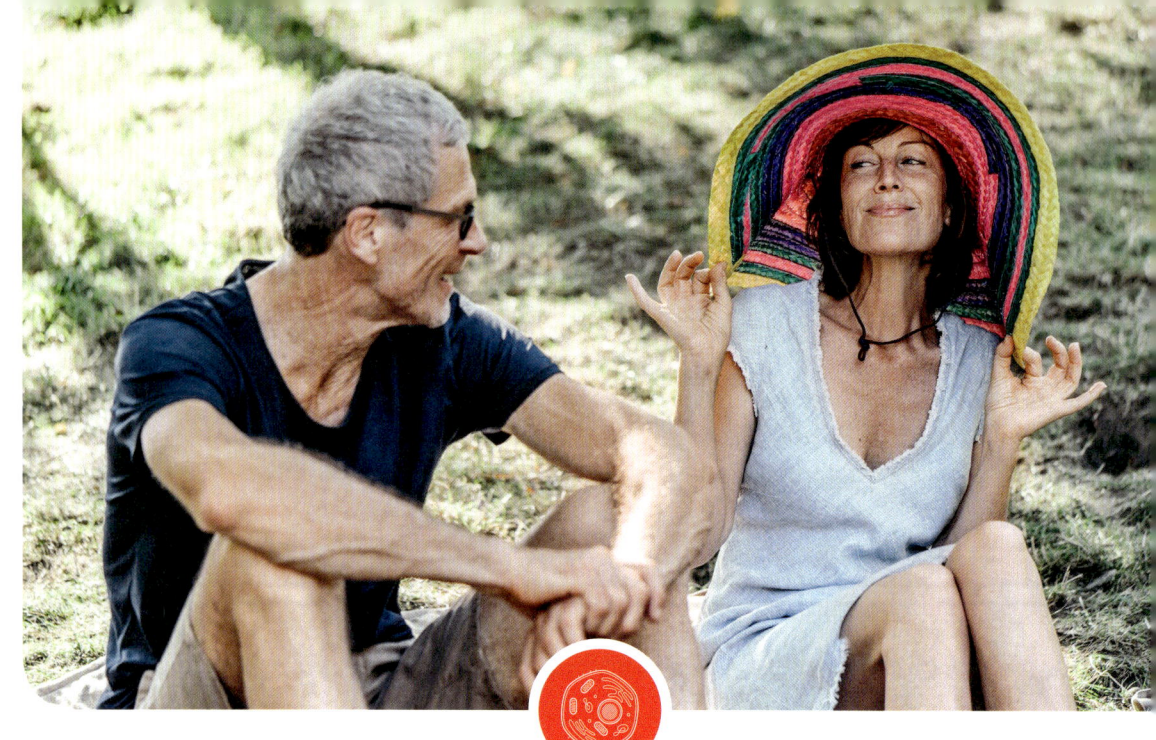

DAS ALTERN UNSERER HÜLLE BREMSEN

Unsere Haut und unser Haar sind vom ersten Lebenstag an hormonellen Prozessen unterworfen. Wenn wir älter werden, ist genau hier der Weg zum möglichst lang vorhaltenden guten Aussehen zu suchen.

E s geht schon ungerecht zu in der Welt: Manche Menschen sehen mit 40 bereits alt aus, andere wirken mit 70 noch beinahe taufrisch. Als Leser dieses Buches sind Sie aber auf jeden Fall im Vorteil, denn Sie wissen inzwischen: Die Gene mischen zwar immer kräftig mit, jedoch kann jeder durch eine gesunde Lebensweise, das klug eingesetzte Hormesis-Prinzip und einige Extras viel dazu beitragen, dass die biologische Uhr ein wenig langsamer tickt.

DIE DREI SCHICHTEN DER HAUT

Um zunächst die Begrifflichkeiten zu klären und den Alterungsprozess der Haut nachvollziehbar zu machen, soll hier der Aufbau unseres größten Organs beschrieben werden.

Die Haut ist aus drei Schichten aufgebaut: Epidermis, Lederhaut und Unterhaut. Jede davon unterliegt einem spezifischen Alterungsprozess, was natürlich wiederum Einfluss auf den Gesamtzustand der Haut hat.

Die oberste Schicht: Epidermis

Die oberste Hautschicht, die Epidermis, ist die dünnste. Je nach Körperregion beträgt ihr Durchmesser nur zwischen 0,04 und 1,5 Millimeter. Schaut man sich den Aufbau der Epidermis im Mikroskop an, so denkt man zunächst, man habe es mit ganz unterschiedlichen Zellen zu tun: Im untersten Bereich sieht man zylinderförmige, prall gefüllte große Zellen mit großen Zellkernen. Im mittleren Bereich findet man abgeflachte Zellen mit einem körnigen Inneren. Ganz oben dann liegen verhornte Zellen ohne Zellkern, eigentlich schon eher Hautschuppen als echte Hautzellen. Das Erstaunliche dabei ist, dass es sich in Wirklichkeit um die gleichen Zellen handelt, nur in unterschiedlichen Lebensstadien.

Die Zellen der Oberhaut, die sogenannten Keratinozyten, beginnen ihre Laufbahn ganz unten in der Basalschicht der Epidermis. Von dort wandern sie allmählich nach oben, verändern dabei ihr Aussehen, büßen an Volumen ein und enden als abgestorbene, platte Hornzellen, die schließlich in die Umgebung abgestoßen werden. Ähnlich wie eine Schlange häuten also auch wir Menschen uns, nur tun wir das kontinuierlich. Vieles von dem, was in unserer Wohnung als Hausstaub herumwirbelt, besteht aus abgestoßenen Hautzellen! Neben den Keratinozyten finden sich in der Epidermis auch noch Melanozyten, die für die Hautbräunung unter Sonneneinstrahlung verantwortlich sind, sowie Zellen des Immunsystems. Der Lebenszyklus einer Hautzelle, also die Zeit, in der sie von der Basis der Epidermis an die Oberfläche wandert, dauert etwa 100 Tage. Das gilt für die junge Haut. Bei über 50-Jährigen verkürzt sich diese Zeitspanne fast um die Hälfte. Diese nachlassende Regeneration ist bereits ein wichtiger Alterungsfaktor. Die Haut wird dünner, durchsichtiger und verletzlicher. Im Gegensatz zu den Keratinozyten nimmt jedoch die Aktivität der Melanozyten nicht ab, was zunehmend zu den ungeliebten Pigmentflecken führt.

Als äußerste Schicht ist die Epidermis maßgeblich für das individuelle Hautbild verantwortlich. Sie ist auch – und davon profitiert die Kosmetikindustrie – mit lokalen Wirkstoffen gut zu erreichen. Schon eine etwas verbesserte Flüssigkeitsbalance führt dazu, dass die Haut jugendlicher, frischer und gepflegter aussieht.

Die mittlere Schicht: Lederhaut

Unter der Epidermis befindet sich die Lederhaut (Dermis). Mit einem Durchmesser von 1,5 bis 4 Millimetern ist sie deutlich dicker als die Oberhaut, mit der sie eine komplizierte Verbindungszone (das *Stratum papillare*) verknüpft ist.

Die Dermis weist durch eine hohe Dichte an Kollagen und elastischen Fasern auf, die sozusagen das Stützgerüst der Haut bilden. Das Nachlassen der Faserdichte und Faserqualität ist der entscheidende Faktor für die Entstehung von Falten. Neben den elastischen Fasern enthält die Dermis eine ganze Reihe von chemischen Verbindungen, die unter anderem für die Wasserspeicherung verantwortlich sind. Die bekannteste unter diesen Verbindungen ist die Hyaluronsäure. Auch deren Konzentration nimmt mit dem Alter ab, was die Haut dünn und trocken erscheinen lässt.

Schließlich haben auch noch die sogenannten Hautanhangsgebilde ihren Sitz in der Lederhaut. Das sind vor allem die Talgdrüsen, Schweißdrüsen und Haarfollikel.

Die Dermis ist für die üblichen Pflege- und Kosmetikprodukte nur schwer erreichbar, da diese zumeist nicht so tief eindringen. Dennoch ist es mit speziellen Wirkstoffen durchaus möglich, auch das Kollagengerüst und den Hyalurongehalt der Dermis zu beeinflussen.

Die innerste Schicht: Unterhaut

Die Unterhaut (Subcutis) besteht aus einem Netz beziehungsweise aus wabenartig aufgebautem Bindegewebe, in das hauptsächlich Fettzellen (Adipozyten) eingelagert sind. Daher wird dieser

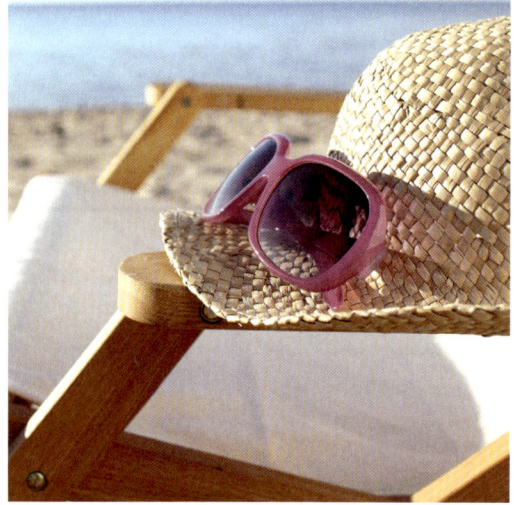

Verantwortlich für diese exogene Hautalterung sind Umwelteinflüsse wie Rauchen oder Schadstoffe in der Außenluft. Ganz oben auf der Liste steht aber die UV-Strahlung, also der Einfluss des Sonnenlichts. Dieser Faktor ist so dominierend, dass der Begriff Photo-Aging häufig mit der extrinsischen Hautalterung gleichgesetzt wird. Lange Zeit galt dabei das UV-B-Licht, das für den Sonnenbrand verantwortlich ist, als Hauptschuldiger. Inzwischen wissen wir, dass auch die langwellige UV-A-Strahlung wesentlich an der Hautalterung, wie auch an der Entstehung von Hautkrebs, beteiligt ist. UV-A-Licht dringt tief in die Haut ein und ruft Sauerstoffradikale auf den Plan.

Auch das Kollagen und das Elastin der Lederhaut werden durch zu viel UV-Strahlung nachhaltig verändert. Statt in geordneten Bündeln liegen diese Proteine dann als ungeordnete Knäuel vor, angereichert mit Bruchstücken zerstörter Fasern. Die Haut wird zwar dicker, verliert aber zunehmend ihre Elastizität. Eine »Lichtschwiele« ist entstanden. Natürlich versucht die Haut, solche Schäden zu beheben. Dabei bleiben aber häufig Spuren in Form von Pigmentverschiebungen zurück, die zu zahlreichen bräunlichen, sommersprossenartigen Verfärbungen führen. Diese unansehnlichen Flecken sind auch als »Sunburn-Freckles« (Sonnenbrand-Sommersprossen) bekannt. Nicht immer geht es allerdings so glimpflich ab. Wiederholte Sonnenbrände sind ein nachgewiesener Faktor für Hautkrebs – zumindest für die helle Form des Hautkrebses, das Basaliom. Ein solcher Hautkrebs kann noch Jahre und Jahrzehnte nach einem Sonnenbrand entstehen. Die Haut vergisst nicht. Wenn Photo-Aging unsere Haut altern lässt, so ist eigentlich auch schon klar, wie die optimale Prävention aussieht. Sie besteht in einer Vermeidung übermäßiger UV-Strahlung. Das beste Mittel ist dabei allerdings nicht eine Sonnenschutzcreme mit ultrahohem Lichtschutzfaktor. Studien zeigen immer wieder, dass solche Cremes zwar wirksam sind, aber zumeist in zu geringer Menge und vor

Bereich auch häufig als Unterhautfettgewebe bezeichnet. Hier eine durchschnittliche Dicke anzugeben ist schwierig. Prinzipiell ist Fettgewebe unbegrenzt aufnahmefähig. Auch eine Reduktion des Fettgewebes kann zum Problem werden. Insbesondere im Alter kann im Bereich des Gesichtes das subkutane Gewebe schwinden, was die darüberliegende Haut schlaffer erscheinen lässt und Fältchen betont. Auch bei der Entstehung der Cellulite – siehe Seite 165 – spielt das subkutane Fettgewebe eine Schlüsselrolle.

HAUTALTERUNG VON AUSSEN UND WAS DAGEGEN HILFT

Prinzipiell altert die Haut durch die gleichen Mechanismen, die wir in den »sieben Säulen des Alterns« ausführlich dargestellt haben. Allerdings ist unsere Haut äußeren Einflüssen deutlich stärker ausgesetzt als jedes andere Organ.

allem auch ungleichmäßig aufgetragen werden. Als Folge besteht dann eben doch kein ausreichender Schutz. Wesentlich besser ist ein textiler Lichtschutz, das heißt: Hemd an, Käppi auf. Noch besser ist es, gerade der prallen Mittagssonne ganz aus dem Weg zu gehen. Deshalb muss man nicht gleich eine vornehme Blässe kultivieren. Etwa 40 Prozent der UV-Strahlung gelangen über Streustrahlung auch im Schatten auf die Haut.

Sind durch Photo-Aging bereits deutliche Schäden entstanden, so lässt sich durch externe Kosmetika nur noch wenig ausrichten. Die besten Effekte werden nun noch durch Vitamin-A-Säure (Tretinoin) erreicht. Diese wird von Kosmetikern immer gerne verwendet, da sie einen sanft peelenden Effekt hat und auch die Kollagensynthese anregt. Allerdings macht Vitamin-A-Säure die Haut lichtempfindlich, sodass nach einer entsprechenden Anwendung Sonnenlicht unbedingt gemieden werden sollte. Bei stärkeren Lichtschäden wiederum sind Peeling-Verfahren die Methode der Wahl (siehe Kasten).

DAS HORMESIS-PRINZIP (14)

WHAT A PEELING!

Bei Peelings werden aggressive Substanzen wie Fruchtsäure, Essigsäure oder Vitamin-A-Säure auf die Haut aufgebracht.

Beim Peeling geht es nicht um Hautpflege, sondern um eine gezielt dosierte Schädigung der Haut. Die unterschiedlichen Säuren führen dazu, dass die oberflächlichen Schichten der Epidermis verätzt und damit abgestoßen werden. Sehr eindrucksvoll sieht man das bei sogenannten tiefen chemischen Peels. Da löst sich die geschädigte Haut nach acht bis zehn Tagen wie nach einem schweren Sonnenbrand in Fetzen vom Gesicht.

Wozu soll so etwas gut sein?

Wie immer beim Hormesis-Prinzip sind nicht die Substanzen selbst gut, sondern die Reaktion unseres Körpers auf sie. Die besteht beim Peeling darin, dass in der Basalschicht der Oberhaut die Stammzellen dazu angeregt werden, vermehrt neue Hautzellen zu bilden. Die oberflächliche Schädigung aktiviert also einen tief gehenden Heilungsprozess. Als Folge verbessert sich das gesamte Hautbild sichtbar. Folgen der exogenen Hautalterung, wie Verhornungen, Fehlpigmentierungen oder Knitterfältchen, gehen deutlich zurück.

Statt chemischer Substanzen lassen sich auch andere Techniken anwenden. Hierzu gehört die Dermabrasio, bei der mechanisch mit feinen Kristallen die oberflächlichen Hautschichten entfernt werden, oder das Laserskin Surfacing, bei dem das Gleiche mittels einer Lasertechnik passiert: Oberflächliche, lichtgeschädigte Hautareale werden abgetragen, damit der Körper vermehrt neue und gesunde Hautzellen bereitstellt.

»SONNENWENDE«

Sonnenlicht beziehungsweise UV-Strahlung gilt als Alterungsfaktor für die Haut, der Begriff »Photo-Aging« macht das deutlich. Seit einigen Jahren jedoch mehren sich Stimmen, die diese Betrachtungsweise für zu einseitig halten.

ZWISCHEN LEBENSELIXIER UND BRANDSTIFTER

UV-Strahlung lässt die Haut nicht nur altern, sie ist auch verantwortlich für die Entstehung von Hautkrebs, der häufigsten Krebsart überhaupt. Kein Wunder also, dass weltweit große Aufklärungskampagnen einen konsequenten Lichtschutz propagieren und Dermatologen seit Jahren immerzu eine Botschaft verkünden: Meide das Sonnenlicht. Jedoch hat UV-Strahlung durchaus nicht nur schädigende Wirkungen. Im Gegenteil: Sie ist sogar essenziell für unsere Gesundheit.

Erregt Sonnenlicht Krebs?

Schauen wir uns zunächst einmal den Zusammenhang von Sonnenlicht und Hautkrebs an. Da gilt es bereits eine wichtige Unterscheidung zu treffen. Hautkrebs gibt es nämlich in zwei Formen.

Die am meisten verbreitete Form ist der »helle Hautkrebs«, auch bekannt als Basaliom. Rund 90 Prozent aller Hautkrebsfälle entfallen auf diesen Typ. Das macht Hautkrebs tatsächlich zur häufigsten Krebsart überhaupt. Der Zusammenhang mit übermäßiger Sonneneinstrahlung ist dabei weitgehend unbestritten. Allerdings gilt es auch zu beachten: Basaliome sind – obwohl medizinisch gesehen bösartig – relativ harmlos. Sie streuen (metastasieren) nicht und lassen sich gut behandeln. Eine einfache Exzision, also das Ausschneiden des Tumors, ist in fast allen Fällen ausreichend.

Chemotherapien oder Bestrahlungen, sonst häufige Begleiterscheinungen bei Krebserkrankungen, sind nicht notwendig, da der Tumor keine Metastasen bildet. Am Basaliom muss niemand sterben.

Anders sieht es mit der zweiten Form von Hautkrebs aus, dem sogenannten schwarzen Hautkrebs, auch bekannt als malignes Melanom. Im Gegensatz zum Basaliom ist das Melanom tatsächlich äußerst bösartig. Es streut bereits früh in das Lymphsystem und setzt so Metastasen im ganzen Körper. Das Melanom ist ein echter »Raubtierkrebs«. Selbst bei aggressiven Behandlungen verläuft jeder sechste Fall tödlich.

Im Gegensatz zum Basaliom ist beim Melanom allerdings der Zusammenhang mit dem Sonnenlicht alles andere als gesichert. Zum einen treten Melanome häufig an Stellen auf, die vom Sonnenlicht so gut wie nicht erreicht werden – zum Beispiel an der Fußsohle oder auch im Genitalbereich. Zum anderen gibt es inzwischen zahlreiche Hinweise, dass ein ganz anderer Faktor das maligne Melanom begünstigt – nämlich ein Mangel an Vitamin D, und der ist bekanntlich nicht die Folge einer übermäßigen Sonneneinstrahlung, sondern vielmehr eines Mangels an Sonnenlicht.

Ein sehr eindrucksvoller Beleg hierfür kommt aus dem Iran. Dort meldete das Gesundheitsministerium, dass zwischen 1989 und 2006 die Rate an schwarzem Hautkrebs um das 8-Fache gestiegen sei. Zur Erinnerung: Im Jahr 1979 fand im Iran die sogenannte Islamische Revolution statt. Mit der Freizügigkeit war es danach vorbei. Auch im textilen Bereich. Die Männer mussten sich deutlich bedeckter kleiden. Die Frauen durften fast nur noch vollständig verhüllt ins Freie. Was Dermatologen bis dahin eher vergeblich propagiert hatten, erreichten die religiösen Führer mit ihren strengen Vorschriften: einen fast vollständigen Lichtschutz für die gesamte Bevölkerung. Der rasante Anstieg der Melanomerkrankungen als Folge legt nahe, dass für den wirklich problematischen Hautkrebs das Sonnenlicht wohl eher keinen Risikofaktor darstellt. Da heißt es vielmehr, auf ausreichende Vitamin-D-Spiegel zu achten (siehe auch Seite 116).

Das größere Übel: Vitamin-D-Mangel

Das Melanom ist dabei nicht der einzige Krebs, der bei niedrigen Vitamin-D-Spiegeln vermehrt auftritt. Auch für Brustkrebs, Prostatakrebs und Darmkrebs steigt das Risiko. Im Übrigen kommen diese Krebsarten in der nördlichen Hemisphäre, also in Bereichen mit geringer Sonneneinstrahlung, deutlich häufiger vor als in den sonnenverwöhnteren südlichen Breitengraden. Mehr darüber haben Sie bereits im Kapitel über Krebserkrankungen gelesen (siehe ab Seite 122).
Vitamin-D-Mangel ist über das damit einhergehende höhere Krebsrisiko hinaus seit Jahren bekannt als einer der entscheidenden Faktoren für die Entstehung der Osteoporose. Auch bei vielen psychischen Erkrankungen spielt er eine Rolle. Bei der sogenannten saisonal abhängigen Depression (SAD) wird das schon im Namen deutlich. Sie tritt vor allem während der dunklen Jahreszeit auf. Sonnenlicht dagegen hellt auch unsere Stimmung auf. Das zeigen nicht nur große medizinische Studien. Das weiß eigentlich jeder, der nach einem langen und trüben Winter im Frühling freudig die ersten wärmenden Sonnenstrahlen begrüßt.

Das »Sonnenhormon«

Sonnenlicht hebt aber nicht nur die Stimmung. Es senkt auch den Blutdruck. Und dazu nutzt es diesmal nicht das Vitamin D. Das tut es vielmehr über einen ganz besonderen Botenstoff, den wir bereits kennengelernt haben: das Stickstoffmonoxid (NO, siehe Seite 79). Vor allem das als Hautalterungsfaktor Nummer eins in Verruf gekommene UV-A-Licht dringt mit seinem langwelligen Spektrum tief in die Haut ein und mobilisiert so jenen gasförmigen »Multifunktionstransmitter«, der in unserem Körper so vielfältige positive Wirkungen entfaltet. Vor allem weitet NO unsere Blutgefäße, senkt dadurch den Blutdruck und lässt uns damit länger leben.

Sonne? Ja, bitte!

Machen wir also endlich Schluss mit der jahrelangen unsinnigen Verteufelung des Sonnenlichts. Einen Sonnenbrand sollte man auch weiterhin auf jeden Fall vermeiden. Das ist ohne Zweifel richtig. Aber deshalb völlig auf Sonnenlicht zu verzichten, wäre das Gegenteil von Gesundheitsprävention. Warum nicht den goldenen Mittelweg beschreiten? Wir brauchen die Sonne. Oder vielmehr: Wir brauchen die gesunde Reaktion unseres Körpers auf den Stressfaktor Sonnenlicht. Die Sonne ist ein hormetischer Himmelskörper. Gehen Sie am besten täglich raus und lassen Sie Sonne an möglichst viel Haut und auch an die Augen. Wie lang Sie Ihrem Hauttyp das zumuten können, wissen Sie sicher.

NUR DER WECHSEL IST WOHLTÄTIG. UNAUFHÖRLICHES TAGESLICHT ERMÜDET.

WILHELM VON HUMBOLDT (1767-1835)

DIE HAUTALTERUNG VON INNEN BEHANDELN

Gegen die exogene Hautalterung kann die klassische Kosmetik inzwischen einiges tun. Lichtschutzfaktoren schützen die Haut vor übermäßiger UV-Strahlung, Antioxidanzien fangen freie Radikale ab, Moisturizer sorgen für Feuchtigkeit, diverse Pflegemittel helfen der strapazierten Haut, die äußeren Schädigungen zu bewältigen. Nun gibt es aber neben der exogenen auch eine zweite Form der Hautalterung, nämlich die endogene. Genetische Mechanismen spielen dabei eine gewisse Rolle. Entscheidend für die endogene Hautalterung ist aber vor allem ein Faktor: der Hormonmangel. Wie sehr sich der Mangel von Geschlechtshormonen auf Haut und Schleimhäute auswirkt, bekommen viele Frauen spätestens mit dem Eintritt der Wechseljahre zu spüren.

Schmerzen beim Sex mindern

Das Versiegen der körpereigenen Östrogenproduktion führt nicht nur zu psychovegetativen Beschwerden wie Hitzewallungen, sondern macht sich auch durch organische Veränderungen bemerkbar. Eine zunehmend trockene Scheide steht dabei häufig an erster Stelle. Zusätzlich schrumpft das gesamte Vaginalepithel, also die Schicht, welche die Scheide inwendig auskleidet. Das ist insgesamt sehr unangenehm. Vor allem aber wirkt es sich äußerst negativ auf die Sexualität aus. Denn wenn die Scheide trocken und das Scheidenepithel dünn ist, wird der Geschlechtsverkehr problematisch. Ohne die entsprechende Durchfeuchtung reißt die empfindliche Scheidenhaut leicht ein. Was früher Lust bereitete, macht jetzt Schmerzen. Da ist es auch mit der Libido schnell vorbei. Sex will schließlich genossen und nicht erlitten werden.

Glücklicherweise hat die Medizin inzwischen Möglichkeiten, dieses Problem einfach und elegant zu beheben. Grund für die Scheidentrockenheit ist das Fehlen der Östrogene. Werden diese wieder zugeführt, so baut sich auch das Scheidenepithel rasch wieder auf. Die Scheide gewinnt ihre Feuchtigkeit zurück. Dazu ist es im Übrigen gar nicht notwendig, die Hormone in Form einer systemischen Hormonersatztherapie zu verabreichen. Lokal zugeführt, also als Creme oder Scheidenzäpfchen, entfalten die Östrogene genauso gut ihre Wirkung. Zehntausende von Frauen nutzen entsprechende Präparate, häufig über Jahre und Jahrzehnte hinweg.

Trockene Haut umstimmen

Der Hormonmangel betrifft nicht nur die Scheide. Die Haut im Gesicht und am ganzen Körper wird dünner, trockener und ist weniger durchblutet. Eine neue Behandlungsform besteht in der lokalen Verabreichung der fehlenden Hormone. Das neue Fachgebiet, das sich hier entwickelt, nennt sich »ästhetische Endokrinologie«. Die entsprechenden Präparate nennt man Hormonkosmetika.

Warum haben Sie davon bisher noch nichts gehört oder gelesen und auch noch kein entsprechendes Präparat in Ihrer Parfümerie gefunden? Die Antwort ist sehr einfach: Hormone sind medizinische Inhaltsstoffe. Die dürfen in frei verkäuflichen Produkten nicht verwendet werden. Darüber hinaus unterliegen sie einem Werbeverbot. Für die Praxis bedeutet das: Hormonkosmetik gibt es nur von Ärzten, die sich mit diesem besonderen Fachgebiet beschäftigen. Hergestellt wird sie von spezialisierten Apotheken. Das macht den Erwerb ein wenig umständlich. Dafür hat Hormonkosmetik aber auch einen großen Vorteil: Sie wirkt.

Östrogen als Schlüssel

Ein großes Problem der alternden Haut ist also die Trockenheit. Natürlich kann man versuchen, über Moisturizer und Pflegeprodukte die fehlende Flüssigkeit von außen zuzuführen. Der sinnvollere Ansatz besteht aber darin, das Übel an der Wurzel zu fassen. Feuchtigkeitsspender unserer Haut ist in erster Linie die Hyaluronsäure. Die ist ein wichti-

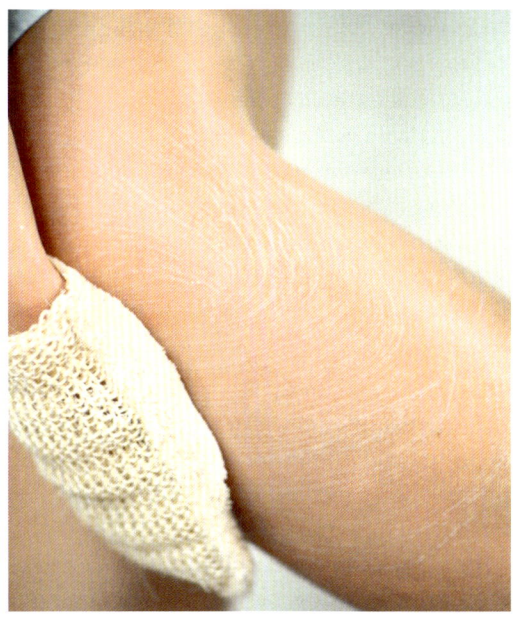

ger Bestandteil der bindegewebigen Grundsubstanz unserer Haut (der Matrix) und zeichnet sich durch ihre Fähigkeit aus, enorme Mengen Wasser zu binden. Mit zunehmendem Alter vermindert sich die Hyaluronsäurekonzentration in der Haut allerdings, bei Östrogenmangel tut sie dies ganz besonders. Umgekehrt gilt: Werden die fehlenden Östrogene lokal zugeführt, so steigt die körpereigene Hyaluronsäurekonzentration wieder an. Die Haut ist wieder besser durchfeuchtet, kleine Knitterfältchen verschwinden.

Aber nicht nur die Hyaluronsäure wird mit dem Alter weniger. Auch das Stützskelett unserer Haut, das im Wesentlichen aus Kollagen und Elastin besteht, schwindet. Wo es nicht schwindet, da liegt es zumindest nicht mehr in dicht gepackten prallen Faserbündeln vor, sondern in zunehmend ungeordneter Form. Östrogen gehört zu den wenigen Substanzen, die in der Lage sind, die Kollagensynthese gezielt zu stimulieren. Darüber hinaus bringt es wieder Ordnung in das Chaos der Kollagenfibrillen. Das verleiht der Haut vermehrt Spannkraft und Elastizität und beugt damit auch der Faltenbildung vor.

Desweiteren sind Östrogene im ganzen Körper für einen speziellen Effekt bekannt. Sie verbessern die Durchblutung. Und eine besser durchblutete Haut wirkt gleichzeitig auch sehr viel frischer, gesünder, rosiger und jugendlicher.

Progesteron mischt ebenfalls mit

Auch das zweite weibliche Hormon, das Progesteron, entfaltet bemerkenswerte ästhetische Effekte. In unserer Haut befinden sich eine Reihe von biochemischen Scheren, die sogenannten Matrix-Metalloproteinasen (MMPs). Deren Aufgabe ist es, Kollagenfibrillen abzubauen und zu zerschneiden – ein durchaus normaler Vorgang. Auch das Bindegewebe der Haut unterliegt einem permanenten Umbau, ganz ähnlich, wie wir ihn bereits beim Knochengewebe gesehen haben (siehe Seite 103). Auch hier macht sich im Alter eine klare Tendenz bemerkbar: Der Aufbau wird weniger, der Abbau überwiegt schließlich. Die MMPs schießen dann häufig über ihr Ziel hinaus und bauen sogar gesundes Gewebe ab. Allgemein wird dies als »Bindegewebsschwäche« registriert. Das Progesteron gehört zu den wenigen Substanzen, die in der Lage sind, die Überaktivität der MMPs zu stoppen und so dem vorzeitigen Bindegewebsabbau entgegenzuwirken. In einer guten hormonkosmetischen Rezeptur sollte Progesteron daher nicht fehlen.

Cellulite glätten

Die Wirkung von Hormonkosmetik hört bei der Behandlung der alternden Haut noch lange nicht auf. Intelligent genutzt können Geschlechtshormone auch viele andere Bereiche positiv beeinflussen. Dies gilt besonders für die Cellulite.
Es gibt geschlechtsspezifische Unterschiede, gegen die ist auch die engagierteste Gleichstellungsbeauftragte machtlos. Cellulite gehört dazu. Männer, sogar dicke Männer, haben keine Cellulite. Dagegen geben rund 85 Prozent aller Frauen jenseits des 30. Lebensjahres an, unter der unschönen Orangenhaut zu leiden.

Das hat wieder einmal viel mit Fortpflanzung und Hormonen zu tun. Zum einen haben Frauen ganz allgemein einen etwas höheren Körperfettanteil als Männer. Evolutionsbiologisch gesehen brauchen sie den auch, denn sie müssen zeitweise ja noch eine zweite Person mitversorgen. Etwa 140 000 zusätzliche Kalorien benötigt der weiblich Organismus für neun Monate Schwangerschaft und drei Monate Stillzeit! In einer von Nahrungsmangel geprägten Menschheitsgeschichte konnte man nicht davon ausgehen, dass diese Menge an Kalorien jederzeit in Form von Nahrungsmitteln zur Verfügung steht. Deshalb legt der weibliche Körper zusätzliche Energiedepots für entsprechende Fälle an, und dafür suchte sich Mutter Natur den Bereich um Po, Hüften und Oberschenkel aus. Das dort befindliche Fett ist also hauptsächlich ein »Fortpflanzungsfett«. Das bedeutet auch: Ein gesundheitliches Risiko ist damit nicht verbunden. Für diese Risiken ist hauptsächlich das Bauchfett verantwortlich.

Für viele Frauen, die an Cellulite leiden, ist das trotzdem nur ein schwacher Trost. Sie sehen in den entsprechenden »Problemzonen« weniger den evolutionsbiologischen Vorteil als vielmehr einen ästhetischen Makel. Der hat seinen Grund in der Tatsache, dass das Fettgewebe hier nicht nur eine spezielle Funktion, sondern auch einen besonderen Aufbau hat. Es ist im Bereich um die Hüften vor allem durch bindegewebige Septen (bindegewebige Scheidewände) unterteilt, die einen vertikalen Verlauf haben. Dadurch bilden sich Kammern, in denen sich Fettzellen ansammeln. Kommt es dann noch zu einem sogenannten Lipödem, also zu der Einlagerung von Flüssigkeit, so entsteht das klassische Bild der Cellulite. Männer haben in ihrem Unterhautfettgewebe dagegen deutlich mehr horizontale, bindegewebige Querverbindungen. Damit können sie zwar genauso viel Fett einlagern, sie bleiben dank dieser »Konstruktion« aber von Orangenhaut verschont. Es sind die männlichen Geschlechtshormone, die für die Unterschiede in der Mikroarchitektur des Fettgewebes verantwortlich sind: Androgene sorgen für mehr bindegewebige Querverstrebungen, limitieren die Größe der einzelnen Fettgewebslogen und reduzieren Zahl und Größe der darin enthaltenen Adipozyten (Fettzellen).

Auch diese Tatsache lässt sich hormonkosmetisch nutzen. Denn genau wie die Östrogene haben auch die Androgene eine lokale Wirkung auf die Haut. Eingearbeitet in entsprechende Rezepturen können sie das Bindegewebe straffen und der Cellulite entgegenwirken. Aber auch dazu benötigt man ein wenig Hormonwissen. Mit dem einfachen Einbringen von Testosteron in eine Creme ist es nicht getan. Testosteron wird im Fettgewebe nämlich durch ein spezielles Enzym, die Fettgewebsaromatase, in Östrogene weiterverstoffwechselt. Das wollen wir in der Cellulitebehandlung nun aber gerade nicht. Wichtig ist also, aus der Gruppe der Androgene ein Hormon auszuwählen, das nicht »aromatisierbar« ist. Das ist vor allem das Androstanolon. Dieser spezielle Androgenabkömmling ist das Hormon der Wahl, wenn es um die Cellulitebehandlung geht.

Hier zeigt sich wieder einmal: Hormonbehandlungen gehören in die Hand von Spezialisten. Das gilt auch für die Hormonkosmetik.

HAARAUSFALL: IST ER ZU STOPPEN?

Geschlechtsspezifische Ungerechtigkeiten gleichen sich aus. Während Frauen vermehrt an Cellulite leiden, sind Männer deutlich häufiger und erheblich früher von Haarausfall betroffen. Auch dabei spielen die Hormone eine Schlüsselrolle.

Haare sind Hautanhanggebilde, die der gleichen hormonellen Regulation unterworfen sind wie die Haut selbst. Die gleichen Stammzellen, welche in den Nischen am Haarschaft Regenerationsprozesse der Haut steuern, sind auch für das Wachstum unserer Haare verantwortlich. Das wiederum unterliegt einem Zyklus.

- Die Anagenphase ist die Wachstumsphase. Hier ist das Haar am wirksamsten durch Hormone und andere Wirkstoffe beeinflussbar.
- Die Ketagenphase ist am besten als Ruhephase beschreibbar. Auch hier lässt sich die Haargesundheit noch beeinflussen.
- In der telogenen Phase ist das Haar bereits biologisch abgestorben. Es sitzt lediglich noch in seinem Haarschaft und kann nicht mehr durch Wirkstoffe »haltbarer« gemacht werden..

Die Haare, die uns ausfallen, sind fast sämtlich Haare, die sich in dieser telogenen Phase befinden. Hier lässt sich allerdings kein Einfluss mehr auf das Haarwachstum nehmen. Das erklärt auch, warum man Haarausfall nicht einfach von heute auf morgen stoppen kann.

Die Haare in der Telogenphase fallen auf jeden Fall aus. Stimuliert werden kann lediglich der nachwachsende Haarfollikel in der Anagenphase. Bis das einen spürbaren und sichtbaren Effekt hat, braucht es mindestens zwei bis drei Monate. So verzweifelt viele Frauen angesichts ihres akuten Haarausfalls sind: Geduld ist ein wichtiger Bestandteil jeder Therapie.

Ursachen ermitteln

Vor die Therapie haben die Götter allerdings die Diagnose gesetzt. Haarausfall kann durchaus unterschiedliche Ursachen haben. Eine Schilddrüsenüber oder -unterfunktion kann ebenso Ursache von Haarausfall sein wie ein Vitamin-D- oder Eisenmangel. Das sollte vorher über entsprechende Laboruntersuchungen abgeklärt werden. Natürlich haben auch die Geschlechtshormone einen großen Einfluss auf den Haarzyklus. Östrogen und Progesteron stimulieren das Haarwachstum, halten die Haare länger in der Anagenphase und verleihen ihnen Volumen und Fülle. Androgene dagegen wirken auch hier als die Gegenspieler der weiblichen Geschlechtshormone. Sie bremsen das Haarwachstum, lassen die Haare

dünner werden und schneller ausfallen. Auch das sollte vorher durch entsprechende Laboruntersuchungen abgeklärt werden. Allerdings muss man sich über die Grenzen einer solchen Labordiagnostik klar sein. Verantwortlich für den Haarausfall ist nicht so sehr das Testosteron, sondern das Dihytrotestosteron (DHT), eine Art superwirksames Testosteron. DHT wird aus Testosteron durch eine enzymatische Umwandlung gebildet. Diese findet häufig erst im Haarfollikel selbst statt. Das bedeutet, dass bei entsprechenden Laboruntersuchungen die Werte nicht erhöht sind.

Für die praktische Behandlung heißt das: Eine lokale Behandlung des Haarausfalls mit Östrogen zum Ausgleich eines Androgenübergewichtes macht auch dann Sinn, wenn die Laborwerte nicht auffällig sind, das klinische Bild aber auf einen androgenbedingten Haarausfall hinweist.

Männer haben im Übrigen die Möglichkeit, diese Art von Haarausfall zu behandeln, indem sie einen sogenannten 5-alpha-Reduktasehemmer (Propecia®) einnehmen. Dieser blockiert genau das Enzym, welches für die Umwandlung von Testosteron in Dihydrotestosteron verantwortlich ist. Gelegentlich kann es unter dieser Medikation jedoch auch zu einem leichten Libidoverlust beziehungsweise zu Potenzproblemen kommen. Vielen Männern ist da der Haarausfall lieber. Für Frauen ist das Präparat nicht zugelassen.

Für beide Geschlechter geeignet ist die Substanz Minoxidil. Die hat mit Hormonen nichts zu tun, vielmehr ist sie eine Art Abfallprodukt aus der Herz-Kreislauf-Forschung. Bei klinischen Studien zu Minoxidil fiel das Präparat als Blutdruckmedikament durch, dafür zeigten sich aber ausgeprägte Wirkungen auf die Behaarung. Das führte zu völlig neuen Studien.

Die zurzeit effektivste Therapie gegen Haarausfall besteht darin, Östrogene und Minoxidil in einem speziellen »Effluvium-Haarwasser« zu vereinigen. Es muss allerdings vom spezialisierten Apotheker hergestellt werden.

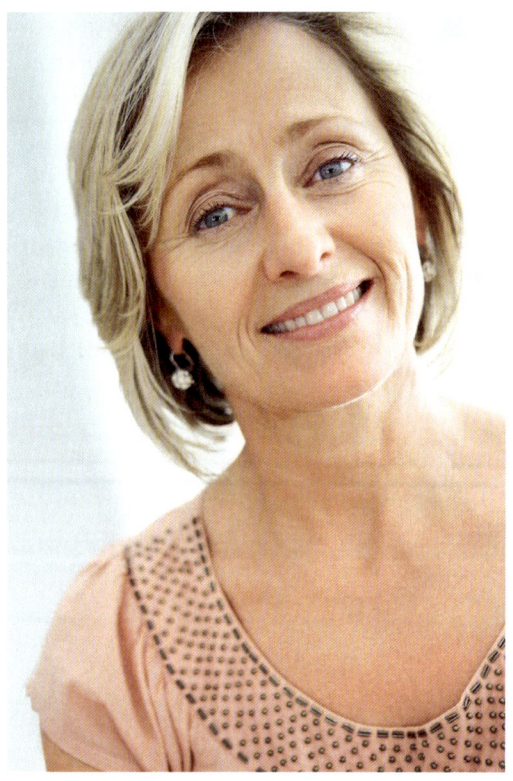

AUCH DAS NOCH:
BOTOX UND FILLER

Es würde den Rahmen dieses Buches sprengen, nun auch noch einen vollständigen Überblick über alle Verfahren im Bereich der ästhetischen Dermatologie und insbesondere der plastischen Chirurgie zu geben. Hierzu gibt es aber auch bereits eine ganze Reihe guter Ratgeber (siehe zum Beispiel den Buchtipp auf Seite 188).

Zwei Methoden seien dennoch kurz vorgestellt. Sie haben das ästhetische Anti-Aging in den letzten Jahrzehnten revolutioniert und einen weltweiten Siegeszug ohnegleichen angetreten. Es handelt sich dabei um die Faltenbehandlung mittels Botulinumtoxin und Fillern.

Hartnäckige Vorbehalte

Vor allem in Deutschland gibt es gegen derartige Behandlungen immer noch Vorbehalte. »Meine

Falten sind Ausdruck gelebten Lebens. Die habe ich mir redlich verdient«, lautet eines der Standardargumente gegen medizinische Faltenbehandlungen. Einmal abgesehen davon, dass man solches über ausgefallene Zähne natürlich auch sagen kann – letztendlich schummeln wir ja alle ein bisschen, wenn es um die Themen Schönheit und Alter geht. Fast jeder geht regelmäßig zum Friseur, viele lassen dort auch ihre ersten grauen Haare mit einer Tönung behandeln. Kaum eine Frau verzichtet darauf, mithilfe von Kosmetika kleine Hautunreinheiten zu überschminken, um vielleicht noch ein wenig besser auszusehen, als sie dies bereits von Natur aus tut. Auch Männer entdecken Pflegeprodukte fürs Gesicht immer mehr für sich, wie man nicht zuletzt an den entsprechenden Werbespots im Fernsehen sieht.

Prinzipiell ist eine Faltenbehandlung mit Fillern und Botulinumtoxin nichts anderes. Der Schönheit ein wenig nachhelfen, dem Alter ein Schnippchen schlagen – das haben Menschen zu allen Zeiten und in allen Kulturen mit den unterschiedlichsten Maßnahmen versucht. Im 21. Jahrhundert sind die Methoden lediglich ein wenig wirksamer geworden. Kleopatra hat für den Erhalt ihrer Schönheit noch täglich in Eselsmilch gebadet. Heute würde sie wohl eher ein Zentrum für ästhetische Dermatologie aufsuchen.

Ein zweites Argument gegen Botox- und Fillerbehandlungen wird ebenfalls häufig vorgebracht. Es sind die zum Teil wenig ansprechenden Behandlungsergebnisse nach Übertherapien. Maskenstarre Gesichter mit grotesk überfüllten »Schlauchbootlippen« wirken eher abschreckend als attraktiv. Aber das alles ist eine Frage der Dosierung. Im Übrigen hat hier in den letzten Jahren auch ein deutliches Umdenken stattgefunden. Die Tendenz geht ganz eindeutig hin zum *Natural Look*. Gut war eine Behandlung dann, wenn Freunde und Bekannte beim ersten Wiedersehen sagen: »Warst du im Urlaub? Du schaust so frisch und entspannt aus.« Schlecht war sie, wenn die Reaktion in einem

Satz besteht, den man am schönsten und gemeinsten im amerikanischen Englisch wiedergeben kann: *You look done.*

Botox für Mimikfalten

Unterschiedliche Falten haben unterschiedliche Ursachen und bedürfen daher auch unterschiedlicher Therapien. Unsere Stirnfalten, die Zornesfalten zwischen den Augen oder die Lachfalten um die Augen herum sind klassische Mimikfalten. Sie entstehen durch die Aktivität unserer mimischen Gesichtsmuskulatur. Mittel der Wahl gegen derartige Falten ist das Botulinumtoxin, besser bekannt unter seinem Kurznamen Botox. Letzterer Begriff ist eigentlich der Handelsname einer Firma für das entsprechende Präparat. Allerdings hat sich dieser inzwischen so eingeprägt wie der Begriff »Tempo« für Papiertaschentücher.

Botulinumtoxin ist – wie der Name bereits nahelegt – ein Gift. Es wird von einem bestimmten Bakterium, nämlich Clostridium botulium, produziert. Früher war es eine häufige Ursache für Lebensmittelvergiftungen (*botulus* ist das lateinische Wort für Wurst). Wer entsprechend vergiftete Lebensmittel aß, der starb qualvoll unter einer Atemlähmung, da das Gift ganz allgemein eine Muskellähmung bewirkt, die sich auch auf die Atemmuskulatur auswirkt. Früh schon gab es Überlegungen, das »Wurstgift« medizinisch zu nutzen. Noch heute wird Botulinumtoxin bei Kindern mit spastischen Muskelerkrankungen eingesetzt. Eine andere Anwendung besteht in der Behandlung des Strabismus, einer besonderen Art von Schielen, die durch Verkrampfungen der Augenmuskulatur ausgelöst wird.

Gift? Da war doch was!

Als aufmerksamer Leser beziehungsweise als aufmerksame Leserin werden Sie jetzt vielleicht sagen: Das kennen wir schon. Schwaches Gift, gesunde Reaktion des Körpers – Hormesis-Effekt. Stimmt diesmal allerdings nicht. Botulinumtoxin

wirkt nicht über die Auslösung einer »gesunden Reaktion« in unserem Körper. Es wirkt tatsächlich als das Gift, das es ist. Das heißt, es bewirkt eine zeitlich begrenzte muskuläre Lähmung. Das klingt zunächst einmal ziemlich gefährlich und löst auch bei vielen Patienten verständlicherweise Ängste aus. Diese sind allerdings unbegründet. Botulinumtoxin entfaltet seine Wirkung ausschließlich in dem Muskel, in den es gespritzt wird. Die Dosierung des Wirkstoffs bei

VON DER AUGENHEILKUNDE ZUR ÄSTHETISCHEN MEDIZIN

Der Gebrauch von Botulinumtoxin in der Augenheilkunde führte schließlich zur Entdeckung seiner ästhetischen Wirkung. Viele Schielpatienten, denen die Substanz gespritzt wurde, berichteten nämlich über einen sehr angenehmen Nebeneffekt. Im Umkreis der Injektionsstellen glätteten sich ihre Gesichtsfalten. Jean Carruthers, Professorin für Augenheilkunde an der Universität von Vancouver in Kanada, behandelte zahlreiche ihrer Patientinnen mit Botulinumtoxin. Als sie ihrem Mann Allister von den erstaunlichen Nebeneffekten ihrer Behandlung berichtete, wurde dieser sogleich aufmerksam. Allister Carruthers war nämlich Professor für Dermatologie an der gleichen Universität. Beide begannen nun gezielt, Botulinumtoxin für die Faltenbehandlung einzusetzen. Ihre überaus überzeugenden Ergebnisse publizierten sie Anfang der 1990er-Jahre in einem renommierten Fachjournal. Damit begann der beispiellose Siegeszug des Botulinumtoxins.

ästhetischen Behandlungen liegt dabei um Zehnerpotenzen unter der, die zum Beispiel Kindern mit spastischen Erkrankungen regelmäßig alle drei Monate gespritzt wird. Inzwischen ist Botox bei Millionen von Patienten angewendet worden. Wir kennen Wirkungen und Nebenwirkungen dieser Substanz also sehr gut.

Gewusst wie!

Botoxtherapien sind sicher, hocheffektiv, kaum schmerzhaft und so gut wie ohne Nebenwirkungen. Kommt es einmal zu unerwünschten Nebenwirkungen, so sind diese nicht systemischer Art, sondern immer Folge falscher Dosierungen oder falsch gewählter Einstichstellen. Bei erfahrenen Behandlern kommt dies allerdings kaum noch vor. Und falls doch, so sind diese Nebenwirkungen bereits nach einiger Zeit wieder behoben. Denn Botulinumtoxin wirkt insgesamt zeitlich begrenzt. Nach etwa einem halben Jahr ist die Wirkung wieder vorbei. Dann heißt es nachspritzen oder sich mit der Falte anfreunden. Die meisten entscheiden sich für Nachspritzen.

Wann kommen Filler zum Einsatz?

Nicht alle Falten in unserem Gesicht sind Mimikfalten (siehe dazu Seite 158). Die sogenannte Nasolabialfalte, die von der Nase zu den Mundwinkeln verläuft, hat mit Mimik wenig zu tun. Sie kommt dadurch zustande, dass mit zunehmendem Alter die seitlichen Gesichtspartien anfangen, ein wenig abzusinken. Gleichzeitig wird das Unterhautfettgewebe weniger, was dann zu teilweise recht markanten Falten in diesem Bereich führt. Derartige Falten brauchen eine ganz andere Therapie. Hier kommen sogenannte Filler zum Einsatz. Sie gleichen die Falte aus, indem sie das Gewebe darunter anheben. Früher nutzte man dazu Kollagen. Moderne Filler enthalten inzwischen fast ausschließlich Hyaluronsäure. Die kennen wir bereits als jene Substanz, welche für die Wasserspeicherung der Haut verantwortlich ist. In Fillern liegt die Hyaluronsäure allerdings in vernetzter, also miteinander verbundener Form vor. Je nachdem, wie dicht diese Vernetzung der Moleküle ist, lassen sich dann damit oberflächliche, aber auch sehr tiefe Falten behandeln.

Die Hyaluronsäure ist eine Substanz, die identisch auch vom Körper selbst hergestellt wird. Allergische Reaktionen treten daher nicht auf. Genau wie bei Botulinumtoxin ist die Wirkung jedoch auf etwa sechs Monate begrenzt. Sogenannte permanente Filler sollten heute nicht mehr angewendet werden. Der Grund: Die darin enthaltenen synthetischen Wirkstoffe können unschöne Abstoßungsreaktionen hervorrufen oder auch unter der Haut wandern.

Ähnlich wie die Injektion von Botulinumtoxin ist auch die Fillerbehandlung eine »Lunchtime Procedure«, also ein Eingriff, der problemlos und ohne sichtbare Folgen in der Mittagspause durchgeführt werden kann. Ein eventueller kleiner blauer Fleck, der nie ganz auszuschließen ist, lässt sich dabei durch ein wenig Camouflage-Make-up abdecken und ist spätestens nach acht bis zehn Tagen wieder verschwunden.

Sich besser fühlen, länger leben

Zugegeben – direkt lebensverlängernd sind solche Behandlungen sicherlich nicht. Im Gegensatz zu den meisten anderen Interventionen, die in diesem Buch beschrieben sind, greifen Botox und Filler nicht in den biologischen Alterungsprozess ein. Sie kaschieren eher seine Folgen. Dennoch haben solche Behandlungen ihre Berechtigung. Zum »Gesamtpaket Anti-Aging« gehört der ästhetische Teil zweifellos dazu. Im Alter frei von Arteriosklerose, Osteoporose und Demenz zu sein, ist sicher wichtiger als ein faltenfreies Gesicht. Wenn sich aber das eine mit dem anderen verbinden lässt – umso besser. Schließlich zeigen große wissenschaftliche Studien auch: Wer besser aussieht, fühlt sich zumeist besser. Und wer sich besser fühlt, der lebt auch länger.

SIND SCHÖNE MENSCHEN GLÜCKLICHER?

Dr. Sabine Zenker ist Dermatologin mit Schwerpunkt Ästhetik. Hier lässt sie uns an ihren Gedanken über Schönheit sowie an neuen Entwicklungen im Beauty-Bereich teilhaben.

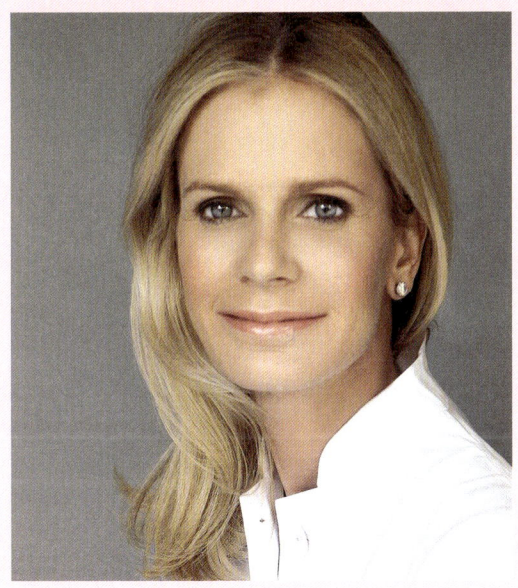

Dr. Zenker ist Dermatologin mit Schwerpunkt Ästhetik. Sie ist eine international anerkannte Expertin für non- und mikroinvasive Verfahren zur Verjüngung von Gesicht und Körper. Darüber hinaus ist sie eine weltweit gefragte Referentin und Trainerin für ästhetische Dermatologie. Dr. Zenker gehört dem wissenschaftlichen Beirat der Deutschen Gesellschaft für Anti-Aging-Medizin (GSAAM) an.

Frau Dr. Zenker, die Ästhetische Medizin hat in den letzten Jahren einen atemberaubenden Aufschwung erlebt. Manchen geht der Schönheitskult inzwischen zu weit. Leben wir in einem Zeitalter des Beauty-Terrorismus?

Dr. Zenker: »Terrorismus« ist sicherlich ein sehr hartes Wort. Aber unübersehbar ist ganz ohne Zweifel ein allgemeiner Trend, besser aussehen zu wollen. Oder besser: sich in seiner Haut wohlfühlen zu wollen. Schauen Sie sich allein die Teenager in den sozialen Medien an. Hier werden inzwischen mit meist hoher Frequenz Selbstbildnisse gepostet. Mit welchem Ziel? Gut auszusehen, gute Bilder zu liefern, »geliked« zu werden. Der Zwang, da mitzumachen, ist sicherlich groß. Aber auch bei der »reiferen Jugend«, die dann in unsere Praxen kommt, ist seit einigen Jahren eine neue Tendenz unübersehbar. Früher ging es im Wesentlichen darum, die Zeichen des Alterns wie Falten oder unvorteilhafte Hautveränderungen zu beseitigen. Heute kommen viele Patienten auch mit dem Wunsch, ihr Äußeres zu verändern, um »schöner« auszusehen. Da muss man als Dermatologe mit Schwerpunkt Ästhetik auf jeden Fall gut beraten, manchmal auch bremsen und sagen: »Davon rate ich Ihnen ab.« Selbst auf die Gefahr hin, dass dieser Patient dann zum Kollegen um die Ecke geht.

Warum hat Schönheit überhaupt einen so hohen Stellenwert? Es gibt ja durchaus auch andere Qualitäten, die einen Menschen auszeichnen.

Dr. Zenker: Oh ja, selbstverständlich gibt es die! Zunächst einmal muss man allerdings ganz objektiv feststellen, dass Schönheit viele

Vorteile mit sich bringen kann. Die Statistiken sprechen hier eine deutliche Sprache. Schöne Menschen bekommen leichter einen Job, sie verdienen unter Umständen durchschnittlich mehr Geld und haben wohl auch bessere Karrierechancen.

Darüber hinaus ist das Verlangen nach Schönheit offensichtlich tief in der menschlichen Natur verwurzelt. Gehen Sie einmal in eines der großen Museen dieser Welt. Sie werden schnell feststellen, dass die Menschen aller Kulturen und Zeitalter sich immer bemüht haben, Dinge und Körper als schön darzustellen, zu idealisieren und Schönheit zu erschaffen. Wenn Hässlichkeit zum Thema wird, bekommt das oft zum Beispiel karikaturistische Züge.

Bei aller Wertschätzung der Schönheit sollte man aber natürlich nicht vergessen, dass auch Menschen, die den Idealvorstellungen in Bezug auf ihr Äußeres nicht entsprechen, natürlich über sehr positive, vielleicht wichtigere Eigenschaften verfügen können. Und die sollte man dann auch im wahrsten Sinne des Wortes nicht übersehen.

Welche Maßnahmen im Bereich des ästhetischen Anti-Agings werden derzeit besonders nachgefragt?

Dr. Zenker: In der ästhetischen Medizin haben wir ja inzwischen einen großen »Bauchladen« unterschiedlicher Behandlungen zur Auswahl. Hier besteht die Kunst darin, individuell und vernünftig eine gute Lösung für den Patienten zu finden. Der Trend geht aber ganz eindeutig hin zu den »Quick Fixes«, also zu jenen Maßnahmen, die effektiv, nebenwirkungsarm und natürlich sind. Umgekehrt werden invasive Therapien wie etwa tiefe medizinische Peelings, nach denen der Patient eine lange Abheilungsphase hat, kaum noch nachgefragt. Denn tagelange Ausfallzeiten, die mit solchen Behandlungen einhergehen, können oder wollen sich die meisten Menschen

kaum noch leisten. Ganz besonders beliebt sind deswegen weiterhin Behandlungen mit Botulinumtoxin und Fillern. Dabei geht es aber inzwischen nicht mehr ausschließlich um die Faltenbehandlung, sondern auch um die natürliche Rekonturierung des Gesichtes oder um den Volumenaufbau.

Gibt es auch neue Behandlungstechniken und Tendenzen?

Dr. Zenker: Es ist zurzeit sicherlich kein Verfahren in Sicht, das die ästhetische Medizin derart revolutionieren würde, wie dies vor rund 20 Jahren das Botulinumtoxin getan hat. Das heißt aber nicht, dass es keine Fortschritte gibt. Eine Tendenz besteht sicherlich darin, dass wir in dem, was wir tun, immer besser werden. Das liegt zum einem an einem besseren Verständnis zum Beispiel des alternden Gesichtes. Wir begreifen das Gesicht inzwischen immer mehr in seiner dreidimensionalen Struktur und in seiner Dynamik. Deshalb behandeln wir heute eben nicht mehr eine einzelne Falte, sondern können ein Gesicht wieder dreidimensional mit Fillern oder – noch besser – mit dem eigenen Fett aufbauen. Zum anderen gibt es heute eine Vielzahl verbesserter Technologien und Techniken, die sowohl das Behandlungsergebnis selbst als auch den Weg dahin verbessern. Mit neuen Injektionsnadeln können wir zum Beispiel sehr viel präziser, untraumatischer und schmerzfreier behandeln als früher.

Mit neuen Verfahren können wir ohne Operation »liften«. Aktuell ist hier das Fadenlifting zu nennen. Damit lassen sich im Rahmen eines ambulanten Eingriffes für den geeigneten Patienten Effekte erzielen, die die Notwendigkeit eines traditionellen Facelifts schon nach hinten verlagern können. Oder: Fettabsaugung und Lipofilling, also das Auffüllen mit dem eigenen Fett, war früher eine Methode, die schmerzhaft war und häufig zu keinem anhaltenden Fülleffekt geführt hat. Mit modernen Technologien wie der schonenden Wasserstrahl-assistierten Absaugung hält das so gewonnene und dann wieder unterspritzte Fett unter Umständen ein Leben lang.

Sehr viel wird inzwischen von Stammzelltherapien berichtet. Entsteht da wirklich ein neues Feld der regenerativen Medizin oder wird hier eher mit einem Modebegriff Marketing betrieben?

Dr. Zenker: Da heißt es aufpassen. Stammzellen aus menschlichem Material dürfen in Deutschland in der ästhetischen Medizin derzeit nicht verwendet werden. In Kosmetika werden häufig sogenannte »pflanzliche Stammzellextrakte« verwendet. Wie viel diese Substanzen tatsächlich bewirken, das sei einmal dahingestellt.
Stammzellen sind ja im Fettgewebe reichlich vorhanden. Bei einer Behandlung mit Eigenfett, zum Beispiel der Injektion von Eigenfett als Filler im Gesicht (Lipofilling), hat man also durchaus einen gewissen Effekt durch körpereigene Stammzellen, die entsprechende Stoffwechselprozesse anregen.
Ansonsten haben Sie recht. In vielen Fällen steckt hinter dem Gerede von Stammzelleffekten meistens eher ein Marketinghype. Das gilt zum Beispiel auch für das sogenannte »Vampir Lifting«, das teilweise auch als Stammzelltherapie beworben wird. Bei diesem Verfahren wird dem Patienten Blut abgenommen, dieses wird dann zentrifugiert und gereinigt. Danach wird das so gewonnene Serum, also ein völlig »unblutiges« Substrat, das eben mit dem Namen »Vampir« gar nichts zu tun hat, als sogenanntes Platelet Rich Plasma (PRP) zur Hautverjüngung gespritzt, ein durchaus gutes Verfahren. Wir wissen aber, dass in diesem Plasma kaum Stammzellen vorhanden sind. Solche Bezeichnungen gehen dann schon an die Grenze der Seriosität und teilweise auch darüber hinaus!

Das bringt uns zu einem anderen Thema. Mit der Nachfrage steigt auch die Zahl der Anbieter. Sogenannte »Beauty-Ärzte« gibt es inzwischen an jeder Ecke. Wie finde ich den für mich richtigen Behandler?

Dr. Zenker: Das ist in der Tat ein sehr schwieriges Thema. Ich bin ja national und international stark in die Ausbildung von ästhetisch arbeitenden Ärzten involviert. Aber wir müssen ganz klar feststellen: Es gibt keine definierte Ausbildung, keinen »Facharzt für ästhetische Medizin«, und es gibt auch noch immer keine entsprechende offizielle Zusatzbezeichnung. Somit kann also prinzipiell jeder Arzt ästhetische Behandlungen vornehmen. In Deutschland auch Heilpraktiker. Im Ausland kommen teilweise noch Krankenschwestern hinzu. Über den Ausbildungsstand dieser Behandler weiß der Patient meist wenig. Ganz allgemein rate ich, solche Ärzte zu bevorzugen, die eine langjährige Expertise haben, die eine klare Spezialisierung vorweisen können. Also typischerweise Dermatologen und plastische Chirurgen. Hilfreich ist auf jeden Fall auch, einer guten und ernst gemeinten Empfehlung folgen zu können. Und schließlich hat man ja auch immer noch die Möglichkeit, sich in einem persönlichen Gespräch ein Bild von dem Arzt zu machen. Hier gilt der Grundsatz: Vorsicht vor Verkäufern, vor Schönrednern, vor eiligen Überredern! Vertrauen Sie eher den Ärzten, die umfassend und ehrlich aufklären, die Ihnen genug Bedenkzeit lassen und die Ihnen durchaus auch einmal von einer Behandlung abraten.

Abschließend noch einmal zurück zu unseren grundsätzlichen Überlegungen zum Thema Schönheit. Sind schöne Menschen glücklicher?

Dr. Zenker: Nein. Schöne Menschen sind nicht glücklicher. Sie sind lediglich schöner.

RADICAL LIFE EXTENSION: DAS ENDE DES ALTERNS

15 Jahre länger leben, das halten manche immer noch für utopisch. Für die heutige Präventions- und Anti-Aging-Medizin ist es aber eine durchaus realistische Option.

FUTURISTEN UND MOONSHOT-PROJEKTE

Es gibt innerhalb der internationalen Anti-Aging-Medizin eine Fraktion, der das Ziel »15 Jahre länger leben« viel zu bescheiden ist. Die Vertreter der *Radical Life Extension* wollen nicht zwei oder drei Jahrzehnte mehr bei guter Gesundheit. Sie wollen das Altern vollständig abschaffen.

»Ending Aging« heißt das programmatische Buch des englischen Biogerontologen Aubrey de Grey (siehe Foto Seite 179), der in den letzten Jahren zu einer Symbolfigur der *Radical Life Extension* geworden ist. De Grey wird nicht müde zu verkünden: Der erste Mensch, der 1000 Jahre alt werden wird, ist bereits geboren. Möglich machen soll das ein Maßnahmenkatalog namens SENS – *Strategies of Engineered Negligible Senescence*. Übersetzen lässt sich das wohl am besten etwas umständlich so: »Strategien, um den Alterungsprozess mit technischen Mitteln vernachlässigbar zu machen.«

Bei SENS geht es nicht so sehr um Prävention. SENS lässt sich eher verstehen als ein permanentes Wartungs-und Reparaturprogramm unseres Organismus auf einer molekularen Ebene. Verständlich wird das am ehesten, wenn man eine Parallele zur Autowelt zieht. Als Autobesitzer ist man daran gewöhnt, dass die Haltbarkeit eines Autos nicht unendlich ist. Nach spätestens 12 bis 15 Jahren häufen sich die Schäden zumeist derart, dass es sinnvoll ist, einen neuen Wagen zu kaufen. Wie wir bereits im ersten Kapitel über Oxidation gesehen haben (siehe ab Seite 10): Altern ist ein universales Phänomen, das nicht auf die belebte Welt beschränkt ist.

Ausnahmen bestätigen die Regel. 15 Jahre mag statistisch die durchschnittliche Haltbarkeit eines Kraftwagens betragen. Dennoch gibt es funktionstüchtige Automobile, die älter sind. In den Garagen von Oldtimerliebhabern stehen Prunkstücke des Kraftfahrzeugbaus, die 70, 80 Jahre und mehr auf dem Buckel haben. Liebevoll gepflegt, befinden sich diese Oldtimer optisch und funktionell in einem Topzustand. 80 Jahre und wie neu – Alterslosigkeit bei Autos scheint möglich.

Was ist das Geheimnis der ewigen Jugend dieser Oldtimer? Ihre Besitzer investieren sehr viel Zeit, Geld und Mühe, um die alten Schätzchen permanent zu pflegen, zu warten und zu reparieren. Dass man die inzwischen häufig ja auch sehr wertvollen Gefährte pfleglich behandelt, versteht sich dabei von selbst. Die meisten Oldtimerbesitzer sind aber auch das, was man im Jargon als »Schrauber« bezeichnet. Ständig führen sie an ihren geliebten alten Autos kleine Reparaturen durch. Nicht selten müssen auch Teile, an denen der Zahn der Zeit allzu sehr genagt hat, vollständig ersetzt werden. Auch diese Teile hat ein Oldtimerbesitzer vorrätig oder weiß, woher er sie bekommt. Wird ein Auto einem derartigen permanenten Reparatur- und Wartungsprozess unterzogen, so ist seine Lebensdauer zumindest theoretisch unbegrenzt.

Das Gleiche gilt für Häuser. Da kann ein Stadtpalais aus dem 18. Jahrhundert in einem Topzustand sein, während ein Haus aus den 1980er-Jahren bereits deutlich heruntergekommen ist. Je nachdem, wie viel in Pflege, Wartung, Renovierung investiert wird.

Aubrey de Greys Ansatz ist nun folgender: Zunächst einmal müssen wir unseren Organismus in allen Einzelheiten derart vollständig verstehen wie unser Auto oder unser Haus. Danach unterziehen wir ihn einem ebensolchen permanenten Wartungsprogramm. Haben wir erst einmal regenerative Therapien so weit entwickelt, dass wir in der Lage sind, Zellen und Gewebe in unserem Körper gezielt zu erneuern, können wir unseren Körper genauso dauerhaft erhalten wie ein Oldtimerliebhaber sein Auto oder ein Hausbesitzer sein historisches Gebäude.

Das Programm, das Aubrey de Grey dafür vorschlägt, ist anspruchsvoll. So wie in diesem Buch sieben Alterungsfaktoren beschrieben sind, denen man vorbeugen kann, hat de Grey sieben Folgen des Alterungsprozesses identifiziert, die sich »reparieren« lassen.

Making SENS

Aubrey de Greys *Strategies for Engineered Negligible Senescense* sind kein Maßnahmenkatalog zur Prävention. Die vielen Faktoren, die für den Alterungsprozess verantwortlich sind, gezielt zu beeinflussen, sei – so der britische Biogerontologe – viel zu kompliziert und ineffektiv. Stattdessen solle man sich lieber auf die Schäden konzentrieren, die das Altern im Organismus hinterlasse, und diese dann nachträglich beseitigen. Da die Schäden im Laufe der Zeit natürlich erneut auftreten, müssen diese Maßnahmen in regelmäßigen Abständen wiederholt werden. Ein Ozeandampfer wird ja auch alle paar Jahre zur Generalüberholung ins Trockendock geschickt.

Sieben Schäden des Alterungsprozesses hat Aubrey de Grey identifiziert und schlägt dafür wie im Folgenden beschrieben teilweise sehr originelle Reparaturansätze vor.

1. Problem: Zellverlust. Die meisten Gewebe in unserem Körper unterliegen einem permanenten Umbau. Zellen sterben ab und werden durch neue ersetzt. Im Alter verschiebt sich jedoch dieses Gleichgewicht. Immer mehr Zellen gehen verloren, immer weniger werden nachgebildet. Und dann gibt es auch noch jene Organe, die von Anfang an nur begrenzt neuen Zellen produzieren können. Dazu gehört vor allem unser Gehirn mit seinen Neuronen. Hier wirkt sich der altersbedingte Zellverlust besonders dramatisch aus.
Lösungsvorschlag: Unser Organismus produziert eine Reihe von Wachstumsfaktoren, welche die Zellneubildung anregen. Diese Faktoren lassen sich auch von außen zuführen. Ansonsten muss man vor allem diejenigen Zellen ersetzen, die für den Nachschub neuer Zellen verantwortlich sind, die sogenannten Stammzellen. Stammzelltherapien befinden sich bereits in der klinischen Erprobung.

2. Problem: Ansammlung von Zellen, die wir nicht brauchen. Nicht immer führt das Alter zu Zellverlust. Es können ganz im Gegenteil auch vermehrt Zellen auftreten, die sich alles andere als positiv auswirken. Man denke zum Beispiel an das Fettgewebe. Manche der gealterten Zellen bleiben auch im Organismus und richten dort erhebliche Schäden an, weil sie zum Beispiel chronische Entzündungen hervorrufen.
Lösungsvorschlag: Körpereigene Immunzellen könnten so programmiert werden, dass sie unerwünschte Zellen, zum Beispiel Fettzellen, angreifen und eliminieren. Mittels Gentherapie könnten auch »Suizid-Gene« in gealterte Zellen eingeschleust werden, um diese zielgerichtet abzutöten oder besser gesagt in den Selbstmord zu treiben.

3. Problem: DNA-Mutationen im Zellkern. Solche Mutationen haben vielfältige Konsequenzen. Eine ist ganz besonders fatal: Die Entstehung von Krebszellen. Krebs ist – wir haben das ausführlich beschrieben – im Wesentlichen eine Alterserkrankung.

Lösungsvorschlag: Krebszellen können nur wachsen, wenn sie über das Enzym Telomerase verfügen. Aubrey de Grey schlägt nun vor, einfach das Gen für die Telomerase auszuschalten und damit jeglichem Krebswachstum die Basis zu entziehen. Durch den Entzug der Telomerase büßen allerdings auch die wichtigen Stammzellen ihre Funktion ein. Diese müssen dann – je nach Gewebe – etwa alle zehn Jahre durch eine entsprechende Zelltransfusion ersetzt werden.

4. Problem: DNA-Mutationen in den Mitochondrien. Als die »Kraftwerke unserer Zellen« spielen die Mitochondrien eine ganz besondere Rolle im Alterungsprozess (siehe ab Seite 46). Das Altern der Zelle ist nicht zuletzt auch ein zunehmender Verlust der mitochondrialen Funktion. Ganz besonders altern die Mitochondrien dabei durch Schädigungen ihrer DNA.

Lösungsvorschlag: In den Mitochondrien selbst liegt die DNA in einer einfachen Ringform vor. Das macht sie sehr anfällig für Schäden, die vor allem durch freie Radikale verursacht werden, die ja im Rahmen der Energiegewinnung in den Mitochondrien selbst entstehen. Dies ließe sich vermeiden, wenn Kopien der Mitochondriengene mittels Gentherapie in den wesentlich besser geschützten Kern der Zelle verlagert würden.

5. Problem: Proteinvernetzung. Diesen wichtigen Alterungsfaktor haben wir ab Seite 16 beschrieben. Insbesondere Zucker führt dazu, dass Proteine miteinander verkleben und damit ihre Funktion einbüßen. Das Ergebnis dieser Verzuckerung sind Advanced Glycosilation Endproducts – AGE-Proteine.

Lösungsvorschlag: Das SENS-Programm setzt hier vor allem auf eine neue Generation von »AGE-Breakern«. Pharmakologische Wirkstoffe, aber auch spezifisch veränderte körpereigene Enzyme sollen die Verklebungen aufbrechen und den Proteinen ihre alte Funktion zurückgeben.

6. Problem: Ansammlung von Abfallstoffen außerhalb der Zelle. Mit dem Alter bekommt der Organismus ein zunehmendes »Entsorgungsproblem«. Abfallstoffe des Zellstoffwechsels werden nicht mehr vollständig abtransportiert. Stattdessen sammeln sie sich zu Abfallhaufen zwischen den Zellen und stören so die Signalübertragung. Das bekannteste Beispiel für solche extrazellulären Abfallhaufen sind Betaamyloid-Plaques, die bei der Alzheimerdemenz zu »Grabsteinen unseres Gedächtnisses« werden.

Lösungsvorschlag: Körpereigene Immunzellen könnten darauf trainiert werden, die Betaamyloid-Plaques als feindliche Eindringlinge zu betrachten und entsprechend zu bekämpfen. Letztlich wäre das so etwas wie eine »Impfung gegen Demenz«. Dieses Konzept wird bereits in klinischen Studien am Menschen erprobt.

7. Problem: Ansammlung von Abfallstoffen innerhalb der Zelle. Auch hierfür haben wir bereits einige Beispiele beschrieben. Lipofuszin ist ein solcher Abfallstoff, der sich zum Beispiel in Hautzellen (die berühmten Altersflecken), aber auch in Herzzellen und in der Netzhaut ansammeln kann.

Lösungsvorschlag: Hier hat Aubrey de Grey eine besonders originelle Lösung parat. Aus der allgemeinen Abfallwirtschaft wissen wir, dass sich Bakterien züchten lassen, die so ziemlich jeden Schadstoff gezielt abbauen. Das reicht vom Altöl bis zu ausgesprochenen Giftstoffen wie Dioxin. Warum also nicht abfallverdauende Bakterien züchten, die sich von Lipofuszin ernähren und damit unsere

Zellen sauber halten? Einen Mangel an Originalität kann man Aubrey de Grey jedenfalls nicht absprechen.

Genie bei der Arbeit?

Einige Punkte des SENS-Programms werden bereits im Tierversuch erprobt. Andere – wie etwa der Transfer der mitochondrialen DNA in den besser geschützten Zellkern oder der vollständige Austausch von Stammzellen alle zehn Jahre – klingen selbst für wissenschaftsoptimistische Ohren reichlich futuristisch. So galt denn auch Aubrey de Grey lange Zeit eher als skurrile Randerscheinung der Szene denn als ernst zu nehmender Wissenschaftler.

Dazu haben auch andere Faktoren beigetragen. Zum einen hat der Biogerontologe aus Cambridge nicht unbedingt die klassische akademische Karriere durchlaufen. Aubrey de Grey ist kein gelernter Naturwissenschaftler, sondern kommt ursprünglich aus der Informatikbranche. In die Altersforschung hat er sich eher autodidaktisch eingearbeitet. Er hat auch niemals selbst in einem Labor gestanden, was für viele eingefleischte Naturwissenschaftler einen erheblichen Makel darstellt. Aubrey de Grey sieht das anders. Experimente selbst durchzuführen, ist sehr zeitaufwendig. Diese Zeit nutzt er lieber, um sich quer durch die wissenschaftliche Literatur zu lesen und die richtigen Leute zu treffen. Und dann gilt es natürlich, all diese Ideen zu einem »Masterplan gegen das Altern« zu verbinden. Seinen Ruf als Exzentriker unterstreicht der Vordenker der Radical Life Extension darüber hinaus durch sein außergewöhnliches Erscheinungsbild. Doch in England war man Exzentrikern gegenüber immer schon toleranter als in Deutschland. Auf der britischen Insel kann ein außergewöhnliches Auftreten durchaus hilfreich sein, um außergewöhnliche Theorien bekannt zu machen.

Das hat offenbar ganz gut funktioniert. Denn de Grey gelingt es zunehmend, Wissenschaftler mit hoher Reputation für seine Ideen zu gewinnen. Auf den zweijährigen Kongressen seiner SENS Foundation in Cambridge treffen sich inzwischen hochkarätige Forscher aus den unterschiedlichsten Fachbereichen. Sie alle vereint dabei ein Ziel: den biologischen Alterungsprozess besser zu verstehen und besser zu behandeln.

Geld steht dafür inzwischen auch zur Verfügung. Man mag weiterhin geteilter Meinung darüber sein, ob das SENS-Programm jemals in der Praxis umgesetzt werden kann. Unbestritten ist jedoch: Durch die unermüdlichen Aktivitäten des britischen Wissenschaftstheoretikers ist ein internationaler Think-Tank für die Altersforschung entstanden. Das befruchtet inzwischen die gesamte Branche.

Noch 30 Jahre durchhalten!

Ein weiterer prominenter Vertreter der *Radical Life Extension* ist der US-Amerikaner Ray Kurzweil. Wie Aubrey de Grey kommt auch er ursprünglich aus der IT-Branche. Dort hat er eine Reihe herausragender Erfindungen und ein beträchtliches Vermögen gemacht. So entwickelte Kurzweil etwa einen Computer, der Texte erfassen und sie dann blinden Personen vorlesen kann.

Von seinem Erscheinungsbild her ist Kurzweil weit weniger exzentrisch als Aubrey de Grey. Seine Ideen sind jedoch nicht weniger radikal. Im Jahr 2005 veröffentlichte Kurzweil zusammen mit dem amerikanischen Anti-Aging-Arzt Terry Grossman das Buch »Fantastic Voyage«, das vielen noch heute als »Bibel der Anti-Aging-Medizin« gilt. Der Untertitel des Buches fasst dessen Botschaft in einem Satz zusammen: »Live long enough to live forever.« In der Tat ist Kurzweil der festen Überzeugung: Wer die nächsten 30 Jahre überlebt, braucht nicht mehr zu sterben. Der Technikenthusiast begründet dies vor allem mit dem immensen Fortschritt der Human- und Naturwissenschaften. Diese zeigen in vielen Bereichen ein exponentielles Wachstum. Daraus errechnet

Kurzweil eine »Langlebigkeitsdividende«. Bereits jetzt steigt die Lebenserwartung linear jedes Jahrzehnt um zwei bis drei Jahre. In dieser Zeit machen Medizin und Wissenschaft mit ihrem exponentiellen Wissenszuwachs derartige Fortschritte, dass die Lebenserwartung sich zusätzlich weiter erhöht. Bereits nach drei Jahrzehnten ist nach dieser Rechnung ein Zustand erreicht, der eine permanente Lebensverlängerung ermöglicht.

Das Programm, das Kurzweil und Grossman dafür entwerfen, ist wesentlich pragmatischer ausgerichtet als das eher futuristische SENS-Projekt. Der Weg zum ewigen Leben führt demnach über »drei Brücken«.

- Brücke eins haben wir bereits betreten. Sie beinhaltet die konsequente Nutzung aller derzeit verfügbaren Anti-Aging-Techniken. Die umfassen Lifestyle-Maßnahmen, eine radikale Supplementierung, eine konsequente Hormonsubstitution und die Nutzung aller diagnostischen und therapeutischen Möglichkeiten der gegenwärtigen Präventionsmedizin.

- Nach zirka 15 Jahren prophezeien Kurzweil und Grossmann dann den Übergang zu Brücke zwei. Der ist geprägt durch den zunehmenden Aufschwung der sogenannten regenerativen Medizin. Stammzelltechnologien und Techniken der Gewebezüchtung (tissue engineering) seien dann so weit entwickelt, dass mehr oder weniger jedes Gewebe und jedes Organ in unserem Körper regeneriert werden könne. Es ist dann ein wenig wie mit den zuvor beschriebenen Oldtimern. Die werden ja auch immer auf dem gleichen Funktionsniveau gehalten, weil jedes Teil, das eventuell kaputtgehen könnte, ersetzbar ist. Im Prinzip ist die biologische Unsterblichkeit mit dieser zweiten Brücke bereits erreicht.

- Aber im dritten Schritt gehen Kurzweil und Grossmann noch weiter, als es selbst Aubrey de Grey tut. Sie prophezeien das »Zeitalter der Singularität«. Was sich zunächst eher wie esoterischer Hokuspokus anhört, ist in Wirklichkeit eine Hightech-Vision. Unter Singularität versteht Kurzweil das Zusammenwachsen von drei Schlüsseltechnologien, nämlich der Biowissenschaften, der Informatik und der Nanotechnologie. Damit werde dann ein völlig neuer Abschnitt der menschlichen Evolution eingeleitet.

200 Supplemente täglich

Der Begriff »radikale Supplementierung« mag ein wenig befremdlich klingen. Ray Kurzweil ist es damit jedoch sehr ernst. Mehr als das. Er lebt diesen Begriff. Kurzweil nimmt jeden Tag mehr als 200 verschiedene Nahrungssupplemente ein. Jede Woche lässt er in seinem Blut mehr als 250 Laborparameter bestimmen. Anhand der aktuellen Ergebnisse nimmt er dann jeweils eine Anpassung seiner Supplemente vor. Sehr deutlich spürt man dabei den gelernten IT-Spezialisten, der es gewohnt ist, permanent mit großen Datenmengen umzugehen und Programme kontinuierlich zu verbessern. Kurzweil selbst sieht seinen Organismus nicht als ein »Wunder der Natur«, sondern als ein nachlässig designtes und höchst störanfälliges biologisches Mängelexemplar. »Entschuldigt mich bitte, ich muss mal eben meine Biochemie reprogrammieren«, lautet sein Standardsatz, wenn er sich für kurze Zeit aus einem seiner vielen Meetings verabschiedet, um anhand der aktuellen Laborwerte seine Supplemente neu anzupassen.

Was viele für eine Marotte halten, scheint bei Kurzweil gut zu funktionieren. Familiär hochgradig mit kardiovaskulären und metabolischen Risiken belastet, erkrankte der amerikanische Futurist bereits mit Mitte 30 an Diabetes. Durch seine konsequente Supplementierung besiegte er nicht nur die Erkrankung. Er machte sich auch unabhängig von allen anderen Medikamenten. Inzwischen ist Kurzweil fast 70 Jahre alt, arbeitet 12 bis 14 Stunden täglich als Wissenschaftler, Firmenchef, Buchautor und Rektor einer privaten Universität. Darüber hinaus ist er rastlos als Vortragsreisender in der Welt unterwegs, um für seine Ideen zu werben. Allzu viel scheint der Mann nicht falsch zu machen.

Zukunftsmarkt Langlebigkeit

Inzwischen entdecken immer mehr internationale Firmen, die ursprünglich gar nichts mit dem Gesundheitssektor zu tun haben, diesen Markt. Eindrucksvollstes Beispiel: Google ist längst einer der reichsten und einflussreichsten Konzerne der Welt. Seine Mitarbeiter werden immer wieder dazu ermuntert, völlig neu zu denken, um bahnbrechende Innovationen zu schaffen. Halten die ersten Pläne für derartige Innovationen einer kritischen Überprüfung stand und erkennt die Firmenführung darin einen vielversprechenden Zukunftsmarkt, wird viel Geld in die Hand genommen, damit aus der Vision baldmöglichst Realität wird. *Moonshot Projects* heißen derartige Unternehmungen im Google-Jargon. Im europäischen Wissenschaftsbetrieb würde man sie wahrscheinlich als »Leuchtturm-Projekte« bezeichnen. Der Unterschied zwischen der Höhe eines Leuchtturms und der Entfernung zum Mond macht aber auch hier bereits den Unterschied deutlich.

Googles jüngstes Moonshot-Projekt trägt den Namen Calico (California Life Company). Calico wurde 2012 gegründet und hat nicht weniger zum Ziel als die Abschaffung des Alterns. Dem amerikanischen »*Time Magazine*« war das sofort eine Titelgeschichte wert. »Kann Google den Tod besiegen?«, fragte es provokant auf seinem Cover. Und setzte dann dazu: »Das wäre verrückt – handelte es sich nicht um Google.«

Was Google zweifellos vermag: Man verfügt über enorme finanzielle Mittel und ist in der Lage, führenden Wissenschaftlern ein Umfeld zu schaffen, das diese sich für ihre Arbeit wünschen. Diese Strategie fährt man auch bei

Calico. Den Chefposten hat Arthur Levinson übernommen, der als Gründer des Biotech-Konzerns Genentech bekannt wurde. Eine weitere leitende Position in dem Unternehmen hält – es war vorauszusehen – Ray Kurzweil. Nicht vorhersehbar ist, ob und wann Calico die ersten Produkte auf den Markt bringt, die tatsächlich eine Lebensverlängerung bewirken. Die Firma hält sich bezüglich ihrer Aktivitäten bisher in der Öffentlichkeit sehr zurück. Auch googeln hilft da nicht viel. So viel lässt sich aber bereits heute prophezeien: Mit dem enormen finanziellen und intellektuellen Input, welcher seit Jahren in die Anti-Aging-Forschung fließt, ist es vermutlich nur eine Frage der Zeit, bis auf diesem Gebiet fundamentale Fortschritte gemacht werden.

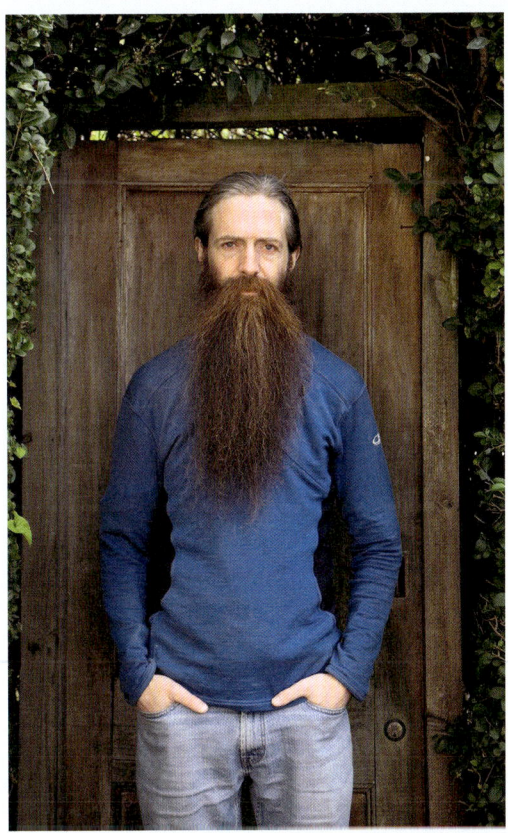

HUMAN ENHANCEMENT: DER TRAUM VOM OPTIMALEN MENSCHEN

In der Enhancement-Medizin geht es nicht mehr um Vorbeugung und Behandlung von Erkrankungen. Vielmehr ist das Ziel die Optimierung des Menschen mit den Mitteln der Medizin.

HOMO SAPIENS 3.0?

Schon Anti-Aging ist nicht unumstritten. Überschreitet die Medizin dann nicht endgültig ihre Grenzen, wenn sie in vermeintlich naturgegebene biologische Prozesse eingreift? Klar, das ruft Widerstand hervor. Kann man den Menschen nicht einfach mal so lassen, wie er ist? Produziert der ständige Zwang zur (Selbst-)Optimierung nicht auf Dauer einen Druck, dem niemand standhält? Muss sich die Medizin dafür hergeben? Seien wir ehrlich: Sie tut es schon lange. Fest etabliert ist Enhancement vor allem in der ästhetisch-plastischen Chirurgie. Sie arbeitet seit Jahrzehnten an der kontinuierlichen Optimierung des menschlichen Erscheinungsbildes. 60-Jährigen wird zu faltenfreien Gesichtern verholfen und es werden weibliche Brüste geschaffen, die scheinbar der Schwerkraft widerstehen.

> MISSTRAUE DEM PHILISTER IN DIR, DER DIR SAGT, DU SEIST, SO WIE DU BIST, SCHON GANZ IN ORDNUNG.
>
> **PETER SLOTERDIJK (*1947)**

Ein Bereich, in dem sich der Trend zur Ästhetisierung und Optimierung ohne größere Widerstände durchgesetzt hat, ist die Ästhetische Zahnheilkunde. Ein makelloses Gebiss, lückenlose Zahnreihen und weiße Zähne sind ein Statussymbol, und das lassen wir uns einiges kosten. Auch die wiederherstellende Chirurgie etwa bei Brustoperationen oder nach Verletzungen ist natürlich allgemein anerkannt.

Enhancement ist aber längst nicht mehr auf die ästhetische Medizin begrenzt. Spitzenathleten werden inzwischen in entsprechenden sportmedizinischen Zentren nach allen Regeln der medizinischen Kunst durchleuchtet, vermessen und analysiert. Danach werden, wiederum medizinisch-wissenschaftlich fundiert, Trainings- und Ernährungspläne erstellt. Das Ziel: bereits sehr leistungsstarke Athleten noch etwas leistungsstärker zu machen. Gelegentlich wird dabei über das Ziel hinausgeschossen, Stichwort Doping. Aber auch abgesehen von verbotenen Substanzen wird heute kein Topathlet mehr seine Spitzenleistung erbringen, wenn nicht ein Team von hoch qualifizierten Sportmedizinern ständig an der Optimierung seiner Fähigkeiten arbeitet. Gesellschaftlich ist sportliches Enhancement akzeptiert, solange es auf Doping verzichtet. Spitzensportler sind Helden. Selten hören sie von ihren Fans: »Ach, mach dir nicht so einen Druck. Nobody's perfect.«

Next big thing: Neuroenhancement

Im Jahr 1998 wurde mit Sildefanil ein Medikament aus der Gruppe der sogenannten PDE5-Hemmer zugelassen. Besser bekannt ist es unter seinem Handelsnamen Viagra®. Die Zulassung erhielt es für eine klare medizinische Indikation: die Behandlung der erektilen Dysfunktion, der Unfähigkeit, eine Erektion zu bekommen oder aufrechtzuerhalten. Seit Langem ist aber bekannt, dass rund 80 Prozent aller Viagra®-Nutzer keine erektile Dysfunktion im medizinischen Sinne haben. Sie nehmen das Medikament, um – wie es im Börsendeutsch heißt – ihre Performance zu optimieren. Ein klassischer Fall von pharmakologischem Enhancement.

Das große Thema der Zukunft heißt allerdings: Viagra fürs Gehirn – oder, etwas wissenschaftlicher: Neuroenhancement. Fast alle großen Pharmafirmen arbeiten seit Jahren an sogenannten Antidementiva. Ziel dieser Medikamente ist es, Demenz beziehungsweise erste Einbußen des Gedächtnisses (Mild Cognitive Impairment) zu therapieren oder zumindest ihr Fortschreiten zu verhindern. Schon jetzt zeichnet sich ab: Falls die Substanzen tatsächlich Gedächtnisfunktionen verbessern, so werden sie nicht nur von Patienten mit bestehenden kognitiven Defiziten genutzt werden. Die weitaus größere Gruppe von Anwendern werden wahrscheinlich völlig gesunde und auch jüngere Menschen sein, die ihre geistige Performance mithilfe von Medikamenten zu verbessern suchen. Das können etwa Studenten vor Prüfungen sein oder Menschen in intellektuell anspruchsvollen Berufen.

Nach Berichten aus den USA nehmen laut jüngsten Untersuchungen bereits 16 Prozent aller Studenten bei Prüfungen die Substanz Methylphenidat (Ritalin®) ein, weil sie sich hiervon eine Verbesserung ihrer Konzentrationsfähigkeit erhoffen. Ritalin® wird in der Medizin vor allem zur Behandlung von Kindern mit einem Aufmerksamkeitsdefizit-Syndrom mit Hyperaktivität (ADHS) eingesetzt und unterliegt einer strengen Rezeptpflicht. Ob es bei Gesunden irgendwelche positiven Effekte hat, ist mehr als umstritten.

Den großen Bedarf für Substanzen, die uns besser denken lassen, hat auch Eric Kandel erkannt. Der 2001 mit dem Nobelpreis für Medizin ausgezeichnete Neurobiologe ist ein Pionier der Gedächtnisforschung. Unter dem Namen MEM1414 hat er eine Substanz entwickelt, durch die kurzfristig gespeicherte Informationen besser ins Langzeitgedächtnis überführt werden. Im Tierversuch wurde das Präparat erfolgreich getestet. Die von Kandel gegründete Firma Memory Pharmaceuticals hat es sich nun zum Ziel gesetzt, Medikamente für das Neuroenhancement zu entwickeln. Das ist spannend, wirft aber auch eine Reihe ethischer Fragen auf, etwa – analog zum Sport – beim Thema Chancengleichheit. Als jedoch führende deutsche Neurowissenschaftler gefragt wurden, ob Neuroenhancer erlaubt werden sollten, war die Antwort erstaunlich eindeutig. In einem 2009 in der Zeitschrift »Gehirn und Geist« publizierten Manifest sprachen sie sich klar für den Gebrauch solcher Substanzen aus – vorausgesetzt, die Einnahme gehe nicht mit unvertretbaren gesundheitlichen Risiken einher. Das pharmakologische Neuroenhancement wird also kommen. Und längst wird bereits an noch radikaleren Methoden geforscht, das Gehirn zu optimieren (siehe ab Seite 183).

Self-Tracking: die Vermessung des Menschen

Eine neue Art des Enhancement entsteht durch eine neue Technologie. Immer mehr Menschen nutzen diese. Das fing an mit Pulsuhren, die beim Laufen die Herzfrequenz anzeigen, sodass man als Jogger stets im optimalen Pulsbereich laufen konnte. Inzwischen registrieren Fitness-Tracker viel mehr als lediglich die Herzfrequenz. Sie messen auch die gelaufenen Kilometer, zählen die Schritte und errechnen die verbrauchten Kalorien.

Wer ein echter Self-Tracker ist, der sammelt solche Daten nicht nur. Er wertet sie auch mit einer entsprechenden App aus und vergleicht sich mit Gleichgesinnten im Netz. Das Ziel: Besser werden, die Leistung optimieren.

Das ist längst nicht mehr auf Sport und Fitness begrenzt. Gemessen, gespeichert und zum Teil ins Internet hochgeladen wird inzwischen so ziemlich alles, was sich an Körperfunktionen registrieren lässt. Wann habe ich was gegessen ... und wann es in welcher Form wieder ausgeschieden? Wie habe ich letzte Nacht geschlafen: mit Unterbrechungen, ohne? Wie war meine Stimmung im Lauf des Tages? Für den Self-Tracker ist all dies von größter Bedeutung. Sein Körper ist eine unerschöpfliche Datenquelle – aber nicht nur für den Nutzer selbst. Vieles ist auch für die Vertreiber der entsprechenden Geräte einsehbar – eine weitere lukrative Einnahmequelle. Auch für die Präventivmedizin könnte es bedeutsam werden, wenn sich Hunderttausende gesunde Menschen über Jahre hinweg selbst protokollieren. Noch interessanter dürfte es werden, wenn demnächst hauseigene Laborgeräte auf den Markt kommen. Eine neue Generation dieser Geräte erlaubt es schon bald, Blutwerte wie Cholesterin, Blutzucker und Leberwerte selbstständig zu ermitteln – ohne Blutentnahme. Die Analyse erfolgt spektrofotometrisch durch die Haut über kleinste Blutgefäße in der Fingerkuppe. Viele Forscher geraten darüber ins Schwärmen. Bevölkerungsstudien mit so riesigen Teilnehmerzahlen lassen sich sonst weder organisatorisch noch finanziell verwirklichen. Angesichts der ungeheuren Menge der gesammelten und ausgewerteten Daten ist es wiederum logisch, dass inzwischen Firmen wie Apple, Google oder IBM in den Gesundheitsmarkt drängen. Die Medizin der Zukunft wird sich radikal ändern. Sie wird sich immer mehr darauf ausrichten, Gesund gesund zu erhalten beziehungsweise ihre Fähigkeiten zu optimieren.

Wege und Irrwege

Jeder von uns betreibt Neuroenhancement bereits seit Langem. Wer morgens einen starken Kaffee trinkt, um sein Gehirn auf Betriebstemperatur zu bringen, greift damit gezielt in den Stoffwechsel seines zentralen Nervensystems ein. Wir wissen inzwischen auch sehr genau, durch welche molekularen Mechanismen dabei Aufmerksamkeit und Lernbereitschaft gesteigert werden. In der Sprache der Neurobiologen: Koffein ist ein vigilanzsteigerndes Psychostimulans. Das machten sich im Zweiten Weltkrieg Bomberpiloten aller Krieg führenden Nationen zunutze, wenn sie Scho-Ka-Kola® kauten, um bei Nachtflügen wach zu bleiben. Heute greifen Discogänger und Autofahrer gern zut koffeinhaltigen Energy-Drinks. In der Aufbruchstimmung der 1960er-Jahre experimentierte man mit allen möglichen Substanzen, von denen man sich eine »Bewusstseinserweiterung« versprach. So propagierte etwa der US-Amerikaner Timothy Leary, Dozent für Psychologie an der renommierten Harvard University, den allgemeinen Gebrauch von LSD, weil er sich davon eine kreativere, friedvollere und glücklichere Menschheit versprach. LSD galt als eine psychedelische Substanz mit wenigen Nebenwirkungen.

Spätestens mit dem Heroinelend der 70er-Jahre war klar, dass hier ein Irrweg beschritten worden war. Die Faszination, durch illegale Drogen die eigene Kreativität und Leistungsbereitschaft zu steigern, hält dennoch an. Ob dazu in Künstler- oder Managerkreisen Kokain geschnupft oder im Bundestag Crystal Meth konsumiert wird – jedes Jahrzehnt schafft sich seine Modedrogen. Vor diesem Hintergrund bleibt die Frage, ob es der Pharmaindustrie gelingen wird, psychoaktive Substanzen zu entwickeln, die keine schweren Nebenwirkungen haben und kein Suchtverhalten auslösen. Warten wir es bei einer guten Tasse Kaffee ab.

TRANSHUMANISMUS: ZWISCHEN SCIENCE UND FICTION

Mithilfe von medizinischen Techniken werden die Grenzen der menschlichen Biologie überschritten. Was jenseits dieser Grenzen liegt, dafür interessiert sich der Transhumanismus.

VERHEISSUNGSVOLLE ZUKUNFTSMUSIK

Der Südafrikaner Oscar Pistorius war der erste Sportler, der nach einer Karriere bei den Paralympics auch bei Olympia antrat. Bereits als Kind mussten ihm beide Unterschenkel amputiert werden, seither läuft er auf Spezialprothesen, und das extrem schnell. Seine Teilnahme war umstritten: Stellten die Hightech-Karbonprothesen tatsächlich eine Einschränkung dar oder handelte es sich um eine Art »Techno-Doping«? Bei der Olympiade in London hat sich diese Sorge noch nicht bestätigt. Doch mit zunehmendem technischem und medizinischem Fortschritt wird es in wenigen Jahren Prothesen geben, auf denen der Sportler schneller läuft als jeder andere Spitzensportler.

Viele der transhumanistischen Zukunftsszenarien klingen zunächst nach Science-Fiction. Doch es steckt erstaunlich viel gute Wissenschaft (Science) hinter der Fiktion.

Neuroprothesen: Verschmelzen von Mensch und Maschine

Prothesen gibt es inzwischen nicht nur, um Arme oder Beine zu ersetzen. Immer größere Bedeutung bekommen sogenannte Neuroprothesen: Cochlea-Implantate werden bei Innenohrschwerhörigkeit eingesetzt, sie haben bereits Tausenden von Menschen den totalen Hörverlust erspart. Intensiv gearbeitet wird auch an Retina-Prothesen: Mit einer künstlichen Netzhaut könnten viele Fälle von erworbener Blindheit therapiert werden.

Grundlage der Neuroprothetik ist eine Technologie, die es ermöglicht, Computerchips mit Nervenzellen zu verbinden. Der Informationsfluss erfolgt dabei in beide Richtungen. Die Computerchips übertragen ihre Signale an das Gehirn, dieses wiederum sendet Informationen, die von den Chips empfangen und verarbeitet werden. Diese faszinierende Technologie des »Brain-Computer-Interface« lässt sich womöglich noch sehr viel weiter gehend nutzen, etwa mit »Gedächtnis-Chips«.

Gehört die Zukunft den Cyborgs?

Der Futurologe Ray Kurzweil (siehe Seite 177) prophezeit bereits für die nächsten Jahrzehnte ein Zusammenwachsen von Neurowissenschaft, Informatik und Nanotechnologie. Er sieht den Menschen der Zukunft als eine Art Cyborg, der sein Gehirn mit den Mitteln der Computertechnologie gezielt optimiert. Nahrung erhalten solche Visionen durch das nächste internationale wissenschaftliche Großunternehmen Human Brain Project. Die Aufgabe: Entschlüsselung des neuronalen Codes durch den vollständigen Nachbau des menschlichen Gehirns im Computermodell. Bei mehr als 100 Millionen vernetzten Neuronen halten viele das für unmöglich. Aber das war beim Human Genome Project schließlich genauso. Heute erledigt ein gutes Labor die Sequenzierung eines vollständigen Genoms an einem Tag für weniger als 1000 US-Dollar,

Für das Human Brain Project sind ähnliche Szenarien vorgesehen. Mit der Kapazität derzeitiger Rechner ist das Vorhaben nicht zu realisieren, doch der exponentielle informationstechnologische Fortschritt wird es wohl bald ermöglichen. Das im Rahmen dieses Prozesses gewonnene Wissen über das Gehirn wird seinerseits auf die Computertechnologie zurückwirken – ein weiterer Schritt hin zur Verschmelzung von Neurobiologie und Informationstechnologie.

Ist der neuronale Code einmal entschlüsselt, so sind auch weiter gehende Szenarien denkbar. Letztlich ist das, was uns als Menschen ausmacht, unser Bewusstsein oder, in der Sprache der Neurobiologen, die Verknüpfung der Neuronen in unserem Gehirn. Lassen sich diese am Computer simulieren beziehungsweise nachbauen, so ist es theoretisch möglich, dass unser Bewusstsein außerhalb eines alternden, krankheitsanfälligen Körpers weiterexistiert. »Mind Uploading« nennt sich ein Verfahren, das zum Ziel hat, all das, was in unserem Gehirn gespeichert ist, auf ein anderes Medium zu übertragen.

Manche Transhumanisten träumen von einer Welt, in der Bewusstseine kommunizieren und ihre Komplexität weiterentwickeln, ohne dabei auf einen Körper angewiesen zu sein. Derzeit überwiegen aber wahrscheinlich noch jene Erdbewohner, die auf ihren Körper nicht verzichten wollen, so störanfällig er ist.

Auf dem Weg zum Designerbaby?

Neben der Optimierung unseres Gehirns verfolgt der Transhumanismus eine weitere große Hoffnung: bessere Gene. Seit das menschliche Erbgut vollständig entschlüsselt wurde, stoßen Genetiker immer wieder auf Abschnitte, die sich auf unsere Gesundheit negativ auswirken. Inzwischen lässt sich in fast allen Fällen genau bestimmen, welche Genabschnitte für welche (Erb-)Krankheiten verantwortlich sind. Genetische Diagnostik ist heute eine Routinemethode und sogar am ungeborenen Kind möglich.

Eine der häufigsten Erkrankungen, die auf einen Fehler in den Erbanlagen zurückgeht, ist die Trisomie 21, auch bekannt als Down-Syndrom. Grundlage dieser Erkrankung ist die Tatsache, dass ein bestimmtes Chromosom (die Nummer 21) nicht wie üblich doppelt, sondern dreifach vorliegt. Mit einem neuen Test lässt sich diese Veränderung bereits während der Schwangerschaft durch eine einfache Blutuntersuchung der Mutter erkennen. Daraus folgende Schwangerschaftsabbrüche sind der – natürlich nicht unumstrittene – Grund dafür, dass die Erkrankung seltener geworden ist.

Viele Erkrankungen haben ihre Ursachen jedoch in sehr diskreten Anomalien. Häufig sind nur einzelne Basenpaare verändert. Solche sogenannten Single-Nucleotide Polymorphisms (SNP) müssen nicht, können aber die Ursache gravierender Erkrankungen sein. Allgemein bekannt ist inzwischen ein SNP namens BRCA. Frauen, die eine derartige genetische Veränderung aufweisen, haben ein fast 80-prozentiges Risiko für Brustkrebs und ein 60-prozentiges Risiko für Eierstockkrebs. Die Schauspielerin Angelina Jolie, die dieses Gen in ihrem Erbgut hat, ließ sich öffentlichkeitswirksam Brustgewebe und Eierstöcke entfernen.

Durch neue Analyseverfahren lassen sich auch derartige SNP frühzeitig diagnostizieren. Um sie zu therapieren, müsste man Eingriffe in der Keimbahn vornehmen. Das verbietet die gegenwärtige Gesetzgebung, denn wo wollen wir die Grenze ziehen? Bei einem deutlich erhöhten Brustkrebsrisiko? Oder bereits bei einem leicht erhöhten Risiko, im Alter eine Alzheimerdemenz zu bekommen? Und warum sollte man sich darauf beschränken, unerwünschte Genveränderungen zu beseitigen? Könnte man nicht auch gewünschte Merkmale gezielt in das Erbgut einbauen? Spätestens hier begeben wir uns auf transhumanistisches Terrain. Das »Gen-Editing«, also das gezielte Einfügen von Genen in das Erbgut, galt lange

Zeit als schwer zu lösendes Problem. Um fremde Gene in unser Erbgut einzuschleusen, benötigte man häufig Viren als Transportmedium. Das war ungenau und gefährlich. Inzwischen ist ein solcher Gentransfer jedoch höchst elegant möglich. Seit Kurzem hat sich eine präzise Art des Gentransfers etabliert, die es erlaubt, Gene mit hoher Präzision zu verpflanzen. Die als CRISP-Cas bekannt gewordene Methode breitete sich in Windeseile in den genetischen Laboren der Welt aus. Prinzipiell ist damit der Weg zum „Designerbaby" bereitet, bei dem man vom Geschlecht über die Augen- und Haarfarbe bis hin zu musischen und intellektuellen Fähigkeiten gezielt Gene verändert und einfügt.

In Deutschland sind wie in den meisten europäischen Ländern sind derartige Manipulationen des Erbgutes durch das Embryonenschutzgesetz untersagt. Die meisten Wissenschaftler stehen hinter dieser Entscheidung und lehnen entsprechende Eingriffe ab. In anderen Ländern hat man diesbezüglich allerdings weniger Skrupel. Speziell in Asien stoßen Technologien zum Human Enhancement auf großes Interesse. China, aber auch das aufstrebende Singapur, unterstützen entsprechende Forschungen in landeseigenen Laboren mit enormen finanziellen Mitteln. Angesichts der zunehmenden Globalisierung und eines weltweiten Medizintourismus ist es also voraussehbar, dass entsprechende Zentren in diesen Ländern weltweit Interessenten anlocken werden. »Babys nach Maß« sind für viele potenzielle Eltern offenkundig eine überaus verlockende Vorstellung.

Die gefährlichste Idee der Welt?

Es ist leicht nachzuvollziehen, dass eine derart radikale Denkrichtung wie der Transhumanismus auch entschiedene Ablehnung hervorruft. In der Tat sind die Kritiker zahlreich und kommen aus den unterschiedlichsten Richtungen. Zunächst einmal gab es von wissenschaftlicher Seite starke Zweifel, ob all das, was von den Transhumanisten als Zukunft der Menschheit verkündet wurde, denn technisch überhaupt machbar sei. Viele Szenarien klangen doch eher so, als hätten ein paar angetrunkene Informatikstudenten im ersten Semester zu viele Science-Fiction-Filme geschaut. Diese Kritik ist in den letzten Jahren leiser geworden. Zwar gibt es immer noch Zweifel an vielen Projekten des Transhumanismus, etwa an dem Human Brain Project. Dass aber die Gentechnik den Menschen verändern wird und dass Neuroimplantate schon bald zur Routine werden – daran zweifelt inzwischen kaum noch jemand.

Die Kritik ist mittlerweile eher ethisch dominiert, besonders die Kirchen stehen entsprechenden Plänen misstrauisch gegenüber. Es gibt aber auch gesellschaftspolitische Bedenken: Innovative Technologien zur Lebensverlängerung und zur Optimierung werden zumindest in den Anfangsjahren sehr teuer sein. Würde das nicht direkt in eine neue Zweiklassengesellschaft führen? Eine letzte Sorge bezieht sich darauf, dass die gesamte Technologie aus dem Ruder laufen könnte. Was passiert, wenn Cyborgs oder Hybridwesen der Zukunft tatsächlich übermenschliche Fähigkeiten besitzen – und dann den Menschen, die sie entwickelt haben, nicht mehr gehorchen? Befürworter und Gegner sind inzwischen einig, dass der Fortschritt nicht nur das Leben des Menschen, sondern auch den Menschen selbst fundamental verändern wird. Grund genug, sich mit der Frage zu beschäftigen: Wie human ist der Transhumanismus?

EXISTIERT GOTT? NOCH NICHT!

RAY KURZWEIL (*1948)

WIE HOCH IST IHRE LEBENSERWARTUNG?

Die Kristallkugel verrät es nicht, doch Ihr Lebensstil und Ihre Lebensumstände lassen durchaus Rückschlüsse darauf zu, wie viele Jahre noch vor Ihnen liegen könnten.

Bestimmen Sie hier Ihren Startwert und addieren bzw. subtrahieren Sie die Ergebnisse der weiteren Fragen.

Aktuelles Alter	Mann	Frau
18 bis 45	79	84
45 bis 55	80	84
56 bis 60	81	85
61 bis 65	82	85
66 bis 70	83	86
71 bis 75	85	87
76 bis 80	87	88
81 bis 84	89	90

Startwert:

Welche Schulbildung haben Sie?

	Mann	Frau
Hauptschule, Realschule oder vergleichbarer Weg, ohne Berufsausbildung	–1,7	–1,0
Hauptschule, Realschule oder vergleichbarer Weg, mit Berufsausbildung oder weiterführender Schule	+0,3	+0,8
(Fach-)Abitur	+2,6	+1,7

Zwischenergebnis:

Wohnen Sie in der Großstadt/an einer stark befahrenen Straße?

ja	–2,5
nein	0

Zwischenergebnis:

Wie ist Ihr Familienstand?

Partnerschaft		Kind(er)	
verheiratet/stabile Beziehung	+3	ja	+2
ledig oder verwitwet/geschieden	0	nein	–1,2

Zwischenergebnis:

Wie alt sind/wurden Ihre Eltern?

beide mindestens 75	+1,5
einer mindestens 75	+0,5
Beide erlebten den 75. Nicht.	–3,0

Zwischenergebnis:

Was essen Sie wie oft?

Gemüse		Fleisch/Wurst	
täglich 1 Portion (ab 60 g) oder mehr	+2	3-mal pro Woche bis täglich	0
weniger	0	höchstens einmal pro Woche	+3,6

Zwischenergebnis:

Wie hoch ist Ihr BMI? – Körpergewicht in kg geteilt durch (Körpergröße in m)^2

bis 22	0	30	–3,2	38	–6,4
23	–0,4	31	–3,6	39	–6,8
24	–0.8	32	–4,0	40	–7,2
25	–1,2	33	–4.4	41	–7,6
26	–1,6	34	–4,8	42	–8,0
27	–2,0	35	–5,2	43	–8,4
28	–2,4	36	–5,6	44	–8,8
29	–2,8	37	–6,0	ab 45	–9,2

Zwischenergebnis:

Wie viel Alkohol trinken Sie?

Alter	bis 35	36 bis 55	56 bis 70	> 70
gar keinen	0	0	0	0
im Schnitt tägl. ca. ½ l Bier oder 1 Glas Wein	Mann +0,9 Frau 0	+1,7	+2,2	0
1 bis 1,5 l Bier oder ½ l Wein	–1,4	–2,5	–3,6	0
mehr als das	–1,5	–5,0	–7,5	0

Zwischenergebnis:

Rauchen Sie?

ja	–10
noch nie geraucht	0
mit etwa 30 oder jünger aufgehört	0
mit etwa 40 aufgehört	–1
mit etwa 50 aufgehört	–4
mit etwa 60 aufgehört	–7

Zwischenergebnis:

Wie lange sind Sie insgesamt pro Woche sportlich aktiv?

höchstens 1 Stunde	+0,75
1 bis 3 Stunden	+1,5
3 bis 4 Stunden	+2
4 bis 6 Stunden	+2,5
über 6 Stunden	+3
Ich betreibe Leistungssport.	0

Zwischenergebnis:

Wie gut trainiert ist Ihr Herz-Kreislauf-System?

Machen Sie 10 saubere Kniebeugen, der Po sollte jeweils die Fersen berühren. Stoppen Sie die Zeit, die Sie dafür brauchen.

Ich schaffe keine zehn solchen Kniebeugen.	–3
Ich benötige 15 Sekunden.	+3
Ich benötige weniger als 12 Sekunden.	+2
Ich benötige 17 Sekunden.	0
Ich brauche mehr als 18 Sekunden.	–2

Zwischenergebnis:

Wie gut ist Ihr Gleichgewichtsgefühl?

Gehen Sie aus dem aufrechten Stand in die Standwaage: Strecken Sie die Arme zur Seite. Neigen Sie den Oberkörper gerade nach vorn und strecken Sie gleichzeitig ein Bein waagrecht nach hinten. Ihr Körper bildet, seitlich gesehen, ein „T". Stoppen Sie die Zeit, die Sie so bleiben können.

Ich kann die Position gar nicht einnehmen.	–3
Ich kann länger als 3 Minuten so bleiben.	+3
Ich kann über 100 Sekunden so bleiben.	+2
Ich schaffe 40 bis 99 Sekunden.	0
Ich schaffe höchstens 40 Sekunden.	–2

Zwischenergebnis:

Wie gelenkig sind Sie?

Beugen Sie Ihren Oberkörper mit nach unten gestreckten Armen nach vorn. Wie nah kommen Sie bei gestreckten Beinen mit Ihren Fingerspitzen dem Boden?

Mann	Frau	
nicht näher als 10 cm	nicht näher als 3 cm	–3
5 bis 10 cm	etwa 2 cm	–2
näher als 5 cm	näher als 2 cm	+2
Sie berühren problemlos den Boden.		+3

Endergebnis:

AUSWERTUNG

Das Endergebnis ist die Lebenserwartung, die für Sie aufgrund statistischer Werte im Bereich des Wahrscheinlichen liegt. Chronische Krankheiten sind dabei nicht berücksichtigt.

Quelle: Der Test stammt aus dem Focus-Magazin vom 11. Juni 2016 und wurde von Prof. Dr. med. Alfred Wolf und Dipl.-Ing. Florian Wolf von YourPrevention™ Stuttgart entwickelt.

BÜCHER, DIE WEITERHELFEN

Grundlagen der Anti-Aging Medizin
Gifford, Bill: Jung bleiben; Heyne Verlag

Schmitt-Homm, Rüdiger; Homm, Simone: Handbuch Anti-Aging und Prävention, VAK Verlag

Ernährung
Grillparzer, Marion: Glyx-Diät, Gräfe und Unzer Verlag

Kleine-Gunk, Bernd; Cavelius, Anna; Dusy, Tanja: Abnehmen mit SIRT-Food, Gräfe und Unzer Verlag

Moesl, Franz; Murphy-Witt, Monika: Fasten-Yoga, Gräfe und Unzer Verlag

Pape, Detlef; Cavelius, Anna: Schlank im Schlaf, Gräfe und Unzer Verlag

Bewegung
Tempelhof, Siegbert; Weiss, Daniel: Faszientraining, Gräfe und Unzer Verlag

Tschirner, Thorsten: Das 8-Minuten-Muskel-Workout ohne Geräte (mit DVD), Gräfe und Unzer Verlag

Hormone
Kleine-Gunk, Bernd: Das Frauen-Hormone-Buch, Trias

Kleine-Gunk, Bernd: Entspannt durch die Wechseljahre, Gräfe und Unzer Verlag

Römmler, Axel: Die Wahrheit über Hormone, Südwest Verlag

Genetik
Collins, Francis S.: Meine Gene – mein Leben, Spektrum Verlag

Spork, Peter: Der zweite Code, Rowohlt Verlag

Hormesis-Prinzip
Friebe, Richard: Hormesis: Das Prinzip der Widerstandskraft, Carl Hanser Verlag

Kardiologie
Halle, Prof. Dr. med. Martin: Jung bleiben mit gesunden Gefäßen, Goldmann Verlag

Osteoporose
Bartl, Reiner; Buchberger, Werner: Der große Patientenratgeber Osteoporose, Zuckschwerdt Verlag

Krebsprävention
Béliveau, Richard; Gingras, Dennis: Krebszellen mögen keine Himbeeren, Goldmann

Coy, Johannes: Die neue Anti-Krebs-Ernährung, Gräfe und Unzer Verlag

Demenz
Korte, Martin: Jung im Kopf, GVA

Pöppel, Prof. Dr. Ernst; Wagner, Dr. Beatrice: Je älter, desto besser, Gräfe und Unzer Verlag

Ästhetisches Anti-Aging
Plogmeier, Klaus; Oellinger, Konrad: Operation Schönheit, Trias Verlag

»Zukunftsmusik«
De Grey, Aubrey; Rae, Michael: Niemals alt!, Transcript

Gesang, Bernward: Perfektionierung des Menschen, DeGruyter Verlag

Kurzweil, Ray: Menschheit 2.0, Lola Books Verlag

ADRESSEN, DIE WEITERHELFEN

Praxis Prof. Dr. Kleine-Gunk,
Metropol Medical Center, Nürnberg
www.kleine-gunk.de

Deutsche Gesellschaft für Prävention und Anti-Aging-Medizin (GSAAM)
www.gsaam.de

Laboratoires Réunis, Polymorphismusdiagnostik
www.labo.lu

ABF-Apotheke, Hormonkosmetik und individuelle Hormontherapie
www.a-b-f.de

Messung Herzratenvariabilität, Stressdiagnostik
www.autonomhealth.com
www.lifelength.com

Telomerenmessung
www.lifelength.com
www.healthbiocare.com

REGISTER

IMPRESSUM

© 2017 GRÄFE UND UNZER VER-LAG GmbH, München

Alle Rechte vorbehalten. Nachdruck, auch auszugsweise, sowie Verbreitung durch Film, Funk, Fernsehen und Internet, durch fotomechanische Wiedergabe, Tonträger und Datenverarbeitungssysteme jeder Art nur mit schriftlicher Genehmigung des Verlages.

Projektleitung: Corinna Nikolaus

Lektorat: Barbara Kohl

Bildredaktion: Nadia Gasmi

Umschlaggestaltung und Layout: Anzinger und Rasp, München

Herstellung: Petra Roth

Satz: L42 AG, Berlin

Repro: Medienprinzen GmbH, München

Druck und Bindung: F+W Druck- und Mediencenter, Kienberg

ISBN 978-3-8338-5834-5

2. Auflage 2017

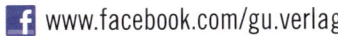 www.facebook.com/gu.verlag

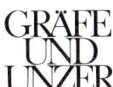

Ein Unternehmen der
GANSKE VERLAGSGRUPPE

Bildnachweis

Illustrationen: Carolin Eitel, c/o wildfoxrunning.com, Hamburg: 49, 66, 73, 95, 105, 144

Weitere Abbildungen:
Autonom Health: 82; DDP Images: 10; F1 Online: 27, 160; Fotolia: 8, 77, 91, hintere Innenklappe (Mitte); Getty Images: 22, 30, 56, 60, 70, 94, 102, 116, 122, 124, 138, 154, 156, 170, vordere Innenklappe (links), Umschlagfond; ISM Agentur Focus: 62; iStockohoto: 52, 74, 88, 106, 128, 136, hintere Innenklappe (links); Kramp und Gölling: 20; Masterfile: 2; Mauritius Images: 46, 68, 111, 165; Nicolas Olonetzky: 114; Plainpicture: 100, 152, 158; Shutterstock: hintere Innenklappe (rechts); Stocksy: 15, 16, 99, vorderen Innenklappe (rechts); Visum Photo: 179.

Wichtiger Hinweis

Die Methoden, Anwendungen und Ratschläge in diesem Buch stellen die Meinung bzw. Erfahrung des Autors dar. Sie wurden von ihm nach bestem Wissen erstellt und mit größtmöglicher Sorgfalt geprüft. Sie bieten jedoch keinen Ersatz für persönlichen kompetenten medizinischen Rat. Jede Leserin, jeder Leser ist für das eigene Tun und Lassen auch weiterhin selbst verantwortlich. Lassen Sie sich in allen Zweifelsfällen durch einen Arzt, Heilpraktiker oder Therapeuten beraten, ob und inwieweit die Umsetzung der Ratschläge für Sie geeignet ist. Weder der Autor noch der Verlag können für eventuelle Nachteile oder Schäden, die aus den im Buch gegebenen praktischen Hinweisen resultieren, eine Haftung übernehmen.

Die **GU-Homepage** finden Sie im Internet unter **www.gu.de**

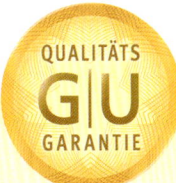

QUALITÄTS
G|U
GARANTIE

Liebe Leserin, lieber Leser,
haben wir Ihre Erwartungen erfüllt? Sind Sie mit diesem Buch zufrieden? Haben Sie weitere Fragen zu diesem Thema? Wir freuen uns auf Ihre Rückmeldung, auf Lob, Kritik und Anregungen, damit wir für Sie immer besser werden können.

GRÄFE UND UNZER Verlag
Leserservice
Postfach 86 03 13
81630 München
E-Mail:
leserservice@graefe-und-unzer.de

Telefon: 00800 / 72 37 33 33*
Telefax: 00800 / 50 12 05 44*
Mo–Do: 9.00 – 17.00 Uhr
Fr: 9.00 – 16.00 Uhr
(* gebührenfrei in D, A, CH)

Ihr GRÄFE UND UNZER Verlag
Der erste Ratgeberverlag – seit 1722.

Mehr Energie, mehr Wohlbefinden!

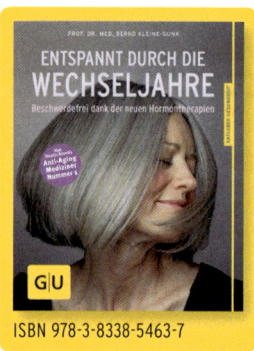

ISBN 978-3-8338-5463-7

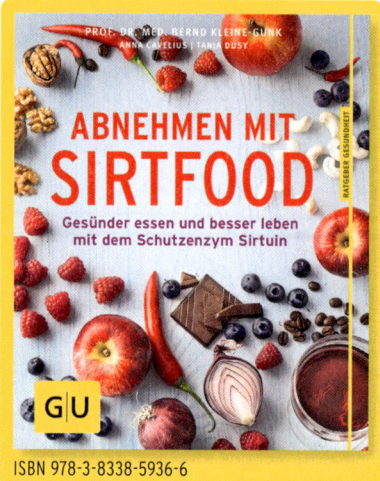

ISBN 978-3-8338-5936-6

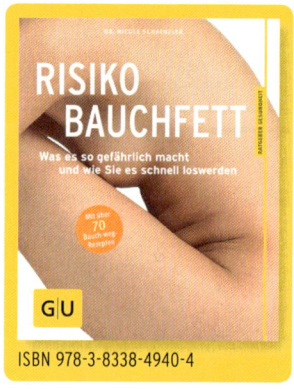

ISBN 978-3-8338-4940-4

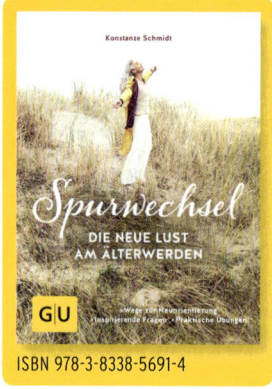

ISBN 978-3-8338-5691-4

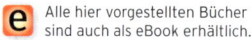

Alle hier vorgestellten Bücher sind auch als eBook erhältlich.

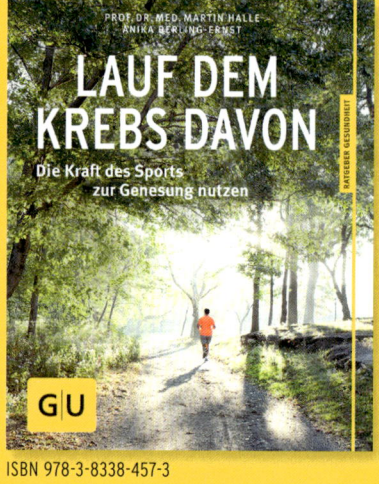

ISBN 978-3-8338-457-3

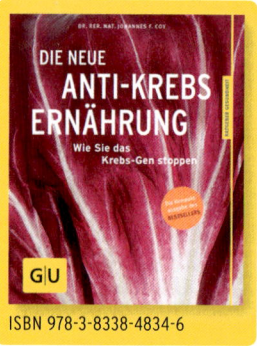

ISBN 978-3-8338-4834-6

Mehr von GU auf **www.gu.de** und
facebook.com/gu.verlag

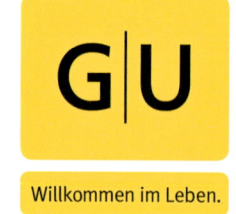

Willkommen im Leben.